Susanne Liedtke und
Dr. med. Christina Enzmann

SOMEBODY TOLD ME

für
unsere Töchter,
unsere Schwestern
und unsere Mütter

Dr. Christina Enzmann
Susanne Liedtke

~~NO~~SOMEBODY TOLD ME

Ernährung als Schlüssel für mehr Wohlbefinden und Energie in den Wechseljahren

In Zusammenarbeit mit
Verena Carl

Brandstätter

INHALT

ZWEI FRAUEN, EIN GEDANKE. WIE UNSERE GEMEINSAME REISE BEGANN

Alles fing damit an, dass wir ein paar Fragen hatten.

Fragen mit W, wie Wechseljahre:

Wieso fühlen sich Medizinerinnen und Mediziner häufig für Wechseljahresbeschwerden nicht zuständig?

Weshalb verschreiben sie oft Medikamente, die nur Symptome bekämpfen, statt nach Ursachen und Zusammenhängen zu fragen?
Warum berichten so viele Frauen ab 40 von Verdauungsbeschwerden, von Gelenkschmerzen, von Stimmungsschwankungen – eigentlich keine Symptome, die man gemeinhin mit den Wechseljahren in Verbindung bringt?

Warum werden Frauen so oft als Stiefkinder der medizinischen Forschung behandelt, von Medikamententests bis Dosierungsempfehlungen, die sich an Männern und ihrer Körperchemie ausrichten?

Und schließlich: Wenn wir pro Jahr und Person mehr als eine halbe Tonne Lebensmittel in unseren Körper aufnehmen – warum reden wir dann alle miteinander so wenig darüber, wie das die Phase des Wechsels beeinflusst?

Denn dass es das tut, versteht sich von selbst. Dazu muss man nicht einmal Oecotrophologie studiert haben, so wie Susanne.

Aber all das hatte uns nie jemand gesagt. Oder, auf Englisch: Nobody told me. Auch wenn wir an ganz unterschiedlichen Orten der Welt lebten und unterschiedlichen Berufen nachgingen. Susanne in Hamburg als Ökotrophologin, also Expertin für Ernährung und Marketing. Christina als Gynäkologin und Funktionelle Medizinerin in einer krankenhauseigenen Praxis in Baltimore, USA.

Währenddessen erfuhren wir buchstäblich am eigenen Leib, was es mit den Wechseljahren auf sich hatte. Wir waren jetzt in dem Alter. Und konnten an fast jeden Punkt der Beschwerden-Hitliste einen Haken setzen: Schlafprobleme, Hitzewallungen, Wutanfälle, Niedergeschlagenheit, schmerzende Schultern, Antriebsarmut, Verdauung außer Rand und Band – you name it, mindestens eine von uns kannte das, manchmal auch beide.

Dazu setzte uns der tägliche Stress zu, wie ihn viele Frauen in dieser Rushhour des Lebens kennen: die Kombi aus anspruchsvollen Jobs, privaten Krisen, Kindern, die versorgt und geliebt sein wollen. Der hohe, innere Druck führte bei uns hier und da zu Diagnosen, die uns Angst machten. Auch wenn die Bedrohung am Ende weniger groß war als befürchtet, waren es Warnschüsse, die uns klarmachten: Das Leben ist endlich. Und wenn wir nicht auf uns achten, dann tut es niemand anderes für uns.

Auch in unseren eigenen Familien hatten wir erlebt, was es bedeutete, wenn es keine gute Antwort auf die Wechseljahresfrage gibt. Susannes Urgroßmutter starb mit 56, von einem Tag auf den anderen. Eine selbstständige Unternehmerin mit eigenem Catering-Business und zwei erwachsenen Kindern, deren Körper einfach seinen Dienst einstellte. Ihre Großmutter starb in einer Not-OP aufgrund eines Darmverschlusses. Susannes Mutter ist heute eine gesunde und zufriedene Frau von über 80 Jahren. Doch sie verlor in der Lebensmitte zeitweilig massiv an Lebensqualität, weil ihre Wechseljahrssymptome falsch behandelt wurden. Unter anderem mit Schlaftabletten, die sie am Ende abhängig machten.

Christina hatte die Osteoporose ihrer Urgroßmutter und auch beider Großmütter miterlebt. Alle bekamen über die Jahre einen Buckel, wurden immer kleiner, immer mehr in ihrer Bewegung eingeschränkt und litten dauernde Schmerzen. Dazu kam noch die Geschichte, die ihre Mutter häufig erzählt hat: eine Urgroßtante, die im Winter auf ihrem Bauernhof von einer Gans gejagt wurde, auf dem Eis ausrutschte und sich einen Oberschenkelhalsbruch zuzog. Danach stand sie nie wieder auf. Und verbrachte sage und schreibe zwölf Jahre im Bett, bis sie an einer Lungenentzündung starb. Was für ein Leben. Was für ein Schicksalsschlag.

Wir schworen uns: Das sollte uns nicht passieren. So wollten wir die zweite Lebensphase nicht erleben. Und nicht so weitermachen wie bisher. Und obwohl wir uns damals noch gar nicht kannten, kamen wir zu denselben Schlussfolgerungen, auf zwei Seiten des Atlantiks. Wir wollen gesund älter werden, uns wohlfühlen, wieder in unsere Kraft kommen. Wieder fitter, wacher, energiegeladener werden. Wir wollten die Verantwortung für unsere Gesundheit nicht ausschließlich in die Hände der Medizin legen. Nicht bei einer Ärztin abgeben, gleich welcher Fachrichtung. Sondern schauen, was wir auch selbst für uns tun konnten, um gut vorbereitet zu sein. Wir wollten wissen: Wie können wir besser in Balance kommen? Nicht nur mit medizinischer Unterstützung, sondern auch, indem wir unser Leben neu ausrichten. Uns neu mit uns selbst und unserem Körper anfreunden.

Christina begann, sich mit Funktioneller Medizin zu beschäftigen. Also einem Ansatz, der den gängigen Medizinbegriff erweitert, andere Aspekte in den Mittelpunkt rückt. Der andere Therapieansätze bietet, die die konventionelle Medizin ergänzen. Der nach den möglichen, tieferliegenden Ursachen einer Erkrankung schaut, um diese zu beheben.

Susanne setzte sich mit Ernährungsstilen und Ernährungsmythen auseinander und der großen Frage: Gesund essen – wie geht das eigentlich? Und warum brauchen wir das gerade jetzt? Denn die richtigen Lebensmittel in der Lebensmitte können buchstäblich der Schlüssel sein, um typische Gesundheitsprobleme in den Griff zu bekommen – sei es erhöhter Blutzucker und zusätzliches Bauchfett, Magen-Darm-Probleme, Gelenkschmerzen, brüchige Nägel oder dünner werdendes Haar. Ihr Motto: Nicht nur Liebe geht durch den Magen – auch Selbstliebe!

Aber wir wollten nicht nur uns selbst helfen. Sondern auch anderen, die sich mutig auf die Reise machen und sich nicht mehr abspeisen lassen wollten mit unbefriedigenden Antworten auf ihre Fragen. Wir reden von Frauen wie dir. Wenn du dich jetzt fragst, warum wir so mit der Tür ins Haus fallen und dich gleich duzen, als wären wir bei einem großen schwedischen Möbelhersteller, dann liegt das daran, dass wir uns dir nahe fühlen. Denn wir alle sind in guter Gesellschaft. Neun Millionen, die allein in Deutschland durch die Wechseljahre gehen. Zusammen mit Österreich und der Schweiz sind es ganze elf Millionen.

Und auch wenn wir dich nicht persönlich kennen, die du dieses Buch liest, bist du uns dennoch vertraut mit deinen Fragen, Nöten und Problemen. Denn das ist seit einiger Zeit unsere wichtigste Beschäftigung: Frauen wie dich durch das oft scheinbar undurchdringliche Dickicht von Informationen, Widersprüchen, Gerüchten zu navigieren, die sich um die Wechseljahre ranken. In Christinas Praxis, in unseren Body-Reset-Kursen, mit individuellen Beratungsangeboten, unserem Newsletter »Somebodytoldme«, auf unseren Instagram-Kanälen.

Und jetzt auch in diesem Buch, das du in den Händen hältst.

Deshalb sprechen wir dich so an, wie wir alle ansprechen: auf Augenhöhe, von Frau zu Frau, unter Gleichgesinnten, die alle ähnliche Erfahrungen machen.

Denn: Es wird heute mehr über das Thema geredet – und das ist wunderbar. Aber dort, wo viel geredet wird, gedeihen auch Halbwahrheiten und Mundpropaganda. Wir wollen dir helfen, informierte Entscheidungen zu treffen und dich besser zurechtzufinden. Denn wir selbst sind diesen Weg durch den Informationsdschungel bereits gegangen.

Wir haben alles selbst getestet, wir praktizieren, was wir anderen empfehlen. Bei uns hat es gewirkt: Wir fühlen uns heute wohler in unserem Körper als vor zehn Jahren, haben keine Schmerzen, kaum Beschwerden und sind mit über 50 so vital wie lange nicht. Und auch wenn wir selbstverständlich keine Garantie abgeben können – das wäre auch unseriös – , spricht auch das Feedback unserer Kursteilnehmerinnen dafür, dass unser Ansatz vielen Frauen helfen kann, ihre Gesundheit selbst in die Hand zu nehmen, um besser zu leben. Die Wechseljahre nicht als Anfang vom Ende zu betrachten, sondern als den Beginn einer neuen, vitalen Lebensphase.

Doch um dorthin zu kommen, wo wir heute sind, den Weg einzuschlagen, den wir mit dir und anderen gehen, fehlte ursprünglich noch ein kleines Puzzleteil: Wir, Susanne und Christina, mussten uns erst mal kennenlernen.

Und das kam so: Susanne hatte gerade ihre Beratungsfirma zum Thema Wechseljahre gegründet und war auf der Suche nach einer Partnerin aus dem medizinischen Bereich. Christina wollte ihre eigene Beratungstätigkeit ausbauen. Mehr Frauen mit ihrem funktionellen Ansatz erreichen, die sich in der Arztpraxis nicht mehr mit einem Achselzucken abspeisen lassen wollten. Nicht mehr kleinbeigeben und sich fügen. Schließlich war es ein Post auf Facebook, der uns zusammenbrachte. Ein Zufallstreffer. Ein wunderbarer Match. Denn seitdem wir zusammen arbeiten, haben wir gemerkt: Wenn wir unser Wissen und Können zusammenwerfen, dann ist es mehr als die Summe seiner Teile. Wir lernen jeden Tag voneinander. Und brennen jetzt darauf, mit dir dieses Wissen zu teilen.

Nobody told me? Nein: Somebody told me!

Wir hatten einander viel zu erzählen. Und wir haben euch viel zu erzählen. Vor allem dies: Die Wechseljahre müssen kein Schritt auf einem Weg nach unten sein. Im Gegenteil, sie können ein Durchbruch sein zu etwas Neuem, vielleicht sogar Besserem. Zu mehr Energie. Mehr Klarheit, das Wichtige vom Unwichtigen zu unterscheiden. Das Ende von Beschwerden, die uns in jüngeren Jahren umtrieben: PMS, Menstruationsschmerzen, hormonell bedingte Migräne. Zu einem gesünderen Ich. Ein weites Feld, das wir neu für uns bepflanzen können.

Bist du dabei?

Wir wollen dich empowern. Dich ermutigen, deine Gesundheit in die eigene Hand zu nehmen, zu entdecken, was dir guttut, dir Kraft gibt, dich lebendig fühlen lässt. Dieses Buch ist für uns alle. Für dich. Für unsere Töchter, Mütter und Großmütter. Und nicht zuletzt uns selbst. Wir freuen uns auf die gemeinsame Reise mit dir.

Navi fürs Wissen: Eine kurze Gebrauchsanweisung für dieses Buch

Unser Wissen kommt in zwei Teilen. Im ersten Teil – »Was macht mein Körper mit mir? Mehr als Biologie« – erklärt Christina dir genauer, was eigentlich bei dir passiert, wenn sich dein Stoffwechsel und deine Hormone ändern. Und was du tun kannst, um dich besser zu fühlen – sowohl aus Sicht der Schulmedizin als auch durch einen Blick durch die Brille der Funktionellen Medizin. Wie du sicherlich weißt, beginnt das schon deutlich vor den typischen Wechseljahresanzeichen, etwa mit Anfang 40. Also ehe beispielsweise deine Periode unregelmäßiger wird oder du Hitzewallungen kennenlernst. Und die Veränderungen hören nicht mit der Menopause auf, also deiner letzten Regelblutung. Du kannst dich hier also in allen Details darüber informieren, warum sich dein Körper wie verändert, du kannst aber auch Unterkapitel zu einzelnen Beschwerden oder Phänomenen herausgreifen, wenn dich etwas besonders interessiert oder besonders betrifft.

Du musst diesen Teil also nicht Wort für Wort lesen, wenn du gar nicht so genau wissen möchtest, woher die Veränderungen bei dir kommen, sondern eher, wie du gut damit umgehen kannst. Aber es hilft, über die körperlichen Zusammenhänge Bescheid zu wissen, um später unsere Vorschläge zu Ernährung und Lebensweise besser einordnen zu können. Und du bekommst darin natürlich auch schon einige Hinweise, was du bei akuten Beschwerden tun kannst, im Sinne von Soforthilfe.

Im zweiten Teil – »Was mache ich mit meinem Körper?« – darfst du noch aktiver werden. Wir werden dir Entscheidungshilfen zu medizinischen Maßnahmen geben, etwa zur Hormonersatztherapie, außerdem zu Themen wie Sport, Schlaf und Erholung, vor allem aber zu dem, was uns mit am wichtigsten ist: die Ernährung.

Wir geben dir eine grundlegende Einführung in die Frage, welche Lebensmittel dir jetzt guttun können und auf welche du besser verzichten solltest. Wie du sicherstellst, dass du genügend von allem bekommst, an welchen körperlichen Anzeichen du positive Veränderungen bemerkst und wie du deine Ernährungsumstellung so in deinen Alltag einbetten kannst, dass sie nicht zur zeitintensiven Lebensaufgabe wird.

Dabei spielt es keine Rolle, ob du dich mit oder ohne Fleisch ernährst oder ob du vegan lebst. Unsere Tipps sind mit allen Ernährungsgewohnheiten kompatibel. Wir wollen niemanden missionieren.

Auch wichtig: Es geht uns nicht um irgendeine Form von Diät. Auch wenn es für viele Frauen ein willkommener Nebeneffekt ist, wenn sie durch die Ernährungsumstellung ein paar Pfunde verlieren. Unsere pflanzenbasierte Ernährungsweise ist geeignet, egal ob du Gewicht loswerden möchtest, genau so zufrieden bist oder dich als zu dünn empfindest und auf keinen Fall abnehmen möchtest. Dass sie dabei auch noch ökologisch wertvoll und klimaverträglich ist, hätten wir uns als schönen Nebeneffekt gar nicht besser wünschen können.

Gesundheit steht bei uns im Mittelpunkt, keine unrealistischen Schönheitsideale oder Instagrammability. Nicht Verzicht und Entsagung, sondern der Gedanke, dir selbst etwas Gutes zu tun. Body-Positivity in ihrer schönsten Form.

An mehreren Stellen haben wir außer uns weitere Expertinnen und Experten zurate gezogen, die uns hier tiefer an ihrem Wissen teilnehmen lassen. Und in jedem Teil des Buches findest du weitergehende Detailinformationen in den Rubriken »Body & Brain« sowie »Food for thought«.

Wir wünschen dir viel Lesevergnügen und gute Erkenntnisse und freuen uns auf Feedback und weitere Fragen. Besuch uns doch im Netz und auf Instagram oder schreib uns.

Susanne und Christina

Hamburg/Baltimore

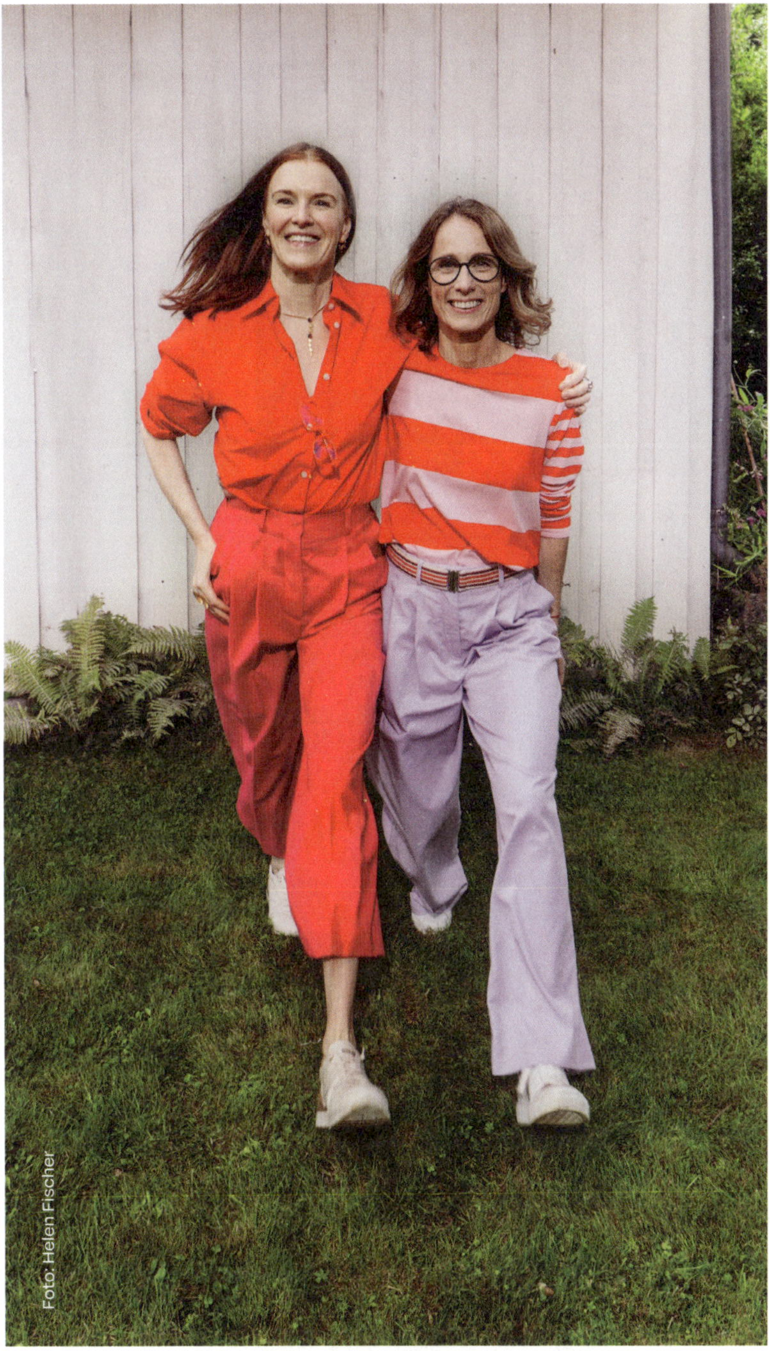

Foto: Helen Fischer

1

WAS MACHT MEIN KÖRPER MIT MIR?

Mehr als Biologie: Welche Veränderungen uns jetzt erwarten

»Erst hatte ich drei Monate meine Tage nicht, dafür ziemliche Hitzewallungen. Jetzt hat meine Regelblutung doch wieder eingesetzt, und alles scheint wieder ganz normal – stimmt was nicht mit mir?«

»Woran merkt man eigentlich, dass die Menopause naht?«

»Perimenopause, Menopause, Postmenopause, Wechseljahre – ich versteh nur noch Bahnhof!«

»Wieso habe ich denn diese Stimmungsschwankungen, ich erkenne mich selbst gar nicht mehr ... und mein Mann hat gesagt, ich sollte mal meine Hormone checken lassen ... Mein Frauenarzt hat nur mit den Schultern gezuckt und gesagt, so ist das eben, wenn Frauen älter werden.«

»Oh Gott – ich bin sooo müde!«

Über die Wechseljahre gibt es eine Menge schlechte Witze und noch mehr Halbwissen. Hitzewallungen, zusätzliche Kilos, Schlappheit – so richtig Lust aufs Älterwerden machen die typischen Schlagworte nicht. Der erste Schritt zu einem liebevollen Umgang mit dir und deinem Körper: mehr Wissen über das, was jetzt mit deinem Stoffwechsel passiert, wie verschiedene Phänomene zusammenhängen und woran du merkst, wann du Hilfe braucht (und wie du sie dir holst). Denn wenn du dich selbst besser verstehst und Anzeichen besser deuten kannst, kannst du gesundheitliche Herausforderungen viel souveräner schultern.

ALLES WECHSEL, ODER WAS? EINE ORIENTIERUNGSHILFE

Die Wechseljahre sind noch immer ein vernachlässigtes Gesundheitsthema.

Natürlich ist fast allen Frauen grundsätzlich klar, dass ihre Eierstöcke in der Lebensmitte ihre Funktion langsam einstellen und mögliche Symptome damit zusammenhängen können. Aber im Detail wissen wir oft zu wenig Bescheid. Und was auch immer wir von unseren Müttern und anderen Verwandten hören, ist selten hilfreich und vieles bleibt unausgesprochen. Es fehlt an Aufklärung und umfassender Information, in vielerlei Hinsicht.

Aber wie wir in unserer Einleitung schon geschrieben haben: Wir mögen Fragen, denn nur wer fragt, bekommt auch Antworten. Hier sind die Basics für den Anfang.

Auch wenn umgangssprachlich »Wechseljahre« und »Menopause« oft synonym verwendet werden, ist das sachlich nicht richtig. Die Menopause bezeichnet die letzte Regelblutung im Leben einer Frau (die erste, als junges Mädchen, nennt man Menarche). Aber dass es wirklich das letzte Mal war, kann sie in dem Moment noch nicht wissen. Die weiblichen Eierstöcke stellen ihre Produktion über einen längeren Zeitraum hinweg allmählich ein, und dabei kommt es zu Aufs und Abs, der Zyklus schwankt, wird mal unregelmäßig, dann wieder regelmäßiger, die Blutung oft schwächer, manchmal aber auch plötzlich extrem stark.

So ist der natürliche Ablauf, wenn es nicht aus anderen Gründen früher im Leben zum Aussetzen der Regelblutung kommt. Etwa durch eine genetisch bestimmte verfrühte Funktionseinstellung der Eierstöcke oder äußere Einflüsse wie eine Chemotherapie oder eine Operation.

Man kann sich das ungefähr so vorstellen wie den Motor eines alten Autos: Das fährt zuverlässig Kilometer um Kilometer, dann stottert der Motor, erst einmal, dann häufiger. Irgendwann bleibt es plötzlich auf der Landstraße stehen und muss angeschoben werden, um wieder in Gang zu kommen. Daraufhin fährt es noch eine ganze Weile weiter, als wäre nie etwas gewesen. Bis zum nächsten Aussetzer.

Erst wenn ein Jahr lang keine Regelblutung mehr stattgefunden hat, ist es deshalb offiziell: Dieses letzte Mal ist das Datum der Menopause. Im Durchschnitt sind Frauen in der westlichen Welt dabei Anfang 50. Typische Wechseljahrssymptome treten ganz besonders in den fünf Jahren rund um diesen Zeitpunkt herum auf.

Manchmal kommen Frauen in die Praxis, berichten von ersten Anzeichen wie einem unregelmäßiger werdenden Zyklus, Schlafstörungen oder Hitzewallungen und wollen wissen: Wie lange dauert es denn noch, bis das Thema bei mir durch ist? Dafür gibt es eine gute Faustregel, die auch wissenschaftlich belegt ist: Wenn eine Frau von über 45 mindestens sechs Monate lang ihre Regel nicht mehr hatte und es keine anderen Gründe dafür gibt als den natürlichen Veränderungsprozess ihres Körpers, dann ist es recht sicher, dass innerhalb der nächsten drei Jahre die letzte Blutung stattfinden wird.

Die Phasen der Menopause: Prä, Peri und Post

Vor der Menopause liegen mehrere Phasen, die sich oft nicht ganz trennscharf abgrenzen lassen. Als »Prämenopause« wird streng genommen der gesamte Zeitraum von der ersten Regelblutung bis zu den ersten, oft sehr subtilen Zyklusveränderungen bezeichnet. Diese zeigen das reproduktive Alter der Eierstöcke an, also ob und wie sich noch befruchtungsfähige Eizellen entwickeln. Dieser Alterungsprozess kann mit speziellen Laborwerten nachgewiesen werden. Diese Phase dauert von der Pubertät bis rund um den vierzigsten Geburtstag.

Übrigens: Von den ein bis zwei Millionen Eizellen, mit denen wir Mädchen geboren werden, kommen nur um die 500 während der reproduktiven Jahre zum Eisprung. Alle anderen Eizellen sterben über unserere Lebenszeit verteilt den sogenannten »programmierten Zelltod«, viele davon schon vor unserer ersten Regelblutung.

»Perimenopause« heißt wörtlich: rund um die Menopause herum, also der Zeitraum von etwa acht bis zehn Jahren, in denen die Eierstöcke noch arbeiten, aber ihre Arbeit immer unzuverlässiger wird und die Qualität der Eizellen drastisch abnimmt. Eine Frau kann durchaus auch noch nach dem vierzigsten Lebensjahr oder in der Perimenopause schwanger werden, die Chancen dafür werden jedoch mit jedem Jahr geringer. Gleichzeitig steigt das Risko einer Fehlgeburt oder für chromosomale Anomalien des Kindes, etwa das Downsyndrom. Zum Zeitpunkt unserer letzten Regelblutung besitzen wir nur noch einige Hunderte, nicht funktionstüchtige Eizellen in unseren Eierstöcken.

»Postmenopause« heißt der Zeitraum, der ein Jahr nach der letzten Regelblutung beginnt. Der macht bei einer durchschnittlichen Lebenserwartung von über 80 Jahren locker ein Drittel eines Frauenlebens aus.

Warum einheitliche Begriffe so wichtig sind

Warum wir diese Begriffe hier so ausführlich aufdröseln, hat einen Grund. Denn die Bezeichnung Menopause mit ihren Vorsilben»Prä«, »Peri« und »Post« ist der einzig wissenschaftlich streng definierte Name, auf den sich Forschende aus aller Welt in Bezug auf die Wechseljahre geeinigt haben. Und zwar aus einem einzigen Grund: um eine einheitliche Definition zu finden, die den Wechsel in der Lebensmitte und die Schritte, in denen er sich vollzieht, beschreibt. Das war wichtig, um sich zu verständigen, wie man über Frauen in verschiedenen Phasen ihrer hormonellen Umstellung spricht und wie man zu ihnen forscht.

2001 trafen sich Forschende zu einem »Stages of Reproductive Aging Workshop« – also einer Zusammenkunft, bei der die Phasen des reproduktiven Alterns klar abgegrenzt werden sollten. Aus der Abkürzung dieses Workshops – STRAW – entstanden die sogenannten »Straw-Kriterien«, die du am Ende dieses Kapitels findest und anhand derer du dich schon auf den ersten Blick einmal ungefähr einordnen kannst.

Wir finden es erstaunlich, wie lange es gedauert hat, bis sich Wissenschaftlerinnen und Wissenschaftler überhaupt einmal zusammengesetzt haben, um diese Kategorien klar abzugrenzen. Und es zeigt wieder einmal, dass diese Lebensphase lange Zeit stiefmütterlich behandelt wurde. Aber immerhin, das ist Vergangenheit, und wir sind heute froh, dass die Begriffe nun klar und wertfrei sind, untermauert von objektiven Kennzahlen wie Zyklusunregelmäßigkeiten und Laborwerten. Denn die anderen Begriffe, die landläufig in verschiedenen Sprachen und Kulturen gebraucht wurden (und immer noch genutzt werden), sind nicht nur ungenau, sie haben oft auch einen negativen und abschätzigen Beigeschmack. Deshalb wirst du in diesem Buch durchgehend auch diese oben genannten Begriffe finden, manchmal auch den deutschen Sammelbegriff »Wechseljahre«.

Und wenn du dich jetzt fragst, ob die Wechseljahre nicht einfach der Anfang vom Ende sind, Schluss mit lustig, der Beginn von Alter, Leiden, Kraftlosigkeit, dann haben wir jetzt noch eine gute Nachricht: Es gibt viele Frauen, die sich in der Postmenopause besser fühlen als während der Jahre mit Regelblutung. Das sind besonders jene, die unter hormonell ausgelösten Migränen oder Stimmungsschwankungen litten. Aber auch Frauen mit schmerzhaften oder schweren Regelblutungen, ganz besonders, wenn diese von den östrogenabhängigen Störungen wie Endometriose oder Fibromen ausgelöst wurden. Und manche Frauen sind einfach erleichtert, dass sie sich keine Gedanken mehr über Verhütung machen müssen.

Das Glück der mittleren Jahre

Aber es kommt noch besser. Jede zweite Frau, das zeigen verschiedene Studien[1], fühlt sich in den postmenopausalen Jahren glücklicher als in ihren Zwanzigern, Dreißigern und Vierzigern. Außerdem gibt es Hinweise, dass wir mit tendenziell weniger Symptomen zu kämpfen haben, wenn wir den natürlichen Veränderungen gelassen entgegensehen, als wenn wir das Älterwerden mit Ängsten und negativen Gefühlen besetzen.

Wir finden es wichtig, zu betonen: Die Natur nimmt uns nicht etwas weg mit der Menopause, sondern sie schützt uns auch. Schwangerschaft und Geburt sind extrem zehrend und risikoreich für den weiblichen Körper, sie bedeuten eine hohe Belastung für die Herz-Kreislauf-Funktion und andere Organe, die ältere Frauen so nicht mehr leisten könnten, ohne sich in Gefahr zu bringen. Denn alle Organfunktionen werden schlicht durch das biologische Alter vermindert. Nicht nur der Blutverlust einer Geburt ist für eine ältere Frau schwer zu verkraften, auch steigt das Herzinfarktrisiko während der Schwangerschaft für Frauen, die mit über 40 noch ein Kind austragen. Auch dass eine Schwangerschaft an die Substanz geht, etwa, in dem sie unsere Kalziumreserven aufzehrt. Daher das Sprichwort »Jedes Kind kostet einen Zopf und einen Zahn«.

Sicher: Nicht immer fällt der Abschied von der reproduktiven Phase leicht. Gerade Frauen, die mit den Wechseljahren endgültig mit einem unerfüllten Kinderwunsch abschließen müssen, haben möglicherweise einiges an Trauerarbeit zu leisten. Während andere, die entweder Kinder bekommen oder selbstbestimmt darauf verzichtet haben, eher glücklich sind, wenn die Zeit des Monatszyklus allmählich zu Ende geht.

Doch am Ende ist die Natur so unerbittlich wie weise: Sie schützt uns lebenserfahrene Frauen, da wir ein wichtiger Teil der Gesellschaft sind. Und sie gibt uns Zeit, uns auf andere Dinge zu konzentrieren.

Wenn die Tanzpartner aus dem Tritt kommen

Aber wie macht der weibliche Körper es eigentlich, von der reproduktiven Phase auf die Post-Reproduktionsphase umzuschalten?

Die Antwort liegt im Zusammenspiel der Hormone, besonders Östrogen und Progesteron. Solange wir jünger sind und unser Zyklus reibungslos funktioniert, sind diese beiden Botenstoffe miteinander in einer Art Tanz verbunden, bei dem mal die eine, mal die andere Seite die Führung übernimmt.

In der ersten Zyklusphase, die mit dem ersten Tag unserer Regelblutung beginnt, dominiert das Östrogen, das in den Eierstöcken gebildet wird, nach dem Eisprung das Progesteron. Produziert wird es vom sogenannten Gelbkörper, der nach dem Platzen des Eibläschens in den Eierstöcken daraus entsteht. Progesteron ist aber nicht nur verantwortlich für den Umbau der Gebärmutterschleimhaut, damit sich im Falle eines Falles die befruchtete Eizelle einnisten kann, sondern hat auch Effekte auf das generelle Wohlbefinden und die Entspannung. Denn der Körper kann es zu dem beruhigenden Botenstoff GABA (Gamma-Aminobuttersäure) umbauen. Deshalb werden progesteronhaltige Kapseln auch als Einschlafhilfe verschrieben.

Wird nun der Eisprung unregelmäßiger, gerät dieser Tanz aus dem Takt. Viele Frauen liegen jetzt nachts wach, grübeln, leiden unter Stimmungsschwankungen, und weil der Körper unklare Signale sendet, gerät oft auch der Zyklus aus den Fugen, die Blutungen schwanken in Länge und Dauer. Das liegt auch an einer Besonderheit: Östrogene und Progesteron sind viel mehr als Sexualhormone, fast jede Zelle unseres Körpers – egal in welchem Organ – hat dafür Rezeptoren. Also Andockstellen, die Hormone brauchen, um ihre Wirkung zu entfalten.

Wenn man das bedenkt, kann man sich gut vorstellen, warum die Hormonachterbahn in der Perimenopause und der plötzliche komplette Hormonabfall in der Postmenopause so vielfältige Symptome hervorrufen können.

Ein neues Gleichgewicht entsteht erst nach der Menopause, wenn die Eierstöcke endgültig keine Eizellen mehr reifen lassen. Dann kommt die Produktion von Progesteron komplett zum Erliegen, und Östrogen wird nur noch in kleinen Mengen hergestellt, vor allem von der Nebennierenrinde. Ein weiteres Geschlechtshormon, das Testosteron, produziert unser Körper aber weiterhin, wenn auch peu à peu in geringerer Menge als zuvor.

Jetzt können Symptome auftreten, bei denen wir uns fragen, ob unser Testosteron ins Ungleichgewicht geraten ist. Im Volksmund wird Testosteron auch als »Männlichkeitshormon« bezeichnet, was nicht ganz stimmt: Jeder Körper, jedes Geschlecht produziert sowohl Östrogen als auch Testosteron, nur eben in unterschiedlichem Mischungsverhältnis.

Wenn nun der Östrogenspiegel in einem weiblichen Körper sinkt, kann Testosteron in der Tat Effekte haben, die man als androgen, also von »männlichen« Sexhormonen hervorgerufen, bezeichnet. Zum Beispiel sprießen auf einmal einzelne Härchen an Kinn und Brust, wir haben plötzlich wieder vereinzelt Pickel oder sogar Akne.

Ob das passiert oder nicht, liegt wiederum an vielen Faktoren, unter anderem an einem Protein, das Geschlechtshormone im Körper bindet: das SHBG, das Sexualhormonbindende Globulin. Aber auch daran, wie unser Körper das Testosteron abbaut. Dafür gibt es zwei Wege, und einer davon führt eben zu diesen besonders unerwünschten Nebeneffekten. Besonders anfällig ist der Organismus dafür bei Insulinresistenz und Entzündungsprozessen (siehe »Blutzucker & Co.« ab Seite 87).

Zusammengefasst lässt sich also sagen: Wenn der Körper mit Haarwuchs an typisch männlichen Stellen, Pickeln und Co. reagiert, kann das auch ein Anzeichen auf einen gestörten Zuckerstoffwechsel sein. Es bedeutet aber meistens nicht, dass unser Körper einen Überschuss an Testosteron produziert. Wir haben jetzt nur weniger Östrogen, um den Effekt auszubalancieren.

Veränderungen im Hormonhaushalt von Frauen

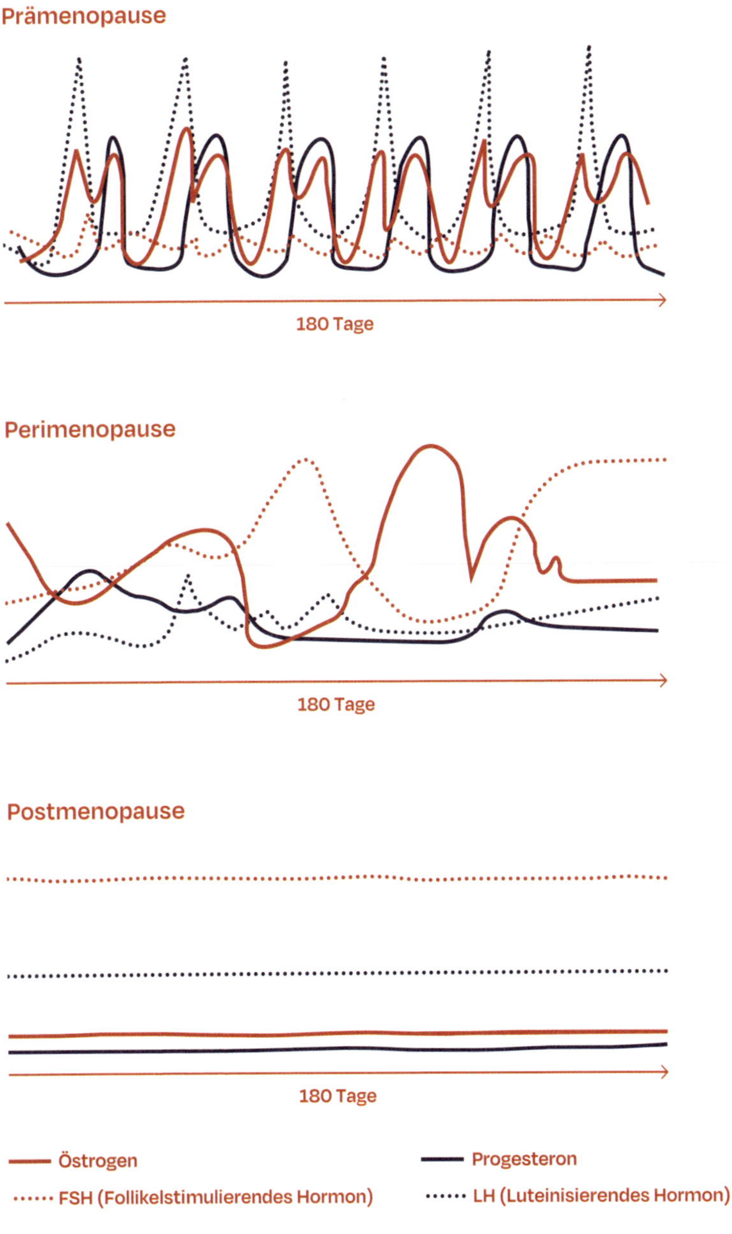

Quelle: Harvard Women's Health Watch, 1999

Östrogen und Darmgesundheit

Und noch in einer anderen Körperregion führt das Absinken des Östrogens zu Veränderungen, die nicht sichtbar, oft aber spürbar sind: im Darm. Das sogenannte Mikrobiom, also die natürlich vorkommenden Bakterien im Darm, wird von vielen Dingen beeinflusst, unter anderem auch von unseren Hormonen. Ein Teil davon ist das östrogenabhängige Mikrobiom, es wird in Fachkreisen Östrobolom genannt, und das ist nun einigen Veränderungen ausgesetzt. Sinkt der Östrogenspiegel, sterben jene Bakterien ab, die von diesem Hormon abhängig sind, dafür breiten sich andere Bakterien weiter im Darm aus. Eine Art Mikro-Völkerwanderung, die erst einmal weder gut noch schlecht ist. Aber dabei kann natürlich viel schiefgehen. Vor allem wenn unser Darm schon vorher nicht in Balance war und sich schlecht wehren kann gegen Bakterien, die er eigentlich nicht mag.

Das passiert durch chronischen Stress, entzündungsfördernde Ernährung und entsprechende Gewohnheiten, nicht genügend Ballaststoffe oder eine schlechter gewordene Verdauung, weil die Verdauungssäfte mit dem normalen Alterungsprozess weniger werden. Aber auch durch hektische Essgewohnheiten oder Medikamente. Unterm Strich kann das zu einer verminderten Immunabwehr des Darmes führen. In späteren Kapiteln wirst du deshalb mehr dazu lesen, welchen Einfluss die menopausalen Veränderungen auf deinen Darm haben können und wie du am besten gegensteuerst.

Zum Abschluss dieser ersten Reise durch die verschiedenen Phasen der Wechseljahre kommt, wie versprochen, der Überblick über die STRAW-Kriterien, von denen schon die Rede war. Jetzt bist du dran! Du willst wissen, wo auf dem Weg zwischen Peri- und Postmenopause du dich befindest? Die folgende Tabelle dient zur Selbsteinschätzung:

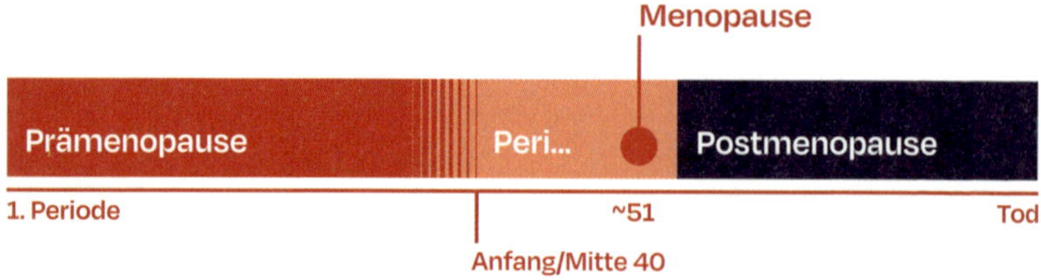

Nach wissenschaftlichen Kriterien gehören auch noch verschiedene Werte zu den STRAW-Kriterien, um eindeutig zu bestimmen, in welcher Phase du dich befindest. Wir zeigen dir hier eine vereinfachte Übersicht, in der du dich auf einen Blick selbst ungefähr einordnen kannst.

Prämenopause		
früh	**variabler bis regelmäßiger Zyklus**	
peak	**regelmäßiger Zyklus**	
spät	**regelmäßiger Zyklus**	**FSH: niedrig**
	leichte Veränderungen des Zyklus in Länge und Ausmaß	**FSH: variabel***
Perimenopause		
früh unterschiedlich lang	**7 oder mehr Tage Unterschied in der Länge aufeinanderfolgender Zyklen**	**FSH: variabel***
spät 1-3 Jahre	**mind. 60 Tage ohne Periode**	**FSH: >25 IU/L**
	Hitzewallungen und Schweißausbrüche wahrscheinlich	
Postmenopause		
früh 2 Jahre	**keine Periode mehr**	**FSH: variabel ***
	Hitzewallungen und Schweißausbrüche sehr wahrscheinlich	
früh 3-6 Jahre	**keine Periode mehr**	**FSH: stabilisiert**
spät bis zum Lebensende	**erhöhte Häufigkeit von urogenitalen Beschwerden**	

*) Blutentnahme zwischen dem 2. und 5. Zyklustag

Quelle: Harlow, Siobán D., et al. »Executive summary of the Stages of Reproductive Aging Workshop+ 10: addressing the unfinished agenda of staging reproductive aging.« *The Journal of Clinical Endocrinology & Metabolism 97.4* (2012): 1159-1168.

Der folgende Fragebogen – auch bekannt als »Menopause Rating Scale« – hilft dir in Verbindung mit der Beobachtung deines Zyklus einzuordnen, wie sehr du durch die Wechseljahre belastet bist. Kreuze jeweils an, wie es dir jeweils im Hinblick auf bestimmte Symptome geht. Je mehr Kreuze auf der rechten Seite sind, desto belastender erlebst du die Peri- oder die frühe Postmenopause. Bei einem sehr hohen Gesamtwert solltest du unbedingt ärztliche Hilfe in Anspruch nehmen. Bei einem hohen Wert in jeweils »nur« einem der drei Bereiche empfehlen wir auch, dass du dies zeitnah abklären lässt. Wiederhole alle 6 bis 12 Monate das Ausfüllen des Fragebogens und nutze dieses Tool, um die Entwicklung über deine Wechseljahre zu beobachten und um dir rechtzeitig Hilfe zu holen.

Fragebogen Symptome der Wechseljahre – Menopause Rating Scale

Punktwert ⓪ keine ① leicht ② mittel ③ stark ④ sehr stark

1	**Wallungen, Schwitzen** (aufsteigende Hitze, Schweißausbrüche)	⓪ ① ② ③ ④
2	**Herzbeschwerden** (Herzklopfen, Herzrasen, Herzstolpern, Herzbeklemmungen)	⓪ ① ② ③ ④
3	**Schlafstörungen** (Einschlafstörungen, Durchschlafstörungen, zu frühes Aufwachen)	⓪ ① ② ③ ④
4	**Depressive Verstimmung** (Mutlosigkeit, Traurigkeit, Weinerlichkeit, Antriebslosigkeit, Stimmungsschwankungen)	⓪ ① ② ③ ④
5	**Reizbarkeit** (Nervosität, innere Anspannung, Aggressivität)	⓪ ① ② ③ ④
6	**Ängstlichkeit** (innere Unruhe, Panik)	⓪ ① ② ③ ④
7	**Körperliche & geistige Erschöpfung** (Leistungsminderung, Gedächtnisminderung, Konzentrationsschwäche, Vergesslichkeit)	⓪ ① ② ③ ④
8	**Sexualprobleme** (Veränderung des sexuellen Verlangens, der sexuellen Betätigung und Befriedigung)	⓪ ① ② ③ ④
9	**Harnwegsbeschwerden** (Beschwerden beim Wasserlassen, häufiger Harndrang, unwillkürlicher Harnabgang)	⓪ ① ② ③ ④
10	**Trockenheit der Scheide** (Trockenheitsgefühl oder Brennen der Scheide, Beschwerden beim Geschlechtsverkehr)	⓪ ① ② ③ ④
11	**Gelenk- und Muskelbeschwerden** (Schmerzen im Bereich der Gelenke, rheumaähnliche Beschwerden)	⓪ ① ② ③ ④

Bilde die Gesamtsumme der Werte aus allen Antworten (0–44 Punkte)	
Bilde die Summe der Werte aus den Antworten zu: 1, 2, 3, 11 (0–16 Punkte) = körperliche Symptome	
Bilde die Summe der Werte aus den Antworten zu: 4, 5, 6, 7 (0–16 Punkte) = psychische Symptome	
Bilde die Summe der Werte aus den Antworten zu: 8, 9, 10 (0–12 Punkte) = genitale Symptome	

Quelle: ZEG – Berlin Center for Epidemiology and Health Research
nobodytoldme.com/fragebogen-wechseljahre

Wechseljahre – Frauensache? Ein Blick auf trans* und nichtbinäre Menschen

Wenn wir in unserem Buch von »Frauen« reden, ist das streng genommen nicht ganz richtig – oder jedenfalls nur zum Teil. Zwar haben die meisten Menschen, die sich als weiblich definieren, von Geburt an weibliche Geschlechtsmerkmale – also Vulva, Gebärmutter, Eierstöcke, Brüste –, aber nicht alle.

Wie viele Menschen transgender sind, sich also nicht oder nicht vollständig dem Geschlecht zuordnen, das ihnen bei Geburt zugeordnet wurde, darüber gibt es keine hundertprozentig belastbaren Angaben; Schätzungen variieren zwischen 0,5 und bis zu 3 Prozent der Bevölkerung.[2] Zur Erklärung: Trans Frauen sind Menschen, die in einem Körper mit männlichen Geschlechtsmerkmalen geboren sind, sich aber als weiblich identifizieren, unabhängig davon, ob sie mit Hormonbehandlungen und möglicherweise chirurgischen Eingriffen ihr äußeres Erscheinungsbild dem inneren Empfinden angeglichen haben.

Bei trans Männern ist es umgekehrt: Dies sind Männer, die mit weiblichen Chromosomen geboren wurden.

Was passiert mit diesen Menschen im mittleren Lebensalter? Das lässt sich nicht pauschal beantworten, weil es von einem komplexen Zusammenspiel von Genetik und künstlichen Hormongaben im Zuge einer Geschlechtsangleichung abhängt. Ein wichtiger Faktor dabei ist, ob die Menschen ihre Gonaden im Zuge geschlechtsangleichender Maßnahmen haben entfernen lassen oder nicht. Also ihre Hoden oder Eierstöcke, die für die körpereigene Hormonproduktion zuständig sind. Und ob, wie lange und welche Hormone sie eingenommen haben.

Transgender Frauen können durchaus Wechseljahressymptome erleben, auch wenn sie im biologischen Sinn keine Wechseljahre durchmachen, da sie nie Eierstöcke hatten. Ausgelöst werden können die Beschwerden etwa durch schwankende Östrogenlevel im Zuge ihrer geschlechtsangleichenden Hormonbehandlung und das kann zu jeder Zeit auftreten, nicht nur in der Lebensmitte. Trans Männer können schon in jüngeren Jahren wechseljahresähnliche Beschwerden erleben, wenn im

Zuge einer Geschlechtsangleichung Testosteron verabreicht wird[3] oder die Eierstöcke entfernt werden. Doch das ist kein Automatismus – nicht jede Person, die sich nicht ihrem Geburtsgeschlecht zugehörig fühlt, lässt sich überhaupt im Genitalbereich operieren, nicht alle nehmen Hormontherapie in Anspruch, oft auch nicht durchgängig. Jede Transition, jede medizinische Entscheidung ist individuell. Und genauso sind es die Fragen und Gesundheitsprobleme, die in der mittleren Lebensphase auftreten können.[4]

Wir schreiben unser Buch für alle Frauen. Dennoch wird es uns nicht möglich sein, in den weiteren Kapiteln gesondert auf transgeschlechtliche Menschen einzugehen. Denn die Gesundheitsberatung für trans Personen muss sehr individualisiert sein, unter genauer Berücksichtigung der Operationsgeschichte, hormoneller und allgemein gesundheitlicher Faktoren.

Dies kann so komplex sein, dass wir diesem Thema an dieser Stelle gar nicht gerecht werden können. Aber, wer weiß, vielleicht in einem zukünftigen Buch.

Wir wissen und es macht uns Sorgen, dass es etwa um die psychische Gesundheit von trans Frauen und trans Männern in Deutschland nicht gut steht[5] – nicht etwa wegen ihrer Transgeschlechtlichkeit, sondern weil sie häufig mit psychosozialen Problemen und mangelnder Akzeptanz zu kämpfen haben. Dennoch bitten wir um Verständnis, wenn wir in diesem Buch unter dem Begriff »Frauen« in erster Linie jene meinen, die sich mit ihrem Geburtsgeschlecht identifizieren und entsprechende weibliche Körpermerkmale haben.

Eines ist uns dabei besonders wichtig: Wir möchten unseren Ansatz, durch eine Kombination aus Verhalten und Ernährung Gesundheitsrisiken zu reduzieren, besser und vitaler älter zu werden, ausnahmslos allen Menschen ans Herz legen. Völlig unabhängig davon, wie sie sich definieren und welches Kürzel in ihren Ausweispapieren steht: m, f oder d.

SCHULMEDIZIN UND FUNKTIONELLE MEDIZIN: HEALTHY AGING STATT ANTI-AGING

Im Englischen gibt es den schönen Begriff »band-aid solution«, wörtlich: Pflaster-Lösung. Damit gemeint sind all jene medizinischen Maßnahmen, die zwar vordergründig Abhilfe schaffen, aber nicht nach dem tieferliegenden, manchmal komplexen Grund für das Problem suchen.

Das geht klar, wenn ein Pflaster tatsächlich genau das ist, was wir brauchen. Zum Beispiel, wenn wir uns beim Kleinhacken von Gemüse in den Finger schneiden. Da müssen wir auch keine lange Ursachenforschung betreiben.

Ganz anders sieht es aus, wenn wir über Beschwerden in den Wechseljahren reden. Die haben selten nur einen Grund, ein Gegenmittel, sondern sind oft Teil eines komplexen Systems. Leider fällt uns aber immer wieder auf, dass die Schulmedizin zu solchen »Pflaster-Lösungen« neigt. Sprich, sie hat einen gut gefüllten Medizinschrank, das deutsche Gesundheitssystem gehört zu den teuersten der Welt. Aber sie produziert dabei nicht die gesündesten Menschen der Welt. Die Zahlen sprechen für sich: 12,4 Prozent der erwachsenen Bevölkerung in Deutschland bewerten ihre eigene Gesundheit als schlecht oder sehr schlecht. Im OECD-Vergleich liegt der Wert dagegen nur bei 7,9 Prozent. Und unsere direkten Nachbarländer liegen noch einmal deutlich darunter: die Schweiz mit 3,9 Prozent, Österreich mit 7,4 Prozent, Niederlande mit 5,2 Prozent und Luxemburg mit 5,9 Prozent[6].

Unsere Erklärung für dieses Auseinanderklaffen: Die hochspezialisierte Schulmedizin hat ihre Verdienste, sie gibt aber oft nicht die Antwort auf unsere Fragen nach größeren Zusammenhängen. Wenn man nur einen Hammer hat, sieht jedes Problem wie ein Nagel aus – selten passt dieser Spruch besser als hier. Das gilt auch für das Thema, über das wir reden.

Präparate gegen Wechseljahressymptome, ob Gelenkschmerzen, Stimmungsschwankungen oder Hitzewallungen (zum besonderen Thema »Hormonersatztherapie« siehe Seite 50) mögen Symptome lindern, aber sie packen das Problem nicht an der Wurzel. Deshalb überzeugt uns ein anderer Ansatz mehr: die Funktionelle Medizin, auch bekannt unter dem Namen »integrative Medizin« oder »Regulationsmedizin«. Sie fragt nicht nur nach dem einzelnen Symptom, sondern hat mehrere Ebenen im Blick. Etwa: Wie hängt die Darmgesundheit mit unseren Hormonen, Autoimmunprozessen, dem Stoffwechsel und unserem Gemüt zusammen? Können wir durch eine bestimmte Ernährung den Hitzewallungen und den Gelenkschmerzen entgegenwirken? Und was hat es mit unserem Lebensstil zu tun, wenn bestimmte Krebsarten in manchen Regionen der Welt so viel häufiger auftreten als in anderen?

Oft sind es Medizinerinnen und Mediziner mit einer Zusatzausbildung, die diesen Rundumblick bieten können, weil sie sowohl das profunde Wissen aus ihrer medizinischen Ausbildung mitbringen als auch einen geschärften Blick für tieferliegende Zusammenhänge. Und die nicht nur von der Problemlösung her denken, sondern ein Bündel von Ursachen miteinander in Verbindung bringen. In den USA, wo Christina praktiziert, wird Osteopathie sogar als zusätzliche medizinische Fachrichtung gelehrt, in Deutschland nicht. Doch auch hierzulande findest du Medizinerinnen mit einer Zusatzqualifikation in Osteopathie oder Naturheilkunde, die nach den Prinzipien der Funktionellen Medizin arbeiten.

Um das an dieser Stelle klar zu sagen: Wir verdammen nicht die Schulmedizin. Sie ist hervorragend geeignet, um Leben zu retten – in der Notaufnahme, bei Schlaganfall oder Herzinfarkt – , und sie ist ein guter Ansatz, um große Bevölkerungsgruppen insgesamt gesund zu erhalten. Weil sie auf Studien und Statistiken beruht: Die Leistungen, die sie übernimmt (und die in Deutschland in der Regel durch die gesetzlichen Krankenkassen gedeckt sind), sind erwiesenermaßen wirksam, weil sie an großen Patientengruppen getestet worden sind und für einen Großteil das gewünschte Ergebnis liefern.

So kann zum Beispiel der Cholesterinwert mit einem entsprechenden Medikament gesenkt werden oder es kann, wenn wir einen Eingriff als Beispiel nehmen, mithilfe von Darmspiegelungen wirksam Darmkrebs diagnostiziert und noch im Vorstadium effektiv behandelt werden. In Bezug auf die Wechseljahre bedeutet das: Es gibt Tests, Therapien sowie Präventionsuntersuchungen (etwa das regelmäßige Brustkrebs-Screening), die helfen, vermeidbare Krankheiten früh zu erkennen und damit Gesundheitskosten für die Allgemeinheit zu senken. Welche das sind, zeigen wir im Kapitel »Hingehen: Diese Check-ups sind jetzt wichtig«, ab Seite 101.

»There is no glory in prevention ….«

Wir raten unbedingt dazu, die Check-ups wahrzunehmen, die die Schulmedizin bietet. Aber das System hat aus unserer Sicht einen Pferdefuß. Denn es ist nicht durchgängig auf Prävention ausgelegt, sondern nur bei ganz bestimmten, häufigen Erkrankungen. Zusätzliche freiwillige Leistungen werden angeboten, müssen aber selbst finanziert werden – wenn du Kassenpatientin bist, kennst du das unter dem Stichwort »Individuelle Gesundheitsleistungen«, kurz IGeL.

Das finden wir nicht optimal. Vielleicht erinnerst du dich an den in der Coronazeit häufig zitierten Spruch »There is no glory in prevention« – mit Vorsorge, mit Vermeidung gewinnen Mediziner keinen Blumentopf. Kaum ein Arzt, kaum eine Ärztin kann sich dafür auf die Schulter klopfen, wenn er oder sie durch einen guten Rat eine spätere Krankheit vermieden hat – auch deshalb, weil man nie mit absoluter Sicherheit sagen könnte, ob sie nun ausgebrochen wäre oder nicht.

Und da das System auf große Bevölkerungsgruppen zugeschnitten ist, verliert es oft den Einzelnen aus dem Blick. In der Schulmedizin fallen alle Patienten durchs Raster, die keine typischen Symptomkomplexe haben, wie sie in der medizinischen Literatur dokumentiert sind. Oder keine Laborwerte, die im schulmedizinischen Sinne abnormal sind, keine sichtbaren oder messbaren Veränderungen am oder im Körper. Die Schulmedizin fragt auch nicht: Was brauchst genau du als Individuum, um gesund zu werden oder zu bleiben? Wo genau kommen deine individuellen Probleme her und hängen sie möglicherweise miteinander zusammen? Sondern sie schaut auf einzelne

Symptome und behandelt sie hochspezialisiert und effizient, also auf die Art und Weise, die statistisch kurzfristig den höchsten Erfolg verspricht. Sie lässt aber keinen Raum für eine ganzheitliche Betrachtung der Patientin oder eine tiefere Suche nach den womöglich vielfältigen Gründen von Symptomen.

Wenn wir funktionieren und uns trotzdem nicht wohlfühlen

Das hilft uns aber nicht, wenn man bedenkt, dass viele der typischen Symptome, die Frauen in der Lebensmitte haben, viele Dimensionen haben und sich meistens nicht in abnormalen Blutwerten verifizieren lassen. Der Arzt schaut auf die Blutwerte und das EKG und schickt uns mit dem Kommentar nach Hause: »Herzlichen Glückwunsch, Sie sind kerngesund.« Unsere Symptome sind also ganz klar nicht tödlich und führen häufig nicht einmal zu einem messbaren »Funktionsausfall«. Wir funktionieren ja irgendwie immer noch, wir sind einfach nur müder als sonst, fühlen uns nicht wie früher, nehmen zu, verlieren Haare, haben Gelenkschmerzen, keine Lust auf Sex, unser Darm spielt verrückt und vieles mehr.

Unsere Frage ist: Wie stellt man die Weichen spätestens in der Perimenopause richtig, damit wir eben auch mit 60 oder 70 Jahren Energie haben für die Dinge, die uns Spaß machen, und wie vermeiden wir chronische Krankheiten, so gut es geht – Diabetes, Herz-Kreislauf-Erkrankungen, Autoimmunleiden, Krebs, um nur die ganz großen zu nennen?

Das geht besser als nur mithilfe der Schulmedizin, das wissen wir aus vielen Gesprächen mit Frauen in den Wechseljahren, aber auch aus eigener Erfahrung. Susanne litt mit Anfang 40 an einem hartnäckigen Ekzem am Kopf, das sich mit den üblichen Tinkturen einfach nicht in den Griff bekommen ließ. Schließlich brachte eine Osteopathin sie auf die Idee, dass ein unbehandeltes Zahnproblem dahinterstecken könnte. Sie unterzog sich auf eigene Kosten einer Wurzelkanalbehandlung, die die Krankenkasse so nicht bezahlen wollte. Es gab ja keinen erwiesenen Zusammenhang. Um das zu finanzieren, verkaufte sie ihr Auto – Gesundheit hat eben (leider!) ihren Preis. Peu à peu heilte der betroffene Kiefer aus, und das Ekzem ging zurück.

Christina sieht das Thema von ihrem Fachgebiet aus: Sie hat sich neben ihrer klassischen Ausbildung zur Gynäkologin und Expertin für

Menopause in der Funktionellen Medizin weitergebildet, als die Schulmedizin ihr nicht genügend befriedigende Lösungen für die berechtigten Fragen und Symptome ihrer Patientinnen bot. Nicht als Ersatz, sondern als Ergänzung zur universitären Medizin.

Den Namen und das Konzept der Funktionellen Medizin hat in den frühen Neunzigern der US-amerikanische Biochemiker Dr. Jeffrey Bland entwickelt, wobei es sich nicht um eine geschützte Bezeichnung handelt. Einer seiner Grundgedanken ist, dass viele Beschwerden auf Mikro-Fehlfunktionen des Darms zurückzuführen sind (warum Darmgesundheit ein Stiefkind der Wechseljahresmedizin ist, erklären wir ausführlich im Abschnitt »Darm- und Verdauungsprobleme«, ab Seite 69).

Ausgehend von diesem Grundkonzept, nach der Wurzel von Symptomen zu suchen, haben sich viele verschiedene Zweige der Funktionellen Medizin gebildet. Einige fokussieren sich auf Zellgesundheit und Langlebigkeit oder Ernährungsendokrinologie – diese Fachrichtung, die sich mit dem Zusammenhang von Hormonen und Ernährung beschäftigt, ist wiederum Christinas Spezialgebiet. Alle haben gemein, dass sie gerne mithilfe von sehr detaillierten und spezialisierten Labortests arbeiten, um sich ein umfangreiches Bild vom Mikrobiom des Darms zu machen, also der natürlichen Besiedlung mit Bakterien, aber auch von der allgemeinen Darmfunktion.

Abgesehen davon benutzen sie umfassende Symptomfragebögen, Mikronährstoffanalysen, Nahrungsmittelunverträglichkeitstests, Tests auf Umweltgifte und Schimmelpilze sowie Tests, die Aussagen über unsere Zellgesundheit und unseren Stoffwechsel erleichtern. Doch sie arbeiten auch mit ganz normalen Laborwerten, die du beim Hausarzt abnehmen lassen kannst. Allerdings streben sie nach Optimalwerten, nicht Normalwerten, deshalb schrillen bei ihnen deutlich früher die Alarmglocken als bei rein schulmedizinisch geprägten Kollegen.

Alarmzeichen, die Schulmediziner oft nicht sehen

Ein Beispiel dafür ist das sogenannte »Blutzuckergedächtnis«, der Hämoglobin-A1c-Wert, kurz HbA1c. Die Schulmedizin toleriert einen Wert bis zu 6,5 Prozent, erst darüber gilt er als Anzeichen für einen Diabetes. Man beginnt also erst mit der Behandlung, wenn das Kind sprichwörtlich in den Brunnen gefallen ist und es zu spät ist für Prävention. In der Funktionellen Medizin würde man schon bei deutlich niedrigeren Werten mit einer Ernährungsumstellung intervenieren, da man den Prädiabetes in den meisten Fällen wieder umkehren kann.

Es ist nicht so, dass die Schulmedizin all diese Ansätze ignorieren würde. So wird zum Beispiel die große Bedeutung des Mikrobioms im Darm für die Gesundheit mittlerweile anerkannt. Aber daraus wird in vielen hausärztlichen oder gynäkologischen Praxen leider noch kein Handeln abgeleitet. Immerhin etabliert sich langsam die Ernährungsmedizin im deutschsprachigen Raum: Noch bis vor wenigen Jahren gab es keine Möglichkeit, Ernährungsmedizin als eigenständiges Studium zu absolvieren. Das ist heute anders. Und so fließen auch zunehmend ernährungsmedizinische Erkenntnisse in die Leitlinien der medizinischen Fachgesellschaften mit ein.

Sieben Minuten pro Gespräch

Allerdings sind wir in Deutschland noch weit entfernt von einer personalisierten Medizin mit Fokus auf Prävention, die entsprechende Tests und Messmethoden für alle zugänglich macht. Auch dauert der gesamte Prozess von der ersten Veröffentlichung neuer wissenschaftlicher Erkenntnisse bis zu ihrer Integration in medizinische Leitlinien und deren Umsetzung in der Praxis mindestens fünf bis zehn Jahre, oft auch deutlich länger. Unser Gesundheitssystem steht unter Druck, Hausärzte können sich pro Patientin kaum mehr Zeit nehmen als durchschnittlich sieben Minuten pro Gespräch. Frauenärztinnen bekommen pro Patientin und Quartal für eine Frau in den Wechseljahren, die keine Verhütungsberatung mehr braucht, eine Kassenpauschale von unter 20 Euro, egal wie häufig sie in die Praxis kommt. Und es gibt Anzeichen, dass die Politik am liebsten noch mehr standardisierte Prozesse und noch mehr Konzentration auf Pharmakologie hätte und weniger individuelle Beratung.

Eine Situation, die viele Ärzte und Ärztinnen selbst als ausgesprochen unbefriedigend empfinden – und oft nach Alternativen suchen (oder suchen lassen), vor allem für ihre Patienten. Einer von ihnen ist Florian Yves Wormland, der in Köln eine Privatpraxis betreibt. Er ist Mediziner mit einer Facharztausbildung in Allgemeinmedizin und einer Zusatzausbildung als Osteopath. In einem Gespräch auf Zoom sagte er uns: »Bei der Regulationsmedizin, wie ich sie verstehe, geht es im Kern um eine Haltung, eine Wahrnehmung: Wie nehme ich den menschlichen Organismus, den Menschen als Ganzes wahr? Was ist der größte Hebel, um Gesundheit wieder herzustellen? Wie können wir die Selbstheilungskräfte des Körpers aktivieren?«[7]

Etwa bei hormonellen Dysbalancen, wie sie auch in den Wechseljahren auftreten. Auch Wormland nimmt an, dass sie häufig mit nicht erkannten Entzündungsherden im Körper zusammenhängen, insbesondere im Darm. Dadurch werden die Hormonrezeptoren, also die Andockstellen für die körpereigenen Botenstoffe heruntergefahren, die Antwort des Körpers auf die Hormone bleibt aus, weil sie ihre Wirkung nicht entfalten können. »All diese Themen sind miteinander verwoben«, sagt der Mediziner, »das lymphatische System, die Faszien, die Darmfunktion, der Ernährungszustand.« Und wenn man sie als großes Ganzes betrachtet, kommt man zu individuellen Heilungswegen.

Ein Versprechen, eine Hoffnung, die allerdings ihren Preis hat. »Diese individualisierte Medizin müssen beide Seiten wollen«, sagt Wormland, »der Arzt muss bereit sein, sich wirklich mit der Patientin zu beschäftigen. Und die Patientin muss ihrerseits mitarbeiten, Geduld haben, bereit sein, an ihrer Lebensweise zu arbeiten.« Denn eine so umfassende Behandlung mit alternativen Heilmethoden auf medizinischer Basis kostet beide Seiten Zeit. Und sie kostet – leider! – auch mehr Geld als die herkömmliche Behandlung.

Bei Privatversicherten werden die umfangreicheren Kosten in der Regel erstattet, Kassenpatientinnen müssen die Zusatzkosten zumeist selbst tragen.

Aber warum ist das so? Sollte nicht eigentlich auch ein staatliches Gesundheitssystem, das zu den teuersten der Welt gehört, an Prävention und Früherkennung interessiert sein? Für Wormland liegt das in der Natur der Sache: Personalisierte Medizin verträgt sich eben nicht mit dem Anspruch, in groß angelegten Studien Ergebnisse zu erzeugen, die sich reproduzieren lassen. Eben weil jeder Körper, jeder Organismus anders reagiert, auch wenn es wiedererkennbare Muster gibt, und weil das Zusammenspiel zwischen den verschiedenen Systemen des Körpers eben so komplex ist.

Das führt zu dem paradoxen Ergebnis, dass die Funktionelle Medizin, so segensreich sie im Einzelfall sein kann, dennoch in der Ärzteschaft umstritten ist – und auch wir können dir kein Wunder versprechen. Eben gerade weil Gesundheitsprobleme so individuell sind. Was wir aber sagen können, ist Folgendes: Viele Mediziner wie Florian Yves Wormland bestätigen, dass sie ihren Patienten so besser helfen können als in einer schulmedizinischen Praxis. Und auch Christina hat damit viele positive Erfahrungen gemacht. Sie beobachtet, wie die Kombination aus funktionellen medizinischen Labortests, individueller Ernährungsumstellung, Bewegung und Entspannung ein Schlüssel sein kann zu deutlich mehr Energie, Wohlfühlen im eigenen Körper und Lebenskraft. Was, so ganz nebenbei, auch dazu führt, dass Frauen sich als attraktiver, frischer und jugendlicher empfinden.

Ein super Nebeneffekt – nicht mehr, nicht weniger! Wir sind nicht »Anti-Aging«, wir sind pro »Healthy Aging«. Anders als manche Vertreterinnen einer Lifestyle- und Beauty-Medizin haben wir keine äußerlichen Verschönerungsmaßnahmen im Sinn, sondern unser Weg ist genau umgekehrt. Wir wollen im Innern etwas verändern, und das wirkt sich dann auch äußerlich aus. Aber das Äußere ist nicht der Fokus.

Mit anderen Worten: Wir möchten, dass du deinem Körper eine Freundschaftsanfrage stellst. Eine ernstgemeinte, langfristige.

Und wenn dein Körper wieder ins Gleichgewicht kommt, dein Stoffwechsel, dein Rhythmus von Anspannung und Entspannung, wenn du deine zelluläre Müllabfuhr anregst und deinen Organismus von störenden Einflüssen befreist, dann hat er fast von allein eine andere Ausstrahlung. Schön, oder?

Wenn du dich für die Funktionelle Medizin interessierst und wissen möchtest, wie du die richtige Spezialistin für dich findest, haben wir noch einige Tipps für dich.

→ **Was ist was?** Funktionelle Medizin, Regulationsmedizin, integrative Medizin – diese Begriffe sind in Deutschland nicht geschützt, es gibt keinen geregelten Ausbildungsgang dafür, anders als für schulmedizinische Fachrichtungen wie Gynäkologie oder Innere Medizin. Du kannst also im Netz nach verschiedenen Begriffen googeln, wenn du eine Spezialistin oder einen Spezialisten in deiner Nähe suchst.

- → **Wie finde ich die richtige Fachfrau? Oder den Fachmann?** Wir raten zu Spezialisten, die einen ärztlichen Hintergrund haben – zum Beispiel als Gynäkologin, Allgemeinmediziner, Internistin –, und eine Zusatzausbildung in Funktioneller Medizin. Denn anders als Heilpraktikerinnen bringen diese ein fundierteres medizinisches Wissen mit. Gleichwohl gibt es auch viele sehr fundiert arbeitende Heilpraktiker und Heilpraktikerinnen, die du im Tandem mit der Gynäkologin oder dem Hausarzt für deine Gesunderhaltung konsultieren kannst.

- → **Stimmt die Chemie?** Funktionelle Mediziner und Medizinerinnen sind nicht der knappen Taktung unterworfen, nach der eine Kassenärztin arbeitet, sie bringen Zeit mit, und die solltest du auch haben. Denn vermutlich werdet ihr viele Stunden gemeinsam verbringen, um deinen Problemen auf den Grund zu gehen. Umso wichtiger ist, dass du das Gefühl hast: Dieser Person kann und möchte ich vertrauen, hier fühle ich mich gut aufgehoben, von ihr würde ich auch Ratschläge annehmen, wie ich mein Leben, meine Ernährung grundsätzlich ändern kann.

- → **Wer zahlt das?** Ein wunder Punkt: Es ist leider nicht zu erwarten, dass die gesetzlichen Krankenkassen in absehbarer Zeit Leistungen wie umfangreiche Tests im Labor übernehmen. Der beste Lifehack, wenn du Kassenpatientin bist: Je mehr Befunde du bereits mitbringst (etwa aus einem gründlichen Check-up beim Hausarzt, MRT-Bilder von Gelenken etc.), desto klarer ist das Bild, das die Spezialistin sich machen kann, und desto gezielter kann sie nach Ursachen suchen. Das kann für dich zeit- und geldsparend sein.

- → **Ist das der Beginn einer Arzt-Odyssee?** Eher das Ende davon. Viele Frauen mit Wechseljahresbeschwerden haben bereits einige Spezialistinnen aufgesucht, ehe sie bei einer Medizinerin oder einem Mediziner mit funktionellem Ansatz landen, der ihnen helfen kann. Das hat aber auch Vorteile: Erstens bringst du bereits eine Reihe von Laborwerten, Bildern etc. mit (siehe oben), die wertvolle Hinweise geben können. Zweitens: Wenn du bereits gründlich durchuntersucht worden bist ohne Befund, kannst du vergleichsweise sicher sein, dass sich keine ernsthafte Krankheit hinter deinen Symptomen verbirgt, etwa ein versteckter Tumor. Und das gibt auch deiner Spezialistin die Sicherheit, dass nichts Gravierendes übersehen wurde.

→ **Und wenn meine Beschwerden nur psychosomatisch sind?** Typischer Satz im Hausarztgespräch – und oft nur eine Chiffre für: Ich kann Ihnen mit meinen Mitteln nicht mehr weiterhelfen. Unbestritten: Seelische Probleme können körperliche Beschwerden verursachen. Gerade deshalb lohnt es, sie umfassend anzugehen. »Jedes körperliche Symptom ist ein Hilferuf, ein Aufruf zur Veränderung, das ernst zu nehmen ist«, sagt Florian Yves Wormland. Es spricht nichts dagegen, zweigleisig zu fahren, sich also einen Spezialisten für körperliche Beschwerden zu suchen und ebenfalls nach einem Psychotherapieplatz zu suchen, wenn man sich seelisch stärker belastet fühlt. Ist das nicht der Fall, solltest du dich mit dieser Verlegenheitsdiagnose nicht abspeisen lassen. Vertraue auf dein Körpergefühl.

→ **Kann ich mich einfach selbst therapieren?** Mikronährstoffe, Vitaminpräparate – kannst du dir alles auch bequem im Internet bestellen, oft mit suggestiven Werbeversprechen garniert. Ist aber keine gute Idee, wenn du nicht vorher gründlich untersucht worden bist und die Wurzel deiner Probleme kennst. Auch die Qualität vieler Präparate lässt sehr zu wünschen übrig. Das reicht von minderwertigen Inhaltsstoffen zu ungesunden Füllmaterialien, die sogar die Effektivität verhindern können. Deshalb gilt: Erst messen, dann essen und auf jeden Fall nur von einem integren Hersteller kaufen.

→ **Ich wohne auf dem Land – hier finde ich keinen Spezialisten!** Es gibt eine Reihe von Anbietern, die umfangreiche Tests auch zum Selbermachen anbieten, etwa den GI-Map-Test zur Darmgesundheit, der Mikrobiom, Immunlage und andere Parameter misst. Das gibt dir jedenfalls eine gute Grundlage, zum Beispiel für eine Beratung per Telefon oder Videocall bei einer Spezialistin. Du wirst jemanden brauchen, der dir die Ergebnisse interpretiert und bei Bedarf einen Therapieplan zusammenstellt. Deshalb raten wir davon ab, diese häufig leider teuren Tests komplett auf eigene Faust ohne Rücksprache zu machen.

HEISS IST DAS NEUE NORMAL: TYPISCHE SYMPTOME

Kommen wir mal auf dich und einen ganz normalen Tag in deinem Leben zu sprechen. Oder sollen wir besser sagen: Im Leben deines Körpers?

Morgens, auf dem Weg zur Toilette, schmerzen deine Fußgelenke. Immerhin: Ist der Flur lang genug, fühlt sich schon beim Hinsetzen alles wieder normal an. Ist auch besser so, denn die letzte Nacht steckt dir noch wie Blei in den Knochen: Immer wieder bist du in deinem eigenen Schweiß aufgewacht, hast zweimal erfolgreich dein Kopfkissen auf die trockene Seite gedreht, beim dritten Mal hast du eine Stunde wachgelegen und über deine To-do-Liste für heute nachgedacht.

Auf der Toilette eine kurze Schrecksekunde: Schon wieder Periodenstart? Du warst doch erst vor drei Wochen dran! Und wenn es diesmal wieder so stark wird wie beim letzten Mal, meldest du lieber für heute gleich Home-Office an – sonst kannst du nämlich für nichts garantieren, auch nicht für einen fleckfreien Sitz, wenn du vom ersten Meeting aufstehst. Jetzt grummelt auch noch dein Magen und Darm, und du fragst dich: Ist das noch der ganz normale Stress, oder hat das am Ende auch mit den Wechseljahren zu tun?

An dieser Stelle unterbrechen wir den tristen Film, du weißt ja selbst, wie er weitergeht. Auch wenn du nicht alle diese Veränderungen an dir beobachtest, dafür aber vielleicht ganz andere: An keiner Frau gehen die Wechseljahre völlig symptomlos vorbei. Und mit einem Fingerschnippen wegzaubern können wir sie nicht.

Aber wir können dir einiges dazu sagen, warum dein Körper auf diese Weise agiert – und wie du liebevoll darauf antworten kannst.

Auf den nächsten Seiten werden wir dir deshalb zunächst ein paar grundlegende Fakten darüber nahebringen, was jetzt mit deinem Körper passiert und welche Mechanismen dafür verantwortlich sind. Das soll dir keine Angst machen – nur helfen zu verstehen, warum du möglicherweise unter einigen der genannten Symptomen leidest, und wie sie entstehen.

Wir haben jedem Unterkapitel ein paar Tipps hinzugefügt, wie man kurzfristig Beschwerden lindern kann. Symptombekämpfung – nicht mehr, aber auch nicht weniger. Dabei erklären wir sowohl, welche Lösungen die konventionelle Medizin in ihrem Arztkoffer mitbringt, als auch, wie die Funktionelle Medizin diese ergänzt, zum Beispiel, indem du kurzfristig bestimmte Lebensmittel weglässt oder vermehrt zu dir nimmst.

Im zweiten Teil unseres Buches werden wir dir Antworten auf die Frage geben: Wie kannst du dein Leben, deine Gewohnheiten, deine Ernährung so umstellen, damit du langfristig gesund und voller Energie bleibst? Es geht dort um die großen Zusammenhänge und die Hebel, die du umlegen kannst.

Du solltest diesen ersten Teil trotzdem nicht überspringen. Denn das Grundwissen aus diesem Kapitel wird dir bei der späteren Lektüre helfen, wenn es darum geht, den eigenen Kompass neu zu justieren. Dann kannst du auf ganz andere Weise im Einklang mit diesen natürlichen Veränderungen leben.

Schlafprobleme und Energiehaushalt

Eigentlich bringt unser Körper einen seiner besten Reparatur- und Verjüngungsmechanismen ganz von selbst mit: die Fähigkeit zu schlafen. Denn während wir zur Ruhe kommen, ist eine Art inneres Reinigungsteam in voller Aktion. Im Schlaf wird das Zellwachstumshormon Somatotropin ausgeschüttet, die Hirn-Rückenmarksflüssigkeit wird schneller durchs Hirn gepumpt und spült förmlich unser Denkorgan durch. Die Herzfrequenz, die Atemfrequenz und der Blutdruck sinken. All das dient unserer körperlich-seelischen Regeneration. Und es braucht seine Zeit: täglich sieben bis neun Stunden Schlaf sind nötig, um das Programm einmal voll durchlaufen zu lassen.

Doch ausgerechnet in einer Lebensphase, in der du Ruhe besonders nötig hättest, kommt es zu hormonellen Imbalancen, die deinen Rhythmus aus dem Tritt bringen. Für viele Frauen sind Schlafstörungen sogar die ersten Anzeichen für den Beginn der Wechseljahre, lange, ehe sich ihr Zyklus sichtbar verändert. 38 Prozent der Frauen zwischen Anfang 40 und Mitte 50 berichten davon, rund um die Menopause ist es sogar fast jede zweite.

Welches Hormon hauptsächlich dafür verantwortlich ist, ist umstritten. Eine Zeitlang galt Progesteron als Wurzel des Problems: Wie du schon weißt, sinkt das Level, je unregelmäßiger die Eisprünge werden, und damit auch die beruhigende Wirkung des Hormons. Das allein kann es jedoch nicht sein, sonst müssten jüngere Frauen in der ersten Zyklusphase ja ebenfalls unter Schlafstörungen leiden – schließlich geht das Progesteronlevel erst nach dem Eisprung in die Höhe.

Es ist wohl eher ein Mix aus verschiedenen Faktoren, der uns jetzt schwerer einschlafen lässt oder dazu führt, dass wir nachts wachliegen und unsere To-do-Liste für den nächsten Tag durchgehen, selbst wenn wir hundemüde sind: die in der Perimenopause oft besonders hohe Konzentration des FSH, des »follikelstimulierenden Hormons«, plus niedrige Testosteronlevel, kombiniert mit dem »Stresshormon« Cortisol. Das produziert der Körper jetzt ohnehin in höheren Mengen.

Das kann wiederum die Rezeptoren von Progesteron blockieren, und so seine beruhigende und schlaffördernde Wirkung dämpfen. Kommt dann auch noch eine (möglicherweise unentdeckte) Schilddrüsenunterfunktion dazu, verschärft sich das Problem weiter: Denn um Progesteron herzustellen, braucht der Körper als biochemische Grundlage bestimmte Schilddrüsenhormone.

Cortisol lässt wiederum unseren Blutzucker Achterbahn fahren. Auch das kann unsere Schlafqualität beeinträchtigen und eine Reihe von weiteren Problemen zur Folge haben: Gewichtszunahme, Stimmungsschwankungen, starke Müdigkeit nach dem Essen.

Häufig entsteht so ein Teufelskreis aus Müdigkeit und Stress. Bei der ein oder anderen kommen noch zusätzliche Faktoren dazu: nächtliche Hitzewallungen, die uns im eigenen Schweiß aufwachen lassen (dazu mehr ab Seite 47), und Schlafapnoe. Also längere Atemaussetzer während der Nacht, wie sie vor allem Menschen mit ungesundem Körpergewicht betreffen. Denn die Atemnot und der Sauerstoffmangel lösen Alarm aus, selbst wenn wir es im Schlaf zunächst gar nicht bemerken, der Blutdruck steigt, erneut wird Cortisol ausgeschüttet. Deshalb wachen wir plötzlich mitten in der Nacht auf, die Schlafqualität sinkt.

Dabei ist die mittlere Lebensphase auch ohne die körpereigenen Faktoren oft schon anstrengend genug. Vielleicht sind gerade Kinder in der Pubertät, man kämpft mit Beziehungsproblemen, einem anstrengenden Job, pflegebedürftigen Eltern oder allem gleichzeitig. Kombiniert mit dem von Natur aus erhöhten Cortisolspiegel versetzt das den Körper in dauernde Alarmbereitschaft und macht ihn anfällig für zusätzliche Stressoren.

Aus der Sicht der menschlichen Evolution ist Stress aber eigentlich nur als spontanes Ereignis vorgesehen, bei dem alle Reserven kurzzeitig freigegeben werden. Zum Beispiel, um vor einem hungrigen Säbelzahntiger wegzurennen. Wenn der Stress und die ansteigenden Cortisolwerte hingegen nicht nachlassen, schaltet der Körper in den Notfallmodus. Er hält an den körpereigenen Fettreserven fest und baut sie sogar aus, im Extremfall baut er sogar unsere Muskelproteine zur Energiegewinnung ab. Drastischer ausgedrückt: Wir werden dicker und dabei schwächer.

Weil die biochemischen Bausteine, aus denen unsere Sexualhormone bestehen, alle zur Herstellung des Cortisols verwendet werden, haben wir auch keine Lust mehr auf Sex, der uns doch sonst so wunderbar entspannt hat.

Unterm Strich sorgt all das für eine paradoxe Situation: Gerade jetzt, wo wir unseren erholsamen Schlaf besonders brauchen, macht der Körper es uns besonders schwer, ihn zu bekommen.

Später in den Wechseljahren wird auch noch ein anderes Hormon weniger, das Melatonin. Dieses wird von der Zirbeldrüse ausgeschüttet und steuert unsere Reaktion auf Licht. Einfach ausgedrückt: Es sorgt dafür, dass wir bei Dunkelheit müde werden und bei Helligkeit wach, deshalb auch meist im Winter mehr und länger schlafen als im Sommer.

Doch wir haben auch eine gute Nachricht:

Du hast einige Stellschrauben, an denen du drehen kannst!

→ **Plane von vornherein genügend Zeit zum Schlafen ein.** Immer wieder hören wir von Frauen: Ich komme auch mit sechs Stunden prima klar, mehr habe ich sowieso nicht. Sagen wir so: Eine einzelne kurze Nacht ist sicherlich kein Problem, aber zum Dauerzustand sollte das nicht werden. Denn zu viele zu kurze Nächte können massive Folgen haben: Insulinresistenz, Übergewicht, Bluthochdruck, Konzentrationsstörungen, Depressionen und Krebs stehen in Zusammenhang mit Schlafmangel.

→ **Achte auf deine Schlafumgebung und deine Schlafgewohnheiten.** Faustregel: Wenn du tagsüber auf genügend Tageslicht und Bewegung achtest, abends mindestens eine Stunde vor dem Schlafengehen auf blaue Lichtquellen wie TV und Handy verzichtest und dich am besten schon eine Stunde vor dem Schlafen in eine horizontale Lage begibst, kann dein Körper besser vom Wach- in den Ruhezustand schalten. Such dir einen kühlen, ruhigen, stockdunklen Schlafplatz (eine Schlafmaske tut's auch) und nutze das Schlafzimmer wirklich nur zum Schlafen (oder für Sex) – so stellt das Gehirn leichter die Verbindung zwischen Bett und Nachtruhe her.

→ **Wenn nötig, greif zu natürlichen Hilfsmitteln.** Von verschreibungspflichtigen Schlafmitteln raten wir ab, sie können nicht nur abhängig machen, sondern auch verborgene Hormon- und Neurotransmitter-Imbalancen verstärken. Dafür steht dir eine ganze Batterie von naturheilkundlichen Wirkstoffen zur Verfügung. Versuche es mit einem Tee oder Nahrungsergänzungsmitteln, die Passionsblume, Melisse, Baldrian, Hopfen, Theanin oder Ashwagandha beinhalten. Alternativ 300 mg Magnesiumglycinat (in Kapselform) zusammen mit 3 g Taurin vor dem Schlafengehen mit Wasser einnehmen. Beides zusammen hilft, die beruhigenden Gehirnbotenstoffe zu aktivieren. Auch Akupunktur oder homöopathische Mittel kannst du ausprobieren.

→ **Erschaffe dir ein Abendritual.** Das kann ein Fußbad mit magnesiumreichem Epsom-Salz sein oder ein Gute-Nacht-Tee mit Hopfen, Lavendel, Passionsblume und Baldrian.

→ **Sorge für Erfrischung.** Ein wichtiger Teil eines guten Nachtschlafes ist, dass sich die Körpertemperatur senkt. Und obwohl es auf den ersten Blick nicht einleuchtend erscheint: Ein warmes (Fuß-) Bad vor dem Schlafen hilft, weil die Körpertemperatur als Gegenreaktion auf das warme Bad nach unten geht. Zwei Handvoll Epsom-Salz im Badewasser dienen noch zusätzlich zur Entspannung von Körper und Geist wegen des Magnesiumgehaltes.

- → **Entspanne dich bewusst.** Regelmäßig angewandte Techniken wie Autogenes Training und manche Formen von Meditation helfen beim Runterkommen.

- → **Achte auf deine Ernährung.** Im zweiten Teil bekommst du ausführliche Tipps, was dir jetzt guttut, welche Lebensmittel dir Energie geben und welche sie dir nehmen. Deshalb hier nur die wichtigsten Basics, was unmittelbar Einfluss auf deine Schlafqualität hat. Was du vermeiden solltest: Koffein, zu wenig oder zu viele Kohlenhydrate am Abend und Alkohol. Auch wenn du denkst, dass dir das Glas Wein am Abend beim Einschlafen hilft – in Wirklichkeit verschlechtert es deine Schlafqualität, der Durchlauf der Schlafphasen wird gestört. Das wirkt sich unter anderem auf dein Gedächtnis aus, und dein Körper kann sich nicht richtig regenerieren. Am nächsten Tag fühlst du dich noch weniger erfrischt.

  Was dir helfen kann: ein eiweißreiches Frühstück, denn es stabilisiert den Blutzucker und gibt den Ton an für den Blutzuckerverlauf des ganzen Tages. Bei Abendmahlzeiten Lebensmittel zu dir nehmen, die beim Schlafen helfen, etwa weil sie die Aminosäure Tryptophan enthalten. Dazu zählen unter anderem Kürbiskerne, Sonnenblumenkerne, Tofu, Huhn, Lachs, Hülsenfrüchte und Cashewnüsse.

Hitzewallungen

Aufsteigende Hitze am Tag, Nachtschweiß, der den Schlaf stört: Bis zu 80 Prozent aller Frauen kennen diesen typischen Begleiter der Lebensmitte, auch wenn er nicht in allen Phasen gleichermaßen auftritt.

Auch die Intensität kann sich stark unterscheiden: Manche Frauen spüren nur eine leichte Welle von auf- und absteigender Hitze, anderen dringt die Feuchtigkeit aus allen Poren, und wieder anderen ist einfach nicht mehr so häufig kalt. Auch das Abebben der Hitzewelle wird unterschiedlich empfunden: Manche erleben die Abkühlung als angenehm, andere als buchstäbliches Wechselbad von überhitzt zu unterkühlt.

Ob und wenn ja, wie stark und wie häufig Frauen darunter leiden, ist individuell, es gibt allerdings eine Reihe von Risikofaktoren, die das Symptom wahrscheinlicher machen.

Überdurchschnittlich stark betroffen sind mehrgewichtige Frauen, sowie Raucherinnen und Frauen, bei denen die Hormonspiegel sehr plötzlich abfallen, wie nach einer operativen Entfernung der Eierstöcke.

Hitzewallungen kommen selten allein, sondern oft gepaart mit anderen Symptomen, die mit der Hormonumstellung in Zusammenhang stehen, etwa depressive Verstimmungen, Schlafstörungen, Gelenk- und Muskelschmerzen und Konzentrationsprobleme. Für die große Mehrheit sind schwere Hitzewallungen spätestens zwei bis fünf Jahre nach der Menopause Geschichte – etwa jede fünfte Frau hat damit auch später im Leben noch zu kämpfen.

Wie genau das Phänomen entsteht, darüber gibt es in der Wissenschaft zunehmend mehr Klarheit: Im Hypothalamus sitzt unter anderem die Temperaturregulation. Kommt es zu einem Rückgang des Östrogens, so wird dort eine gesteigerte Aktivität von Neuronen ausgelöst, die den süßen Namen KNDy sprich [kändie] tragen. Ein verstärktes Schwitzen ist die Folge. Erschwerend kommt hinzu, dass Insulin auf die KNDy-Neuronen anspringt, wenn sie nicht mehr durch das Östrogen in Schach gehalten werden. Darum sind Frauen mit Insulinresistenz stärker gefährdet, an Hitzewallungen zu leiden. Das häufig berichtete starke Schwitzen nach einem kohlenhydratreichen Essen lässt sich daher auch mit der erhöhten Ausschüttung von Insulin erklären.

Soforthilfe gegen Hitzewallungen:

- Sorge für angenehme Raumtemperaturen.
- Mehrere Kleidungsschichten übereinander helfen bei der Temperaturregulierung: Eine Lage ist schnell aus- und wieder angezogen.
- Ein kleiner, batteriebetriebener Handventilator kann Wunder wirken – tagsüber zum Mitnehmen in der Handtasche, auf dem Nachttisch neben dem Bett.

Wie du kurzfristig deine Ernährung anpassen kannst, um weniger zu schwitzen:

- Alle zuckrigen Lebensmittel weglassen, weil Blutzucker-Achterbahnen die Symptome verschlimmern können.

- Probier aus, wie du dich fühlst, wenn du eine Woche auf kohlenhydratreiche Nahrungsmittel wie Kartoffeln und Getreideprodukte verzichtest und stattdessen mit jeder Mahlzeit 80 Prozent Gemüse isst.
- Versuche es mit folgenden Nahrungsergänzungsmitteln: Vitamin-B-Komplex und 300 mg Magnesiumglycinat sowie Ashwagandha. Mönchspfeffer und Maca werden ebenfalls empfohlen, wir raten jedoch dazu, diese einzeln auszuprobieren. Denn je nach individueller Hormonlage können sie Hitzewallungen im Einzelfall auch verschlimmern.
- Falls du mehr als eine kleine Tasse Kaffee (oder ein anderes koffeinhaltiges Getränk inklusive schwarzer oder grüner Tee) am Tag brauchst, um zu funktionieren, ist das ein Zeichen, dass du deine Stresshormone zur Ruhe kommen lassen musst. Am besten Koffein ganz weglassen – Tipp: mit koffeinfreiem Kaffee ausschleichen.

An dieser Stelle ein Hinweis: Uns ist klar, dass manche unserer Ratschläge nach einer ziemlich drastischen Umstellung klingen. Wenn du zum Beispiel gewohnt bist, dich über den Tag hinweg bei der Arbeit mit Kaffee wachzuhalten, kann es durchaus passieren, dass der Körper gegen den plötzlichen Entzug rebelliert, etwa mit Kopfschmerzen. Das ist jedoch der beste Beweis dafür, welche Wirkung das Koffein auf dein Gesamtsystem hatte!

Uns ist aber auch wichtig, zu betonen: Die Umstellungen müssen nicht für immer sein, und wir wollen dir nicht für alle Zeiten das Kaffeetrinken abgewöhnen. Das Ziel ist, deinen Körper in dieser Phase des Wechsels zu unterstützen.

Wenn es dir wieder besser geht, hast du aber gelernt, genauer auf deinen Körper zu hören. Und trinkst den koffeinhaltigen Kaffee dann vielleicht lieber, wenn du mit deiner Freundin gemütlich und entspannt in einem Café sitzt und nicht als Wachmacher bei der Arbeit (was ohnehin ein Trugschluss ist). Mehr zur Wechselwirkung von Koffein und Östrogen liest du im zweiten Teil unseres Buches im Abschnitt »Koffein und Kaffee«).

Hormonersatztherapie – ja, nein, vielleicht?

An dieser Stelle möchten wir euch einige Informationen zum Thema »systemische Hormonersatztherapie« (kurz HRT für Hormone Replacement Therapy) geben, denn mittlere bis schwere Hitzewallungen gehören zu den Hauptgründen, aus denen sie verschrieben wird.

Das heißt allerdings nicht, dass sie ein Allheilmittel ist und bedenkenlos angewandt werden kann. Zu dem Thema geistern jedenfalls eine Menge Missverständnisse herum, und wir möchten gern Licht ins Dunkel bringen.

Auf der einen Seite sind da die kritischen Stimmen, die von Hormonpräparaten aus Prinzip nichts wissen wollen. Es gibt jede Menge alte Vorurteile wie: »Meine Mutter hat in ihren Wechseljahren in den Neunzigerjahren Hormone bekommen, damals galten sie als Allheilmittel, jede dritte Frau hat sie genommen. Aber hat man damals nicht auch festgestellt, dass die Östrogengaben das Brustkrebsrisiko erhöhen? Und überhaupt, das ist doch ein unnatürlicher Eingriff in einen natürlichen Prozess!«

Und auf der anderen Seite jene, die Angst haben, etwas zu verpassen – sogar, wenn sie gar keine entsprechenden Probleme haben: »Eigentlich geht es mir körperlich gut, aber ich habe gehört, es gibt ein bestimmtes Zeitfenster, in dem man mit den Hormonen anfangen muss, sonst ist es zu spät. Und vielleicht bereue ich es später mal, wenn ich mich jetzt dagegen entscheide!«

Unsere Haltung: Wir haben nichts gegen die Hormonersatztherapie, wenn sie aus den richtigen Gründen angefangen wird und die Frauen keine gesundheitliche Kontraindikation haben. Wir sind aber auch gegen ihren Breitbandeinsatz – Stichwort »Pflasterlösung«. Stattdessen wollen wir dir bei deiner individuellen Entscheidung dafür oder dagegen helfen.

Ehe wir näher auf Chancen und Risiken eingehen, noch zwei Bemerkungen vorweg:

- Es gibt einen Unterschied zwischen systemischer HRT (die auf den ganzen Organismus wirkt) und lokal angewandten Hormonen, meistens Östrogen, etwa bei vaginalen Problemen (siehe Abschnitt »Reizungen von

Vagina und Harnröhre«, Seite 62). Im Folgenden soll es hier um die systemische HRT gehen.

- Im Rahmen einer systemischen HRT werden für Frauen mit Gebärmutter zwei Präparate gegeben: Östrogen und Progesteron. Diese können einzeln oder als Kombi verabreicht werden. Das natürliche Progesteron beziehungsweise das synthetische Progestin ist nötig, weil sonst die Stimulierung durch Östrogen auf lange Sicht Gebärmutterschleimhautkrebs auslösen kann. Frauen, denen operativ die Gebärmutter entfernt wurde, erhalten nur Östrogenpräparate und brauchen keine Progestine.

Wenn du über eine HRT nachdenkst, solltest du folgende Dinge wissen:

Erstens: Für wen ist eine HRT empfohlen?

Die systemische HRT ist hilfreich und offiziell zugelassen zur Behandlung von mittelschweren bis schweren Hitzewallungen, aber auch zur Osteoporose-Prävention. Das ist besonders wichtig für Frauen, die ein erhöhtes Risiko haben, basierend auf einer familiären Vorbelastung, frühen Knochenbrüchen, Autoimmunerkrankungen oder eines frühen Knochendichtescans mit entsprechendem Ergebnis. Es gibt noch eine dritte Indikation, das sogenannte urogenitale Menopausensyndrom (mehr dazu im Abschnitt »Reizungen von Vagina und Harnröhre« auf Seite 62), früher auch »vaginale Atrophie« genannt. Sowohl Vagina als auch Blase besitzen Östrogenrezeptoren, deswegen betreffen viele Symptome des Östrogenverlustes beide Organe und führen nicht nur zur vaginalen Trockenheit und Schmerzen mit Sex, sondern auch zu vermehrtem Harndrang und häufigen Blasenentzündungen. Tritt das Syndrom allerdings isoliert auf, lässt es sich auch exzellent mit lokalen Hormonpräparaten gut behandeln, mehr dazu ab Seite 62.

Die HRT wird auch empfohlen für Frauen mit sehr früher Menopause, entweder aus ungeklärter Ursache, durch Chemo- oder Strahlentherapie oder Operationen (dies gilt nicht für Frauen mit Brustkrebs). Diese Frauen sollten auf jeden Fall bis zum Alter der natürlichen Menopause Hormone nehmen, also etwa bis zum Alter von 52. Denn dadurch können sowohl eine frühe Osteoporose als auch das früh ansteigende Risiko für Herz-Kreislauf-Krankheiten verhindert werden, das durch den plötzlichen Rückgang des Östrogens entsteht.

Zusammenfassend kann man sagen: Wenn du

- mehrere dieser Symptome beziehungsweise Merkmale hast,
- dich innerhalb der ersten zehn Jahre nach deiner letzten Menstruationsblutung befindest und nicht älter als 60 Jahre bist,
- und keine gesundheitlichen Kontraindikationen hast (siehe unten),

kannst du eine Hormonersatztherapie in Erwägung ziehen. Denn dann wiegen die potenziellen Vorteile die potenziellen Risiken auf.

Auf der Negativseite bringt die HRT nach aktueller Studienlage ein leicht erhöhtes Risiko für Schlaganfall, Thrombosen und Brustkrebs mit sich. Nicht geeignet ist sie deshalb für Frauen mit Diagnosen wie Bluthochdruck, vergangenen Schlaganfällen, Herzinfarkt, tiefer Venenthrombose oder Brustkrebs.

Zweitens: In welcher Form kann man HRT einnehmen?

Die meisten Ärzte, die sich mit HRT gut auskennen, verschreiben bevorzugt bioidentisches Östrogen und Progesteron. Östrogen wird in der Regel transdermal gegeben, das heißt, als Gel oder Pflaster auf die Haut aufgetragen. Der Vorteil ist, dass es dann nicht über die Leber verstoffwechselt werden muss, so wie alle Medikamente, die wir unserem Körper über den Verdauungstrakt zuführen.

Das Progesteron wird hingegen in Kapselform verabreicht, abends vor dem Schlafengehen. Denn über die Haut wird es nicht zuverlässig aufgenommen. Das ist aber wichtig, um die Gebärmutterschleimhaut vor dem Östrogen zu schützen. Die Kapseln haben den netten Nebeneffekt, dass Progesteron vom Körper zu Allopregnanolon umgebaut wird. Das hat eine beruhigende Wirkung auf unser Gehirn und wirkt schlaffördernd.

Für uns ist diese Kombination der Königsweg, es gibt allerdings noch eine Reihe anderer Darreichungsformen, von Tabletten über Sprays und Cremes bis zum Vaginalring. Auch zu bioidentischem Progesteron gibt es eine Alternative, die synthetischen Progestine, die ebenfalls die Gebärmutterschleimhaut schützen. Welche von all diesen Optionen für dich am besten ist, solltest du direkt mit deinem Arzt oder deiner Ärztin besprechen.

Übrigens: Eine HRT wirkt in der Regel schnell. Die meisten Frauen fühlen sich bereits nach drei bis sieben Tagen deutlich besser.

Drittens: Wann sollte ich lieber auf eine HRT verzichten?

Systemische HRT wird nicht empfohlen für Frauen, die keine oder nur milde Hitzewallungen haben. Es gibt keinen Grund, die Medikamente vorbeugend einzunehmen. Übrigens: Aus Studien über die Weltgegenden mit einer besonders hohen Lebenserwartung (den so genannten »Blue Zones«) wissen wir, dass dort Hormonersatztherapien wenig verbreitet sind. Dafür aber ein Lebensstil, der auch durch die Wechseljahre hindurch die Gesundheit erhält, durch einen guten Schlaf-Wach-Rhythmus, eine ursprüngliche Art der Ernährung, genügend Bewegung und soziale Kontakte.

Wenn du also zu den Frauen gehörst, die relativ symptomlos durch die Wechseljahre kommen, dann hast du entweder freundliche Gene oder du machst in deinem Lebensstil von ganz allein ziemlich viel richtig oder beides. Es gibt unserer Ansicht nach keinen Grund, zusätzlich Hormone einzunehmen.

Viertens: Mit welchen Nebenwirkungen muss ich rechnen?

Systemische HRT kann unter anderem zu abnormalen Blutungen führen, weil die Gebärmutterschleimhaut davon stimuliert wird. Blutungen, die in der Postmenopause eintreten, solltest du immer vom Arzt abklären lassen, um Gebärmutterschleimhautkrebs auszuschließen. Dort wird wahrscheinlich als Erstes ein Ultraschall gemacht, und oft wird eine Ausschabung empfohlen oder erstmal eine Gewebeprobe der Gebärmutter gemacht. Diese kleinen Eingriffe können belastend sein, aber auch die reine Tatsache, dass Frauen plötzlich wieder bluten, oft unregelmäßig, verunsichert sie sehr.

Ein anderer Nebeneffekt, zwar selten, aber sehr belastend, sind negative Gemütssymptome. Das mag überraschend erscheinen, da Hormone immer mehr auch als unterstützende Behandlung für perimenopausale Depression empfohlen werden, allerdings kann auch genau das Gegenteil eintreten. Auch eine Angststörung kann sich dramatisch verstärken. Das liegt an der individuellen Biochemie unseres Gehirns und unserer Neurotransmitter. Östrogen hat einen direkten Einfluss auf den Abbau des Hormons Serotonin, auch bekannt als das »Wohlfühlhormon«. Haben wir zu viel davon, kann sich der Effekt ins Gegenteil verkehren.

Last but not least: Die HRT bekämpft zwar sehr wirkungsvoll die Symptome, nicht aber die Ursachen für Hitzewallungen – also den Rückgang des Östrogens, ansteigende Stresshormonspiegel und wild tanzende Blutzuckerspiegel. Wenn diese tiefer liegenden Gründe nicht angegangen werden, können nach dem Absetzen der Medikamente die Symptome zurückkehren.

Und nun? Im Grunde ist es wie mit den meisten medizinischen Maßnahmen: Sie bringen Vorteile und Risiken mit sich, und wir wollen die HRT weder verdammen noch glorifizieren.

Allerdings gibt es in den letzten Jahren sowohl im deutschsprachigen Raum als auch in den USA einen Trend, der die HRT zu einem Lifestyle-Medikament erklärt und oft mit unterschwelligen, zusätzlichen Versprechungen arbeitet: Du wirst dich jünger fühlen, sexyer, energiegeladener! Das kann zwar alles passieren, aber man muss wissen: Wo eine Wirkung ist, ist auch eine Nebenwirkung. Influencerinnen, die die Einnahme von Hormonen ausschließlich in einem positiven Licht darstellen, weichen damit von der Leitlinie Peri- und Postmenopause ab, deren Empfehlungen auf der Basis zahlreicher Studien entwickelt wurden. Auch gibt es Bemühungen von Pharmaunternehmen, das aktuell steigende Bedürfnis von Frauen, besser über die Wechseljahre aufgeklärt zu werden, nicht zuletzt aufgrund von eigenen wirtschaftlichen Interessen zu unterstützen. Deshalb ist es wichtig, einen nüchternen Blick auf das Thema zu werfen und die Vor- und Nachteile gut abzuwägen.

Wie lange die Behandlung dauern soll (und darf), dafür gibt es keine ganz so strengen Vorschriften mehr – aber immer noch Richtwerte. Ab fünf bis sieben Jahren Dauer steigt das Brustkrebsrisiko leicht an, und zehn Jahre nach der letzten Regelblutung oder nach dem sechzigsten Lebensjahr ist es fraglich, ob die Vorteile der HRT wirklich noch die Risiken ausbalancieren. Auf keinen Fall sollte man in diesem Alter noch ganz neu damit starten, und auch Frauen, die schon länger in Behandlung sind, wird geraten, nach dieser Zeit die Medikamente langsam auszuschleichen – oder sie alternativ auf der niedrigsten Dosis weiterzuführen, wenn die Patientin nicht aufhören möchte und sich über die Risiken bewusst ist. Gleichzeitig sollte die Ärztin jedes Jahr prüfen, ob die HRT noch ratsam ist und welche neu aufgetretenen Gesundheitsfaktoren zu berücksichtigen sind.

Für die meisten von Christinas Patientinnen kommt es allerdings nie so weit. Sie nehmen die Präparate kürzer als fünf Jahre und entwöhnen sich irgendwann fast wie von selbst. Meist einfach, indem sie vergessen, die Hormonpflaster regelmäßig zu wechseln, und dann feststellen, dass sie trotzdem symptomfrei bleiben. Christina informiert ihre Patientinnen auch darüber, welche Maßnahmen zugleich die Ursachen von Hitzewallungen bekämpfen können – ein stabiler Blutzuckerspiegel, die Eindämmung von stillen Entzündungen und die Kontrolle der körpereigenen Stresshormone.

Denn wie wir nur immer wieder betonen können: Die Schulmedizin kann zwar einiges dafür tun, Frauen gut durch die Wechseljahre zu bringen. Aber ohne einen ganzheitlichen Blick auf unsere Lebensgewohnheiten und wie wir sie ändern können, sind medikamentöse Therapien oft nicht nachhaltig.

Aus Sicht der Funktionellen Medizin kann man das Thema HRT noch wie folgt ergänzen: Das Östrogen hat im Körper verschiedene Abbauwege und kommt zudem in verschiedenen Formen vor, die ineinander umgewandelt werden können – Östron, Östradiol und Östriol. Einige dieser Abbauwege werden als schützend angesehen, andere erhöhen das Risiko, an Brust- und Gebärmutterschleimhautkrebs zu erkranken.

Zum Teil ist dieser Hormonstoffwechsel genetisch, aber auch durch Ernährung und Umwelt bestimmt. Um zu erfahren, wie genau er bei dir funktioniert, gibt es bestimmte Hormonbestimmungen aus dem Urin. Mithilfe dieser Informationen kannst du dann entscheiden, ob eine HRT für dich ratsam ist oder ob du lieber erst mit einer Kombination aus Ernährung, Lebensstil und Nahrungsergänzung die schützenden Abbauwege in deinem Körper fördern möchtest.

Zum Teil stehen diese nämlich auch im Zusammenhang mit deinen Gewohnheiten, nicht nur mit deinen genetischen Anlagen. Brokkolisprossen und andere Kohlgemüse fördern zum Beispiel einen Östrogen-Abbauweg, der deinen Körper schützt. Kaffee, Alkohol und Rauchen führen dagegen zu einer Form des Östrogenabbaus, der verschiedene Formen von Krebs auslösen kann. Aber Achtung: In den richtigen Mengen kann auch einer der nicht so guten Abbauwege den Knochenerhalt fördern! Eine vertrackte Angelegenheit.

Du siehst, die Funktionelle Medizin ist komplex und sucht immer nach der Frage, wie du für dich ganz individuell deine beste Gesundheit findest. Wenn du dazu mehr wissen möchtest und dich für den fachlichen Hintergrund interessiert, dann lies gern unter dem Shortlink auf Christinas Seite weiter.[8]

Übergewicht und Muskelabbau

Drei Kilo – so viel nehmen Frauen Studien zufolge im Schnitt zu, wenn man ihr Körpergewicht nach und vor der Menopause vergleicht. Eigentlich keine große Sache, sollte man denken. Sind wir nicht alle »body positive«, haben gelernt, uns zu lieben und unser Selbstwertgefühl nicht (mehr) von einer Zahl auf der Waage abhängig zu machen? Das ist auch gut so, allerdings sollten wir genauer hinschauen, was wir hinzugewinnen und was wir verlieren.

Das Problem sind nämlich nicht die Kilos an sich, auch wenn sich über einen längeren Betrachtungszeitraum durchaus einige ansammeln – vergleicht man das Durchschnittsgewicht zwischen dem zwanzigsten und dem sechzigsten Geburtstag, sind es noch mal ein paar mehr, nämlich zwölf. Das Problem ist auch nicht, dass wir nicht mehr in die Jeans von 1998 passen. Sondern die Umverteilung der Körpermasse. Während eine junge Frau ihre Fettdepots überwiegend auf Hüfte und Po sitzen hat (das sogenannte gluteo-femorale Fett), lagert sich während der Wechseljahre ein Großteil des Fettgewebes im Bauchraum ab (sogenanntes viszerales beziehungsweise abdominales Fett). Die Taille kann dadurch allmählich verschwinden. Gleichzeitig wird ein Teil unserer Muskelmasse in Fettmasse umgewandelt, wenn wir nichts dagegen tun. Und wir haben zu Recht oft das Gefühl, dass wir an Kraft verloren haben.

Der Abbau von Muskelmasse macht aber nicht nur das Umzugskistenschleppen anstrengender, sondern er macht sich auch im Ruhezustand bemerkbar: Je mehr Muskelmasse ein Körper hat, desto besser ist sein Zuckerstoffwechsel. Und der ändert sich häufig ohnehin während der Wechseljahre: Die hormonellen Veränderungen können dazu führen, dass unsere Zellen schwächer auf Insulin reagieren, ein Phänomen, das unter dem Namen Insulinresistenz bekannt ist.

Das heißt, dein Körper muss mehr vom Bauchspeicheldrüsenhormon Insulin produzieren, um den Blutzuckerspiegel zu senken und die Glukose in die Zellen zu transportieren, wo sie in Energie umgewandelt wird. Doch je mehr Insulin den Körper überschwemmt, desto weniger sensibel reagieren unsere Zellen – eine ungute Spirale. Und die übrig gebliebene Glukose, die nicht zur Energiegewinnung verarbeitet werden kann, speichert unser Körper als Fett, vor allem am Bauch und im inneren Bauchraum. Zusätzlich signalisieren hohe Insulinwerte unserem Körper, dass auf gar keinen Fall Fettpolster abgebaut werden sollen. So wird immer mehr Muskelmasse verdrängt und in Speckpölsterchen umgewandelt. Wir tun also gut daran, unsere Muskulatur bestmöglich zu erhalten – indem wir sie benutzen, fordern und Blutzucker-Achterbahnen vermeiden.

Sind wir in dieser Lebensphase besonderem Stress ausgesetzt, kann das den Umbau von Muskel- in Fettmasse zusätzlich beschleunigen. Denn ein erhöhtes Cortisol-Level fördert nicht nur die Insulinresistenz, sondern löst zusätzlich noch Heißhunger auf kalorienreiches, also besonders süßes oder fettes Essen aus. Die Folge: Wir nehmen noch mehr zu, und zwar oft besonders in der Bauchregion. Und dieses Bauchfett produziert selbst wiederum appetitanregende und blutdrucksteigernde Hormone und entzündungsfördernde Botenstoffe, sogenannte Zytokine. Ein weiterer unguter Kreislauf, der zu entzündlichen Prozessen führen kann, die wiederum Herz-Kreislauf-Krankheiten auslösen können.

Ist Sport die Lösung? Ja, ein Teil davon – aber übernimm dich nicht, denn das kann sogar den gegenteiligen Effekt haben. Auch das hat wieder mit dem Cortisol zu tun: Wenn wir zu viel vom Falschen trainieren und dem Körper zu wenig Ruhe gönnen, kann es sein, dass der Körper permanent Cortisol ausschüttet. Und auch das kann eine Insulinresistenz verstärken. Maßhalten ist also angesagt, nicht nur beim Essen, auch bei der Bewegung.

Mehr dazu kannst du in Teil 2 unseres Buches im Kapitel »Aufstehen: Welches Training uns jetzt gut tut« lesen, hier kommen erst einmal ein paar schnelle Lifehacks.

Wozu wir raten:

→ Regelmäßiger Sport: Pro Woche insgesamt 150 Minuten moderates Training ist die allgemeine Empfehlung. Gut geeignet sind Radfahren, Walken oder Joggen (wenn du keine Gelenkprobleme hast), Fitnesskurse im Gym oder zu Hause mit einem Online-Kurs, Yoga, Tanzen, Mannschaftsspiele – je mehr Spaß du dabei hast und umso einfacher du es in deinen Alltag integrieren kannst, desto eher bleibst du auch am Ball. Allerdings: Je nach Trainingszustand und Lebenssituation gilt diese Empfehlung nicht für alle. Zu mehr Details siehe den zweiten Teil, ab Seite 98.

→ Kraftsport ist jetzt wichtiger denn je. Ganz besonders hilfreich, sowohl für Muskel- als auch Knochenerhalt, sind Übungen mit Gewichten. Wenn dir das Fitnessstudio nicht zusagt, kannst du in ein Set von Handgewichten für zu Hause investieren, aber auch das eigene Körpergewicht kann ausreichend sein, wie zum Beispiel bei vielen Halteposen beim Yoga. Mehr zum Thema Kraftsport und Intervalltraining findest du ebenfalls im zweiten Teil.

→ Genügend Schlaf – denn auch Schlafstörungen können zum hormonellen Ungleichgewicht beitragen, das zu Übergewicht führt.

→ Eine pflanzenbasierte, ballaststoffreiche Ernährung mit hochwertigen Proteinen, gesunden Fetten und komplexen Kohlenhydraten – alles dazu kannst du im zweiten Teil dieses Buches lesen.

BODY & BRAIN

Wenn Essen dein Problem ist

Abnehmen, um unrealistischen Schönheitsidealen zu genügen? Bloß nicht! Was uns am Herzen liegt, ist deine Gesundheit – nicht die Frage, ob du Kleidergröße 36 oder 44 trägst.

Wir wissen nur zu gut, dass Essen und Gewicht für viele Frauen ein schmerzhaftes Thema ist. Von 1000 Frauen und Mädchen erkranken 28 im Lauf ihres Lebens an einer Binge-Eating-Störung, 19 an Bulimie und 14 an Magersucht. Und Mischformen, die keine klinische Diagnose nach sich ziehen, treten mindestens genauso häufig auf.[9] Dafür gibt es eine ganze Reihe von Gründen, sowohl psychische als auch die Flut von Bildern perfekter Körper, denen wir ausgesetzt sind – und es ist ein Gewinn, wenn wir mit über 40 diese Mechanismen besser durchschauen und unser Selbstbewusstsein nicht mehr von einer Zahl auf der Waage abhängig machen.

Darin wollen wir dich bestärken: Wir wollen, dass du dich wohlfühlst, dass du dein Leben (und dein Essen!) genießt und dich gut in deinem Körper einrichtest. Dennoch ist es uns wichtig zu betonen: Zu viel Fett im Körper kann ein Problem sein – und damit sind nicht unbedingt die Speckröllchen gemeint, die du mit zwei Fingern kneifen kannst.

Sicherlich kennst du den Body-Mass-Index (BMI) als Bezugsgröße: Man berechnet ihn, indem man das eigene Körpergewicht in Kilogramm durch die Größe in Metern zum Quadrat teilt. 18,5 bis 24,9 ist der Bereich des Normalgewichts, ab 25 beginnt Übergewicht, ab 30 und darüber starkes Übergewicht beziehungsweise Adipositas – so lautet die grobe Einteilung.

Der BMI allein ist allerdings keine zuverlässige Bezugsgröße: Eine äußerlich schlanke Frau kann, ohne es zu wissen, in ihrem Körperinneren Fettpolster an lebenswichtigen Organen anlagern, was ihr Risiko für Herz-Kreislauf-Krankheiten erhöht. Dagegen können weibliche Rundungen durchaus von Gesundheit zeugen, auch wenn sich der BMI am oberen Ende des Normbereichs bewegt. Ein Beispiel: 72 Kilo bei einer Größe von 1,70 Metern entspricht einem BMI von 25. Rund, aber nicht ungesund, jedenfalls nicht grundsätzlich. Denn Fett ist nicht gleich Fett, das haben wir ja bereits erklärt. Aber wie kannst du erkennen, ob deine Kurven gute oder schlechte Freunde sind?

Einen wichtigen Hinweis darauf, ob dein Körperfett zum Gesundheitsrisiko werden kann, gibt das Verhältnis von Taille zu Hüfte, die sogenannte »Waist-to-Hip Ratio«. Die ist ganz einfach mit Maßband und Taschenrechner zu berechnen: Taillenumfang geteilt durch Hüftumfang. Werte von über 0,85 gelten bei Frauen als ungünstig und gesundheitlich bedenklich. Auch Blutwerte wie der des glykierten Hämoglobins, im Fachjargon HbA1c, können Hinweise darauf geben, ob die Fettverteilung zum Problem werden kann – regelmäßig Blutwerte checken lassen, kann Leben retten. Denn das viszerale Bauchfett, das ist das Fett innerhalb unseres Bauchraums, birgt aufgrund seiner entzündlichen und hormonellen Wirkung ein Gesundheitsrisiko.

Was wir aber vor allem sagen wollen: Leg den Fokus auf dein allgemeines Wohlbefinden und sei dankbar für deinen Körper, der dich bis hierher getragen hat. Zu oft erwarten wir von ihm Unmenschliches, wollen ihn sprichwörtlich in ein Korsett pressen. Aber darum geht es weder uns noch der Funktionellen Medizin. Doch wenn die Ernährungsumstellung, die wir im zweiten Teil unseres Buches beschreiben, bei vielen Frauen dazu führt, dass ihr Körper ein paar ungeliebte Pfunde loslässt, ist das ein willkommener Nebeneffekt – aber es ist nicht das Wichtigste.

Wir wollen, dass du gesund älter wirst, dass du deinen Körper liebst (oder lieben lernst), und nicht, dass du gegen ihn ankämpfst. Du musst auch nicht mehr aussehen wie mit 20 oder 30 – aber dein Körper sollte dich gut durch die zweite Lebenshälfte bringen. Dafür kannst du ganz viel tun.

Abnormale Blutungen

»Ich dachte, mit den Wechseljahren wird die Regel auch weniger – stattdessen sind meine Blutungen so stark wie noch nie im Leben! Am ersten Tag traue ich mich manchmal kaum aus dem Haus.«

Oft hören wir solche Aussagen von Frauen, die sich wundern – und die denken, sie wären allein mit dem Phänomen, dass ihre Gebärmutter verrücktzuspielen scheint.

Wenn du auch dazugehörst, können wir dich beruhigen: Du bist in guter Gesellschaft. 70 Prozent aller Frauen, die in der Perimenopause gynäkologische Hilfe suchen, kommen wegen Zyklusunregelmäßigkeiten – und extrem starke Blutungen sind einer der häufigsten Gründe. Meistens werden die schweren Blutungen von einem Phänomen ausgelöst, das man medizinisch »anovulatorische Blutungen« nennt – wörtlich etwa: nicht vom Eisprung bedingt. Denn das Auf und Ab der monatlichen Hormonregulierung kommt durcheinander, weil der Eisprung nicht mehr oder nur sehr unregelmäßig stattfindet. Und den braucht der Körper als Taktgeber beim Tanz der Hormone. Damit kommt die Balance zwischen Östrogen und Progesteron durcheinander, wie wir es unter »Alles Wechsel, oder was?« auf Seite 19 beschrieben haben: Unregulierte Blutungen treten auf, sowohl weil der Eisprung wegfällt, als auch weil die Gebärmutterschleimhaut jetzt extra lange mit Östrogen stimuliert wird und immer dicker wird. Denn ohne Eisprung bleibt das Progesteron aus, das früher in der zweiten Zyklushälfte die Schleimhaut ausgedünnt hat. Wenn dann der Körper den relativen Überschuss an Östrogen in dieser Phase nicht gut verstoffwechselt, etwa weil die Leberfunktion durch höheres Körpergewicht eingeschränkt ist, kommt es nicht nur zu stärkeren Blutungen, sondern auch zu Kopfschmerzen, Wassereinlagerungen und Spannungsgefühl in den Brüsten.

Haben wir dann aufgrund fehlender Ballaststoffe in der täglichen Ernährung zusätzlich eine eher träge Verdauung, wird ein Teil des überschüssigen Östrogens auch nicht mehr effektiv über den Stuhlgang ausgeschieden, sondern zum Teil wieder in den Körper aufgenommen – und das bringt den unguten Kreislauf zwischen Östrogen und schwindendem Progesteron noch mehr in Schwung.

Ein ganz wichtiger Hinweis an dieser Stelle: Zwar haben die starken Blutungen in der Perimenopause meistens keine krankhaften Ursachen, doch sollten sie immer medizinisch abgeklärt werden. Denn auch wachsende Myome, Infektionen und Polypen oder Krebs der Gebärmutterschleimhaut können sich mit starken Blutungen bemerkbar machen. Geh also in jedem Fall zum Arzt, wenn du dieses Phänomen bei dir beobachtest.

Was du als Erstes tun kannst:

→ Lass dich von deinem Arzt oder deiner Ärztin untersuchen und beraten. Eventuell empfehlen sie einen Ultraschall oder eine Schleimhautbiopsie der Gebärmutter.

→ Ein Tipp aus der Funktionellen Medizin: Alles, was Entzündung verringert und hilft, Östrogen zu eliminieren, ist auch gut gegen abnormale Blutungen. Also: vorübergehend Milchprodukte weglassen, Kurkuma-haltige Nahrungsergänzungsmittel einnehmen, weniger (oder gar keinen) Zucker essen, sich mehr bewegen. Pflanzliche Östrogene, sogenannte Phytoöstrogene aus Leinsamen, Sesam, Sojaprodukten und anderen Hülsenfrüchten können helfen, weil sie die körpereigenen Östrogenrezeptoren besetzen, aber selbst nur sehr schwache Östrogene sind.

→ verschreibungspflichtige Hormonpräparate, in der Form von natürlichem Progesteron oder synthetischen Progestinen, können Blutungen oft effektiv stoppen oder verringern.

→ Auch hormonelle Verhütung (also die Pille oder eine Hormonspirale) kann oft hilfreich sein. Die Hormonspirale wirkt ausschließlich lokal auf die Gebärmutterschleimhaut, enthält also keine Hormone, die deine Leber verstoffwechseln muss. Sie kann starke Blutungen reduzieren, während sie gleichzeitig hormonelle Nebeneffekte gering hält. Zusätzlich schützt sie natürlich vor Schwangerschaft: Um ganz sicherzugehen, sollte man bis zwölf Monate nach der letzten Regelblutung noch verhüten, wenn man die Menopause mit über 50 erlebt hat. Ist man unter 50 verhütet man 24 Monate.

Hier noch ein Hinweis: Diese Art der hormonellen Behandlung von abnormalen Regelblutungen ist nicht dasselbe wie eine Hormonersatztherapie (HRT), die wir unter dem Punkt »Hitzewallungen« (siehe Seite 50) ausführlich beschrieben haben. Für die HRT werden andere Hormonpräparate benutzt, und sie dienen vornehmlich der Behandlung von schweren Hitzewallungen oder der Reduzierung des Osteoporose-Risikos. Oft werden dabei bioidentische Östrogene und Progesterone eingesetzt, sprich: Sie haben dieselbe chemische Struktur wie jene, die unser Körper selbst herstellt.

Im Gegensatz dazu sind Hormone, die in Verhütungsmitteln eingesetzt werden, chemisch leicht in ihrer Struktur verändert, oft mit dem Ziel, in geringeren Mengen stärker oder verbessert zu wirken im Vergleich zu natürlichen Hormonen. Also den gewünschten Effekt mit minimalen Dosen zu erreichen. Diese chemisch veränderten Substanzen haben deshalb auch etwas andere Namen. So ist zum Beispiel Ethinylestradiol ein häufig benutztes Östrogen in der Anti-Baby-Pille. Die synthetischen Formen des Progesterons werden Progestine genannt. Im Beipackzettel deiner Pillenpackung findest du sie unter Namen wie Levonorgestrel, Medroxyprogesteronacetat und Norethisteronacetat.

Reizungen von Vagina und Harnröhre

Der Hormoncocktail der jüngeren Jahre wirkt wie eine Wellnessbehandlung auf unsere erogenen Zonen: Östrogen sorgt dafür, dass Vulva und Vagina gut durchblutet sind, die Schleimhaut ist elastisch, der ph-Wert im sauren Bereich von 4,2 und der gesamte Intimbereich wird dadurch gut vor Keimen geschützt. Östrogen-Rezeptoren befinden sich im Großteil des Urogenitaltrakts, das heißt in Vagina, Vulva (sprich: den großen und kleinen Vulvalippen und der Klitoris), Harnröhre und Blaseneingang. Auch Androgene tragen zu einer gesunden Schleimhaut bei.

In der Peri- und besonders in der Postmenopause, wenn das körpereigene Östrogen weniger wird, verändert sich die Widerstandsfähigkeit der vaginalen Schleimhaut zusammen mit dem vaginalen Mikrobiom. Und das passiert wie folgt: Das mangelnde Östrogen bewirkt, dass die Schleimhaut nicht mehr gut zum Aufbau stimuliert wird, und damit fallen die großen glykogenhaltigen Oberflächenzellen der vaginalen Schleimhaut weg. Das Glykogen dient jedoch Milchsäurebakterien zur Nahrung, und je weniger Nahrung diese finden, desto weniger werden sie.

Wenn wir nun immer weniger schützende Milchsäure in unserer Vagina haben und diesen Prozess auch nicht durch die Einnahme von Hormonen beeinflussen (etwa durch eine HRT oder vaginal aufgetragen), steigt der ph-Wert an, und neue Bakterienfamilien ziehen ein, die sich in diesem veränderten Milieu wohlfühlen. Das ist an und für sich eine ganz normale Entwicklung des Körpers. Allerdings kann sie unangenehme Folgen haben. Denn mit der dünneren und weniger dehnbaren Vaginalschleimhaut und dem veränderten Säuregehalt ist die Abwehrfunktion der Vagina und teilweise auch die der Blase beinträchtigt, und potenzielle Krankheitserreger haben ein leichteres Spiel. Wir werden empfindlicher gegen Waschen und Reiben im Intimbereich. Kosmetikprodukte irritieren uns eher und werden womöglich auch schneller durch die jetzt dünnere Schleimhaut vom Körper aufgenommen. Reizungen, Brennen, Jucken und Trockenheitsgefühle nehmen zu, das Risiko für Harnwegsinfekte und Blasenentzündungen steigt.

Viele Frauen vertragen plötzlich handelsübliches Duschgel oder Seifen nicht mehr im Intimbereich, auch wenn sie diese vorher jahrzehntelang benutzt haben. Bei Trockenheitsgefühlen und Brennen werden oft Gels oder Cremes aus Drogerie oder Apotheke empfohlen, die speziell auf das empfindliche Epithel abgestimmt sind, also die oberste Hautschicht. Aber aufgepasst: Viele Hersteller benutzen Parabene und andere Reizstoffe, die das Mikrobiom der Vagina durcheinanderbringen können.

Das hat mit der Klassifizierung als Kosmetika zu tun, und dort sind die Kriterien deutlich weniger streng als bei medizinischen Produkten. Es besteht noch kein spezielles Zulassungsverfahren für Produkte, die äußerlich im Intimbereich angewendet werden. Und nur weil auf dem Präparat draufsteht, dass es gynäkologisch empfohlen wird, heißt das leider noch lange nicht, dass es gut für deine Vulva und Vagina ist.

Ein weiteres, weit verbreitetes Problem: Frauen werden beim Sex nicht mehr so schnell feucht, selbst wenn sie erregt sind. Die Vagina kann weniger elastisch werden und sich enger oder kürzer anfühlen. Daten aus den USA belegen: Etwa jede zweite sexuell aktive Frau in den Wechseljahren berichtet von Unannehmlichkeiten. Schluss mit Lust? Hoffentlich nicht:

Sex – ob mit Partner, Partnerin oder solo – hilft auch, die Funktion der Geschlechtsorgane, ihre Durchblutung und den natürlichen Feuchtigkeitsfilm aufrechtzuerhalten. Mehr dazu findest du weiter unten.

Lifehacks für Gesundheit von Vagina, Harnröhre & Co.:

→ Am besten ist ein mildes, organisches Duschgel, ohne synthetische Duftstoffe oder Phthalate (Weichmacher), und ohne Parabene und Sulfate. Trage es nur sehr sparsam mit den bloßen Händen äußerlich auf die Vulva auf und wasch es gründlich ab. Zur Pflege der trockenen Genital- und Vulvahaut haben sich in Christinas Praxis organisches Arganöl und Sanddornöl bewährt, sie haben einen hohen Gehalt an Vitamin A und E. Arganöl kann übrigens auch hilfreich sein, wenn du es als äußeres Gleitmittel auf die Vulva aufträgst.

→ Meide jede Form von parfümierten oder seifenhaltigen Hygieneprodukten und solchen, die Kunststoffe enthalten. Auch Slipeinlagen und Binden können Reizstoffe abgeben.

→ Weil du anfälliger wirst für Keime, achte besonders penibel aufs Händewaschen und sei achtsam bei öffentlichen Toiletten.

→ Trinken, Trinken, Trinken: Gut für alle Zellen unseres Körpers, aber es hilft auch, potenzielle Keime auszuspülen, die unsere Harnröhre hochkrabbeln und eine Blasenentzündung auslösen können.

→ Falls du zu Harnwegsinfektionen neigst, kannst du das rezeptfrei erhältliche Präparat D-Mannose ausprobieren: In Studien hat sich gezeigt, dass 2 Milligramm am Tag wiederkehrende Harnwegsinfektionen so gut vermeiden können wie ein täglich eingenommenes, niedrig dosiertes Antibiotikum[10].

→ Östradiolhaltige Präparate in Form von vaginal eingeführten Tabletten, Cremes oder Zäpfchen geben der Vaginalschleimhaut das fehlende Östrogen zurück, bauen die Schleimhaut auf und machen damit die Vagina wieder elastisch und feuchter. Sie sind nicht zu verwechseln mit systemischer Hormonersatztherapie: Auch HRT hilft der Vagina und Blase, sollte aber nicht nur zu diesem Zweck verschrieben werden, sondern ist eher ein toller Nebeneffekt, wenn man sich aus anderen Gründen dafür entscheidet. Mehr zu den Indikationen findest du im Abschnitt »Hormonersatztherapie – ja, nein, vielleicht?« ab Seite 50 – lass dich von deinem Arzt oder deiner Ärztin beraten.

BODY & BRAIN

Hilfsmittel für ein erfülltes Liebesleben

Das Wichtigste zuerst: Spaß haben! Sex – ob mit Partner(n), Partnerin oder allein – tut nicht nur Körper und Seele gut, sondern hat mit dem Älterwerden auch einen therapeutischen Effekt auf Vagina und Vulva. Penetration hilft, die Vagina elastisch zu halten. Das muss kein Penis sein, auch ein Sexspielzeug tut gute Dienste.

Du wirst nicht mehr oder nicht jedes Mal richtig feucht, obwohl du Lust hast? Das muss kein Zeichen für mangelndes Begehren sein! Ein Gleitgel tut gute Dienste und schützt deine empfindliche Schleimhaut. Diese gibt es in zwei Varianten: auf Wasserbasis und auf Silikonbasis.

Bei wasserbasierten Produkten solltest du darauf achten, ob auf der Packung der Grad der Osmolalität angegeben ist, das bedeutet: wie hoch die Konzentration aller gelösten Teilchen in der Mischung ist. 380 bis 1 200 Einheiten sind empfehlenswert – Hände weg von Gleitmitteln ohne Angabe oder mit einer höheren Konzentration. Denn laut Angaben der WHO können diese schädlich wirken[11]. Zwar fühlen sich Gleitmittel mit hoher Konzentration im ersten Moment gut an, doch auf Dauer ziehen sie Wasser aus den vaginalen Oberflächenzellen und zerstören diese. Und das braucht ja nun wirklich keine Frau!

Silikonbasierte Gleitmittel haben das Problem mit der Osmolalität nicht und reagieren auch ansonsten relativ wenig mit dem vaginalen Mikrobiom, was gut ist. Dazu halten sie oft auch viel länger während des Sexes. Kein Wunder, dass Christinas Patientinnen sie bevorzugen.

Solltest du weitergehende Probleme mit lustvoller Sexualität haben, die über diese rein körperliche Seite hinausgehen, lies weiter im Kapitel »Lustlosigkeit« – dort erklären wir, welche Gründe hinter Lustlosigkeit in den Wechseljahren stecken können und wie du am besten damit umgehst.

Hauttrockenheit und -schlaffheit

Auch in anderen Körperregionen als im Intimbereich kann Trockenheit zum Problem werden. Manche Frauen berichten zum Beispiel, dass sie nach Jahrzehnten auf einmal ihre Kontaktlinsen nicht mehr vertragen, weil der Tränenfilm im Auge dünner wird, oder sie haben mit Ekzemen zu kämpfen; in den ersten fünf Jahren nach der Menopause nimmt der natürliche Kollagengehalt um rund 30 Prozent ab, die Haut wird schlaffer, weniger gut durchblutet.

Kommen dann noch Risikofaktoren wie schlechter Schlaf, ungesunde Ernährung, ungeschützte Sonneneinstrahlung, Stress und Rauchen dazu, blicken wir vielleicht eines Tages in den Spiegel und finden: Wow, wir sehen echt alt aus! Gemein, aber wahr: Der Hautalterungsprozess wird weniger von der Anzahl der Lebensjahre bestimmt als vom Zeitpunkt der Menopause. Je früher diese eintritt, desto eher setzt der Abbau des Kollagens ein.

Wirklich zurückdrehen lässt sich das Rad der Zeit nicht. Auch wenn die ästhetische Chirurgie so einiges in petto hat einschließlich Microliftung und Co. und die Kosmetikindustrie noch mehr (oft unrealistische) Versprechungen macht, es ist eine Frage von Geschmack, Einstellung und Budget, ob man dazu greifen möchte.

Allerdings gibt es ein paar Tricks, die die Hautalterung zumindest ein bisschen verlangsamen und die nichts (oder wenig) kosten.

Das sind unsere Tipps:

→ Besonders auf Sonnenschutz achten. Mineralischer Sonnenschutz (normalerweise auf Zinkbasis) ist besser als chemischer, der mehr und mehr in Verdacht steht, selbst Hautalterung hervorzurufen. Viele Kosmetikfirmen stellen zinkhaltige Produkte mittlerweile so her, dass sie kaum noch einen weißen Rückstand hinterlassen, und oft werden sie jetzt auch in leicht tönende Tagescremes, Make-up und sogar Puder eingebaut, so dass man zwei Fliegen mit einer Klappe schlagen kann.

→ Trinken, Trinken, Trinken – auch wenn wir uns wiederholen! Der menschliche Körper besteht zum Großteil aus Wasser, und alle unsere Zellen brauchen Wasser, um optimal zu funktionieren und Giftstoffe auszuschwemmen. Das gilt auch für unsere Haut.

→ Risikofaktoren vermeiden: rauchen, zu wenig Schlaf, eine entzündungsfördernde Ernährung, also zu viel Weißmehl, Alkohol, Zucker, Kaffee, stark verarbeitete Lebensmittel und nicht genug frisches Obst und Gemüse. Vor allem das frische Obst und Gemüse sind so wichtig, da sie voller Antioxidantien sind, also Giftstoffe bekämpfen und so unsere Haut schützen.

Konzentrationsprobleme

Du vergisst beim Einkaufen deine PIN-Nummer (obwohl du sie seit zehn Jahren benutzt), den Geburtstag deiner Schwiegermutter (auch wenn du ihn seit 20 Jahren mit ihr feierst) und weißt bei der Begrüßung den Namen deines Kollegen nicht mehr, obwohl du jeden Tag mit ihm zusammenarbeitest?

Herzlichen Glückwunsch, der Gehirnnebel lässt grüßen! Eine Reihe von Studien weisen darauf hin, dass Konzentrationsprobleme, Wortfindungsschwierigkeiten und Vergesslichkeit in den Jahren der Perimenopause zunehmen können – das ist aber für die allermeisten nur eine vorübergehende Erscheinung. Und falls du gerade Italienisch lernst, einen Programmierkurs machst oder ein zweites Studium begonnen hast, hast du auch nichts zu befürchten: Die Fähigkeit, Neues zu lernen, scheint davon nicht betroffen zu sein. Immerhin! Eine aktuelle Studie der Neurowissenschaftlerin Dr. Lisa Mosconi zeigt, wie sehr unser Gehirn das Östrogen in der Perimenopause vermisst. Sie konnte mit bildgebenden Verfahren zeigen, dass bei Frauen zwischen 45 und 65 die Anzahl der Östrogenrezeptoren im Gehirn stark zunimmt, was als Zeichen gedeutet werden kann, dass das Gehirn verzweifelt versucht, jeden letzten Fitzel Östrogen aufzufinden.[12]

Und noch etwas: Du hast es weitgehend selbst in der Hand, Abhilfe zu schaffen.

Das sind unsere Tipps:

- Ein aktives Sozialleben.
- Genügend geistige Anregung.

- Nicht rauchen, Alkohol wenn, dann nur gelegentlich.
- Gute Versorgung mit Omega-3-Fettsäuren, zum Beispiel enthalten in fettem Fisch, Meeresfrüchten, Chiasamen, Leinsamen, Hanfsamen, Walnüssen und Portulak – das fördert die Hirnleistung. Mehr dazu findest du im zweiten Teil im Abschnitt »Nüsse, Saaten, Mandeln«.
- Zucker vermeiden: Blutzuckerspitzen können zu schleichenden Entzündungen in unserem Gehirn führen.
- Nahrungsergänzungsmittel, die Gingko enthalten.

Bluthochddruck

Bluthochdruck ist erst mal nur ein Warnhinweis, eine »Red Flag«: Achtung, wenn du so weitermachst, kann das auf die Dauer zu Herz- und Gefäßproblemen führen, oft auch zu schweren Herz-Kreislauf-Krankheiten! Der optimale Wert liegt bei 120/80 mmHg, ab 140/90 spricht man von mildem, ab 160/100 von schwerem Bluthochdruck.

Insgesamt ist jede dritte Frau in Deutschland von diesem Problem betroffen. Und dass die Werte sich verschlechtern, fällt bei vielen Frauen in die Phase der Wechseljahre: Rund um die Menopause steigen bei Frauen beide Werte durchschnittlich um vier bis fünf Punkte. Das hat mit dem Rückgang des Östrogens und mit der Gewichtszunahme zu tun, denn diese Kombi setzt dem Körper zu.

Mehr als die Hälfte aller Frauen rund um die Menopause schlittert dann in einen ungesunden Bereich, oft unbemerkt.

Was du jetzt tun solltest:

→ Regelmäßig deinen Blutdruck überprüfen, etwa in der Apotheke oder mit einem Messgerät zu Hause – insbesondere, wenn bereits erhöhte Werte gemessen wurden.

→ Ein gesunder Lebensstil, wie wir ihn hier vorschlagen, wirkt auch Bluthochdruck entgegen. Manchmal geht es aber nicht ohne zusätzliche Medikamente.

→ Salzarm essen kann für einige funktionieren, bei anderen bringt der Verzicht aber auch nichts.

→ Regelmäßig auf den Speiseplan gehören Rote Bete, egal in welcher Form. Denn dieses Gemüse hat aufgrund seines Nitratgehaltes einen blutdrucksenkenden Effekt.

→ Bewege dich täglich. Und falls du Übergewicht hast, ein kleiner Anreiz: Wenn du nur 5 Prozent deines Körpergewichts verlierst, kann das schon zur Normalisierung des Blutdrucks führen. Das wären gerade mal 3,5 Kilo für eine Frau, die 70 Kilo wiegt. Kann man schaffen, oder?

Darm- und Verdauungsprobleme

Der Darm ist das Stiefkind der Wechseljahrsmedizin: Bei vielen macht er sich bemerkbar, aber selten wird ein Zusammenhang mit der hormonellen Umstellung gesehen. Dabei sind Blähungen, Magenschmerzen, Verstopfung, Durchfall, neu auftretende Nahrungsmittelunverträglichkeiten und unregelmäßiger Stuhlgang häufige Begleiterscheinungen.

Aber auch andere Beschwerden können ihre Ursache im Darm haben, die wir nicht zu allererst mit dem Verdauungssystem in Verbindung bringen: Akne, Heißhunger, Kopfschmerzen, Depressionen, Gelenkschmerzen, Autoimmunerkrankungen und vieles mehr. Das ist kein Wunder, wenn man bedenkt, dass unser Darm ein separates Nervensystem enthält, das – du kannst es dir vermutlich schon denken – auch wieder eigene Hormonrezeptoren hat. Unter anderem für Östrogen, Progesteron, Testosteron und Cortisol. Dieses Nervensystem des Darms wird manchmal gar als »zweites Gehirn« bezeichnet, weil es so komplex ist. An dieser Stelle müssen wir ein wenig ausholen, denn uns ist wichtig, dass du die Zusammenhänge verstehst.

Der Fachbegriff für dieses »zweite Gehirn« lautet enterisches Nervensystem (ENS), und es ist ein Teil des peripheren Nervensystems, das die Reflexe des Magen-Darm-Systems steuert. Es ist riesig und umfasst schätzungsweise 500 Millionen Neuronen – und es erstreckt sich über etwa neun Meter, von deiner Speiseröhre bis zum Darmausgang. Eingebettet in die Wand des Darms, ist es schon lange bekannt dafür, die Verdauung zu steuern. Es kann aber auch in Verbindung mit unserem Gehirn arbeiten.

Du hast vielleicht schon mal vom Sympathikus und Parasympathikus gehört: Das sympathische Nervensystem reguliert die Organfunktionen in Stresssituationen oder bei Aktivität, das parasympathische Nervensystem übernimmt in Entspannungsphasen, wenn wir uns erholen und verdauen.

Das enterische Nervensystem im Darm kommuniziert nun direkt mit dem Gehirn über den Vagusnerv, ein Nervennetzwerk, das wiederum ein Teil des parasympathischen Nervensystems ist. Viele Informationen, die der Darm an das Gehirn sendet, beeinflussen das Wohlbefinden und gelangen nicht einmal ins Bewusstsein. Durch seine Hormonrezeptoren weiß unser Darm wahrscheinlich lange, ehe wir es selbst merken, dass wir uns im hormonellen Umbruch befinden. Und er reagiert auch ganz besonders empfindlich auf das ansteigende Stresshormon Cortisol, das sich negativ auf die Immunabwehr und Darmtätigkeit auswirkt.

Dazu kommen Veränderungen im Darmmikrobiom, ähnlich, wie du es bereits im Abschnitt über Vagina und Vulva gelesen hast. Die östrogenabhängigen Darmbakterien sterben langsam ab, und an ihrer Stelle bewerben sich nun eine ganze Menge andere Bakterienstämme, die gerne einziehen möchten.

Wenn die Darmschleimhaut leidet – und was du tun kannst

Das ist an und für sich Teil eines natürlichen, nicht krankhaften Prozesses. Wenn jetzt aber das Immunsystem des Darms angeschlagen ist, kommt es zur sogenannten Dysbiose: Unerwünschte Darmbakterien vermehren sich mehr, als gut ist, oder besiedeln die falschen Orte im Darm. In der Folge kommt es zu Blähungen, Bauchschmerzen und Krämpfen nach dem Essen, Durchfall und Verstopfung. Eine der möglichen Diagnosen dafür, die auch in der Schulmedizin mittlerweile anerkannt ist, ist die Dünndarmfehlbesiedlung, kurz SIBO, was für »small intestinal bacterial overgrowth« steht. Dabei breiten sich Bakterien im oberen Dünndarm aus, die eigentlich in tiefere Darmabschnitte gehören. Das Essen wird sehr früh von diesen Bakterien vergoren, was zu den oben beschriebenen Beschwerden führt.

Die Dysbiose führt auch dazu, dass die Darmschleimhaut leidet, weil sie nicht die richtigen Mikronährstoffe von den richtigen Bakterien erhält. Die natürliche Darm-Blut-Barriere wird durchlässig und lässt bestimmte Nahrungsmittelantigene – also körperfremde Molekülstrukturen – in den Blutkreislauf eindringen. Wenn diese erst einmal im Blut sind, bildet der Körper Antikörper. Und plötzlich haben wir eine Nahrungsmittelunverträglichkeit!

Diese darf man nicht mit Nahrungsmittelallergien verwechseln, die ernsthafte und lebensbedrohliche Sofortreaktionen auslösen können. Nahrungsmittelunverträglichkeiten können aber sehr quälend sein, denn sie führen zu sehr unspezifischen Symptomen. Nicht nur im Verdauungstrakt selbst (typischerweise Blähungen oder Sodbrennen), sondern auch Müdigkeit, Schlaflosigkeit, Kopfschmerzen, Gemütssymptome, Gelenkschmerzen, Autoimmunerkrankungen und vieles andere können damit in Zusammenhang stehen oder dadurch verschlimmert werden.

Und als wäre das nicht alles schon komplex genug, können Symptome von Nahrungsmittelunverträglichkeiten auch noch mit deutlicher Verspätung auftreten. Sprich: bis zu einer Woche, nachdem du das fragliche Lebensmittel zu dir genommen hast. Deswegen kann es ohne spezifische Tests auch so schwierig sein herauszufinden, welche Nahrungsmittel dir Probleme bereiten.

Vor allem Verstopfung kann sich nachteilig auf einen ohnehin schon erhöhten Östrogenspiegel auswirken. Denn die letzte Phase des Östrogen-Abbaus geht über den Stuhl. Wenn der jetzt zu lange im Darm sitzt, wird das Östrogen wieder in den Körper aufgenommen, und es kommt zu Symptomen, die durch den Östrogenüberschuss ausgelöst werden. Etwa Kopfschmerzen, Brustspannen, Wassereinlagerungen, Blähungen, schwere Menstruationsblutungen oder das Wachstum von Myomen.

Schulmediziner wissen häufig zu wenig über diese Zusammenhänge und schicken Frauen mit Magen-Darm-Beschwerden zu einer Reihe von Untersuchungen, an deren Ende meist eine etwas hilflose Diagnose steht: Reizdarmsymdrom. Was so viel heißt wie: Wir haben mit unseren Untersuchungen, etwa Darm- und Magenspiegelung, keine sichtbaren oder ernsthaften Veränderungen gefunden, und damit ist die Frau nicht krank. Sie hat eine sogenannte funktionelle Störung, oder ihre Symptome werden als psychosomatisch abgetan.

Eine Diagnose, die in vielen Fällen gar nicht so verkehrt ist – wie wir weiter oben erklären, gibt es ja durch das enterische Nervensystem durchaus vielfältige Verbindungen zwischen Körper und Gemüt.

Aber die Überweisung zur Psychotherapeutin oder zum Psychiater ist oft wenig hilfreich und zeugt von der Hilflosigkeit der Schulmedizin gegenüber diesen komplexen Symptomen, wenn keine sichtbaren oder messbaren Befunde erhoben werden können.

Und es ist auch oft eine Alibi-Diagnose, die dazu führt, dass Frauen mit dem Problem allein gelassen werden. Manchmal wird ihnen nur vage geraten, sich mehr zu entspannen, oder es wird die FODMAP-Diät empfohlen, bei der große und eigentlich gesunde Lebensmittelgruppen weggelassen werden.

Das führt oft zu großer Verunsicherung in Bezug auf »gute« und »schlechte« Lebensmittel und am Ende schlimmstenfalls zu einem weiteren Problem: einer handfesten Essstörung. Unser Ernährungsprogramm »Body Reset« findest du ausführlich im zweiten Teil dieses Buches beschrieben, und es bietet dir einen umfassenden Ansatz für eine Ernährungsumstellung, bei der du dennoch lustvoll zugreifen kannst.

Ehe wir dir hier einige unserer Sofortmittel gegen Darmbeschwerden an die Hand geben, ein wichtiger Hinweis: Bei allen Magen-Darm-Beschwerden solltest du unbedingt als Erstes zur Gastroenterologin gehen, um alles abzuklären, gegebenenfalls mit einer Magen- und Darmspiegelung. Das ist richtig und wichtig: Denn Darmkrebs ist die zweithäufigste Krebserkrankug bei Frauen, gleich nach Brustkrebs. Auch andere Erkrankungen sollte die Medizinerin oder der Mediziner ausschließen, etwa entzündliche Darmerkrankungen wie Morbus Crohn, Colitis ulcerosa, Zöliakie, Divertikulitis und Darmpolypen.

Erste Hilfe für dich:

- Beginne den Tag mit einem darmreinigenden Getränk: ein großes Glas (mindestens 250 Milliliter) lauwarmes Wasser mit etwas Zitrone oder Essig oder Cayennepfeffer, wenn du magst. Auch einen Tropfen ätherisches Pfefferminzöl in Lebensmittelqualität zum Wasser dazuzugeben, hilft, den Darm zu beruhigen und zu heilen.
- Trink diese Mischung auch eine halbe Stunde vor jedem Essen.
- Nimm dir Zeit fürs Essen, such dir einen ruhigen Ort und atme erst einmal tief durch. Überlege dir ein paar Dinge, für die du dankbar bist, bevor du isst. Das hilft dem Parasympathikus.

- Kau dein Essen bewusst und langsam, das hilft den Verdauungssäften.
- Extra Verdauungshilfe: Nimm zusätzlich Verdauungsenzyme **zu** allen Hauptmahlzeiten oder Magenbittertropfen fünf bis zehn Minuten **vor** allen Hauptmahlzeiten. Weitere Mittel, die die Verdauung stimulieren: Hopfenextrakt, Milchdistel, Orangenschale, Löwenzahn, Rauke, Chicoree, Lakritz (ungesüßt).
- Besorg dir ein Probiotikum, am besten eines mit Bifidobakterien oder sporenbasiert (wie Saccharomyces Boulardii). Sei am Anfang vorsichtig mit Laktobazillen, diese können mögliche Unverträglichkeitsreaktionen bei einer bestehenden Dysbiose verstärken.
- Einige Lebensmittel helfen, die Darmschleimhaut zu heilen, indem sie schützenden Schleim produzieren: Leinsamen, Chiasamen, Flohsamen, Aloe Vera, Ulmenrinde, Zimt, Islandmoos, Kamille, Bockshornklee, Ringelblume und Lakritzextrakt.
- Verzichte probehalber für drei bis sechs Wochen auf Gluten und Milchprodukte und beobachte, ob es dir besser geht. Gluten ist eines der häufigsten Lebensmittelallergene, und es kann zu einer Kreuzreaktion mit Milchprodukten führen. Andere häufige Nahrungsmittelallergene sind Soja, Eier, Mais, Lupinen und Erdnüsse.
- Nahrungsmittel, die den Magen-Darm-Trakt irritieren, sind Kaffee, Alkohol und Süßigkeiten.
- Versuch, nicht spät abends zu essen. Das gibt deinem Magen Zeit, auf die nächtliche Selbstreinigung und Heilung umzustellen.
- Iss nur unverarbeitete Lebensmittel.
- Rohkost ist besonders gut, wenn du sie verträgst, weil sie natürliche Enzyme enthält. Fang mit kleinen Mengen an, falls du von größeren Mengen Blähungen bekommst.
- Iss Probiotika in Form von Sauerkraut, Kimchi, fermentiertem Gemüse, Kokosnuss-Kefir, milchfreiem Joghurt.
- Iss dein Gemüse immer zuerst und danach proteinhaltige Lebensmittel.
- Gegen Blähungen helfen Kräuter wie Dill, Fenchel, Anis, Minze, Ingwer, Kümmel, Zimt, Kardamom, Kamille, Oregano, Rosmarin und Thymian.
- Koch dir eine Knochenbrühe. Die reichlich enthaltene Aminosäure Glycin unterstützt die Produktion von Schleim in der Darmschleimhaut, außerdem wirkt sie entzündungshemmend und unterstützt die Zellregeneration.

- Heilt die Darmschleimhaut: Glutamin 2500 Milligramm zweimal am Tag.
- Wirkt gegen Verstopfung: Magnesiumcitrat, 300 bis 600 Milligramm pro Tag.

Stimmungsschwankungen

Stimmungsschwankungen, Gereiztheit oder scheinbar grundlose Niedergeschlagenheit kennen viele Frauen in den Wechseljahren. Auch das ist eine Folge der komplexen Wechselwirkungen zwischen hormonellen Veränderungen und äußerem Stress. Was mithilfe von Selfcare-Techniken wie Meditation und Achtsamkeitsübungen meist gut in den Griff zu bekommen ist, kann aber auch riskant werden: Generell werden Frauen in Deutschland deutlich schneller Schlaf- und Beruhigungsmittel verschrieben, die abhängig machen können.

Studien aus den Neunzigerjahren belegen, dass 30 bis 50 Prozent aller Depressionen bei Frauen falsch diagnostiziert sind – denn bei Frauen vermuten Ärzte und Ärztinnen oft vorschnell psychische Ursachen für Leiden, während es bei Männern umgekehrt ist.

Im Abschnitt »Depressionen« (Seite 93) kannst du weiterlesen, wie du eine vorübergehende, hormonell bedingte Verstimmung von einer therapiebedürftigen Depression unterscheiden kannst. Bist du davon nicht betroffen, kannst du aber auch ganz selbstständig dafür sorgen, dass du die dunklen Wolken in den Griff bekommst.

Das heißt für dich:

→ Geh achtsam mit deinen Gefühlen um und akzeptiere auch (vorübergehende) Phasen von Traurigkeit und Niedergeschlagenheit – sie gehören zum Leben.

→ Schaff dir aktiv Wohlfühlinseln: das regelmäßige Treffen mit einer Freundin, der Samstag in der Sauna, die wöchentliche Date-Night …

→ Erklär deiner Umgebung, wie du dich fühlst – die Wechseljahre sind auch für die Psyche herausfordernd, und du hast ein Recht auf Verständnis und Rückzug, in der Familie, in der Partnerschaft, am Arbeitsplatz.

- → Achte besonders auf regelmäßigen und ausreichenden Schlaf. Faustregel: vor 23 Uhr ins Bett, mindestens sieben Stunden pro Nacht. Versuch, deine Hormone zu regulieren, indem du Blutzucker-Achterbahnen vermeidest, am besten, indem du viel nährstoffreiches Gemüse isst.
- → Beweg dich, und wenn es nur jeden Tag ein zügiger Spaziergang ist, am besten in der Natur oder im Park.
- → Wenn die Stimmungsschwankungen vom PMS herrühren, dann versuche doch mal für drei Monate Seed-Cycling (siehe Seite 159) aus.
- → Auch kannst du einmal schauen, ob dir Präparate mit Safran gut tun.
- → Als Nahrungsergänzung kann ein Vitamin-B-Komplex nützlich sein, mit Magnesiumglyzinat und einem Probiotikum.

Haare und Nägel

»Jede Schwangerschaft kostet einen Zopf und einen Zahn«, so hieß es früher – denn auch die hormonelle Umstellung, die mit dem Austragen und der Geburt eines Babys einhergeht, setzt dem mütterlichen Körper zu.

Ähnliches gilt für die Wechseljahre: Es kommt vor, dass Haare insgesamt dünner werden, sich leichte Geheimratsecken bilden oder am Haaransatz die Kopfhaut durchschimmert. Das hat häufig mit dem Testosteron zu tun, das jetzt das Östrogen als Gegenspieler verloren hat. Zusätzlich führen Insulinresistenz und Entzündungen im Körper dazu, dass Testosteron nach einem sehr androgenen, also männlichen Muster abgebaut wird. Ein weiteres Problem betrifft Finger- und Zehennägel: Sie können brüchig und rissig werden.

Vermutlich spielen in erster Linie genetische Veranlagungen eine entscheidende Rolle, ob du in den Jahren rund um die Menopause in dieser Hinsicht ein Problem bekommst. 5 bis 15 Prozent der Frauen entwickeln plötzlich Gesichtsbehaarung an bis dahin ungewohnten Stellen, etwa an Kinn und Oberlippe, was ebenfalls mit der hormonellen Imbalance zusammenhängt. Aber neben genetischer Veranlagung – die wir nicht beeinflussen können – können Verdauungs- und Darmprobleme indirekt das Problem verschärfen: Wenn unser

Magen nicht genügend Magensäure herstellt, nimmt unser Körper Proteine, Aminosäuren und andere wichtige Bausteine für Haare und Nägel nicht genügend über die Nahrung auf. Es kommt zu Mangelerscheinungen, obwohl wir eigentlich genügend und vielleicht sogar das Richtige essen.

Unsere Verdauung wird von Stress, hektischem Essen, Medikamenten und bakterieller Fehlbesiedlung des Darms beeinflusst. Aber die Magensäure wird auch ganz von selbst weniger mit dem Älterwerden, deshalb ist behutsames und achtsames Essen jetzt besonders wichtig. Manchmal helfen Verdauungsenzyme, aber auch bitteres Gemüse wie Rucola oder Löwenzahn, unter Umständen auch herkömmliche Magenbittertropfen.

Auch Schilddrüsenprobleme können zu Veränderungen an Haaren und Nägeln führen. Die Schilddrüse braucht wenigstens eine kleine Menge Kohlenhydrate täglich, um optimal zu funktionieren, und Mikronährstoffe wie Selen und Jod. Deinen Bedarf an Selen kannst du mit dem Verzehr von drei Paranüssen am Tag decken, Jod ist in Fisch und Algen sowie in jodiertem Speisesalz enthalten. Meersalz enthält dagegen nur wenig Jod.

Was du außerdem tun kannst:

→ Eine ausgewogene Ernährung (und damit auch eine gute Verdauung) kann Haarverlust und Nagelprobleme stoppen.

→ Lass bei deiner Hausärztin überprüfen, ob dir wichtige Vitamine oder Mineralstoffe fehlen, und wie es um deine Schilddrüse bestellt ist. Mehr zum Thema, welche Werte du jetzt überprüfen lassen solltest, findest du im zweiten Teil ab Seite 101.

→ Eine App wie Cronometer zeigt dir auf, ob du mit deiner täglichen Ernährung alle nötigen Makro- und Mikronährstoffe zu dir nimmst.

→ Wenn zu viel Testosteron der Grund für den Haarausfall ist, kann eine Hormonersatztherapie bei der Balance helfen.

- → Auch Blutzuckerstabilisierung ist förderlich (und wenn du jetzt denkst: »Das habe ich doch schon an anderer Stelle gelesen«, dann sagen wir: »Genau, alles hängt mit allem zusammen!« Siehe dazu auch den Abschnitt über den Blutzuckerspiegel unter »Das wollen wir mit Body Reset erreichen« auf Seite 130).

- → Einige Studien deuten darauf hin, dass Rosmarinöl die Wirkung von Dihydrotestosteron auf die Haarfollikel hemmen und so den Haarausfall verlangsamen kann.

- → Nimm Nahrungsergänzungsprodukte, die Testosteron balancieren können, und zwar solche, die Stechpalme, grüne Minze oder grünen Tee enthalten. Ein Vitamin-B-Komplex hilft allgemein dem Haar- und Nagelwachstum. Biotin, Vitamin B7, ist besonders wichtig.

- → Minoxidil ist ein Wirkstoff für Haarshampoos und -sprays, die du in der Apotheke kaufen kannst. Es treibt die Haarfollikel wieder an. Allerdings wirkt es nur so lange, wie du es regelmäßig benutzt.

Gelenkschmerzen

Eine Patientin berichtete neulich, dass sie ein Jahr nach ihrer Menopause plötzlich Schmerzen im linken Knie bekam, nicht heftig, aber immer wieder. Eigentlich gab es keinen Grund: Sie hatte sich nicht anders bewegt als sonst, sie war auch nicht übergewichtig (was zu vorzeitigem Gelenkverschleiß führen kann). Ihr Hausarzt gab ihr eine Überweisung zur Radiologin, diese ließ ein MRT machen.

Ergebnis: Ja, das Knie zeigte Abnutzungserscheinungen – aber eben genau solche, wie es nach über 50 Jahren Leben ganz normal ist, nicht mehr. Und nun? Keiner wusste Rat. Lieber Radfahren und Walken als Joggen, fiel dem Arzt ein, um die Gelenke zu schonen. Darauf war die Frau aber auch schon von selbst gekommen. Bei einem späteren Besuch, etwa ein Jahr später, berichtete sie beiläufig, dass die Knieschmerzen ganz von allein verschwunden waren, ohne erkennbaren Grund. Das Wort Menopause hatte keiner der Spezialisten erwähnt.

Obwohl etwa jede zweite Frau von Gelenkschmerzen während der Wechseljahre berichtet, werden die Beschwerden von Fachleuten selten in einen Zusammenhang gebracht. Man vermutet, dass auch für diese Beschwerden das Absinken des Östrogenspiegels mitverantwortlich ist: Östrogen wirkt anti-entzündlich, und es sind oft Mikro-Entzündungen, die die Gelenke anschwellen lassen und steifer machen.

Zudem regelt Östrogen den Flüssigkeitshaushalt in unserem Körper – das haben wir weiter oben bereits gesehen. Die Gelenkflüssigkeit, das natürliche Schmiermittel unserer Gelenke, wird nach der Menopause ebenfalls weniger, auch das lässt Knöchel, Knie oder Schultern oft eher schmerzen. Zudem nimmt der Kollagengehalt des Körpers ab, und das Protein Kollagen ist nicht nur für die Hautelastizität, ihre Festigkeit und Feuchtigkeit nötig, sondern auch für Sehnen, Knorpel und Bänder.

Ein besonders unangenehmer Fall dieser menopausalen Gelenkbeschwerden ist die sogenannte »Frozen Shoulder«. Das ist eine Entzündung der Schultergelenkkapsel und/oder des umgebenden Gewebes, die über Monate oder länger schmerzhaft sein kann und das Gelenk stark in der Bewegung einschränkt, also quasi einfriert. Auch hier fällt auf: Drei Viertel aller Betroffenen sind Frauen, und umgekehrt sind 2 bis 5 Prozent aller Frauen zwischen 40 und 60 zeitweise damit konfrontiert. Ein Zusammenhang drängt sich da zumindest auf.[13] Zusätzliche Risikofaktoren sind Diabetes sowie sitzende Tätigkeit – Bewegung kann also auch hier eine gute Form von Prävention sein, denn wenn die Schmerzen erst mal da sind, macht gewöhnlicher Sport das Problem eher größer.

Üblicherweise setzen Mediziner auf eine Kombination aus Schmerzmitteln (auch kortisonhaltigen), Kühlen und begleitender Physiotherapie, in schweren Fällen auch OPs zur Aufdehnung des Gelenkes. In weniger schweren Fällen lautet der Rat auch mal: einfach abwarten. Denn tatsächlich heilt die Entzündung früher oder später von selbst wieder aus. Mit Pech kann das »Später« aber auch mehrere Jahre bedeuten, und still zu leiden, ist nichts, zu dem wir dir jemals raten würden.

Interessant ist allerdings, was ein Team von zwei Medizinerinnen in den USA, einer Gynäkologin und einer Chirurgin, im Rahmen einer kleineren Studie entdeckte: 8 Prozent der Teilnehmerinnen (in absoluten Zahlen waren es 152) nahmen Hormonersatztherapie in Anspruch, die anderen 92 Prozent nicht. Und jetzt kommt's: Die Mehrheit, also die Frauen, die keine Hormonpräparate nahmen, hatten ein 99 Prozent höheres Risiko für eine »Frozen Shoulder«-Diagnose als die Minderheit auf HRT. Das ist zumindest ein Hinweis, dass eine Hormonersatztherapie auch Gelenkproblemen vorbeugen kann, die im Zusammenhang mit den Wechseljahren stehen. Trotzdem ist es wichtig, wie wir an anderer Stelle schon geschrieben haben: Die Entscheidung für oder gegen eine Hormonersatztherapie sollte sorgfältig gemeinsam mit einem Spezialisten oder einer Spezialistin getroffen werden; wenn es gute Gründe gibt (etwa schwere Hitzewallungen), ist es aber ein angenehmer Nebeneffekt, dass sie mutmaßlich auch zur Gelenkgesundheit beiträgt.

Was du tun kannst:

- Genügend trinken! In den Wechseljahren ist es wichtiger denn je, den Körper ausreichend mit Feuchtigkeit zu versorgen.
- Vitamin C ist wichtig für die Kollagenproduktion, ebenfalls Magnesium. Mehr dazu, wie du dich jetzt am besten ernährst, findest du im zweiten Teil unseres Buches.
- Für genügend (gelenkschonende) Bewegung sorgen, auf Ruhepausen achten.
- Gelenkschmerzen können ein Hinweis auf Darmprobleme sein. Lies dir die Hinweise im Abschnitt »Darm- und Verdauungsprobleme« auf Seite 69 durch. Insbesondere ein Verzicht auf Gluten, Zucker und Milchprodukte kann oft innerhalb von vier bis sechs Wochen auch bei Gelenkschmerzen Besserung bringen.

Lustlosigkeit

Nur weil die Wechseljahre kommen, muss noch lange keine Flaute im Bett herrschen. Viele Frauen genießen ganz besonders die neu gefundene Intimität in der Postmenopause, mit einem neuen oder alten Partner oder einer Partnerin, wenn das Leben vielleicht etwas ruhiger ist, die Kinder (wenn vorhanden) aus dem Haus und die Sorge vor einer unerwünschten Schwangerschaft beim Sex nicht mehr dazwischenfunken kann.

Aber es gibt auch hier ein paar Stolpersteine, die einem genussvollen Liebesleben in die Quere kommen können. 40 bis 50 Prozent aller Frauen zwischen Mitte 40 und Anfang 60 berichten von sexuellen Dysfunktionen wie Schmerzen beim Sex oder Orgasmusschwierigkeiten – allerdings nur rund jede achte, 12,5 Prozent, gibt mangelnde Lust als Grund dafür an.

Schauen wir uns an dieser Stelle einmal genauer an, was hinter den Problemen stecken kann. Und fangen wir mit einer Ursache an, die wenig bis nichts mit den körperlichen Veränderungen zu tun hat: nämlich der Unzufriedenheit in der Partnerschaft und mit der gemeinsamen Erotik. Lustlosigkeit kann eine Botschaft haben, und die heißt nicht »Ich will überhaupt keinen Sex«, sondern eher »Ich will nicht *diese Art* von Sex«.

Möglicherweise stecken wirklich tiefgreifende Kränkungen oder Entfremdungen dahinter, die am besten in einer Paarberatung oder Sexualtherapie bearbeitet werden können. Vielleicht gibt es aber auch nur Spielarten oder Positionen, die früher lustvoll waren, jetzt aber unbequem oder sogar schmerzhaft sind. Oder die Art der Stimulierung passt nicht mehr. Liebe heißt Veränderung, was mit 30 für beide Beteiligten schön war, ist es mit 47 vielleicht nicht mehr.

Aber ob einfach nur der Wunsch nach einem Neustart beim Sex oder eine echte Krise, um eines kommen wir nicht herum: Wir sollten lernen, deutlich über unsere Wünsche und Bedürfnisse mit dem Partner zu sprechen. Denn oft fühlen sich Männer zurückgewiesen, wenn ihre Frau nicht mehr mit ihnen schlafen möchte – und sie sind froh zu verstehen, woran das liegen kann und was sie aktiv tun können, um ihrer Partnerin zu helfen, die gemeinsame Intimität wieder zu genießen.

Doch selbst wenn eigentlich nichts das gemeinsame Glück im Bett trüben sollte und auf psychologischer Ebene alles rundläuft, gibt es auch noch eine Reihe körperlicher Faktoren, die einen Einfluss auf die Lust haben. Und das ist auch hier wieder – natürlich – die veränderte Hormonlage. Der Grund für den Libidoverlust kann ein niedriger Testosteronspiegel sein, ausgelöst durch Stress, was wiederum einen erhöhten Cortisolspiegel erzeugt. Denn auch diese Botenstoffe hängen miteinander zusammen: Beide haben dieselben, biochemischen Ausgangsprodukte. Wenn der Körper alle biochemischen Vorstufen zum

Bau von Cortisol verbraucht, bleibt nichts mehr übrig zur Testosteronproduktion. Diese ist aber wichtig für das Lustempfinden, bei Frauen wie bei Männern. Auch eine frühzeitige Entfernung der Eierstöcke führt zu extrem niedrigen Testosteronwerten in der Postmenopause, denn dann versiegt eine weitere Quelle für die Produktion des Hormons auf Dauer.

Wenn Medikamente und Hormone die Lust ausbremsen

Auch eine Vielzahl von Medikamenten kann sich negativ auf die weibliche Libido auswirken. Am bekanntesten sind die meisten Antidepressiva, die oft auch gegen Hitzewallungen verschrieben werden. Der Klassiker aus der Rubrik »unerwünschte Nebenwirkungen«: kein Spontan-Schwitzen mehr, aber die Lust auf den Partner (oder überhaupt auf Sex) geht plötzlich gegen Null. Das betrifft vor allem sogenannte selektive Serotonin- beziehungsweise Noradrenalin-Wiederaufnahmehemmer wie Paroxetin, Sertralin und Venlafaxin. Das einzige Antidepressivum, das sexuell leicht stimulierend wirkt, ist Bupropion – es wäre einen Versuch wert, die behandelnde Ärztin zu fragen, ob sie einen darauf umstellen könnte. Weniger bekannt ist übrigens, dass viele Herzmedikamente, Allergiemedikamente und Blutdruckmittel einen ähnlichen Effekt haben können wie viele Antidepressiva.

Und schließlich kann Lustlosigkeit auch eine Art Selbstschutz sein, nämlich dann, wenn Sex auf einmal schmerzhaft wird. Dann sagt unser Gehirn uns sofort: Bitte aufhören und bloß nicht noch mal versuchen. Meistens wird dieses Problem in der Postmenopause von vaginaler Atrophie ausgelöst, also Gewebeschwund von Vagina und Vulva.

Die gute Nachricht: Dieses Problem ist relativ einfach zu behandeln, zum Beispiel mit vaginal angewandten Cremes oder Zäpfchen. Hierbei ist es wichtig zu beachten, dass man am Anfang oft mehr braucht, als der Arzt oder die Ärztin einem standardmäßig verschreibt. Zwei bis drei Zäpfchen pro Woche sind nicht genug bei starker Atrophie. Hier wirkt oft am Anfang die Östriolcreme am besten, 1 mg jede Nacht für drei Wochen, damit die Vaginalaschleimhaut richtig aufgebaut wird. Danach kann man zur Erhaltung die Dosis auf zwei- bis dreimal pro Woche reduzieren.

Die noch bessere Variante ist nach unserer Erfahrung ein Hormon, das man ebenfalls vaginal anwendet, DHEA (unter dem Markennamen Intrarosa), eine Art von Testosteron. Das wirkt prima und hat einen Vorteil: Während das vaginale Östriol beim Sex nicht in Kontakt mit dem Penis deines Partners kommen sollte (denn der braucht wirklich keine Östrogene!), kann DHEA auch deinem Partner nicht schaden, ganz im Gegenteil.

Es gibt eine Reihe von weiteren verschreibungspflichtigen Medikamenten, die helfen können, wenn der Libidoverlust weder von Partnerschaftsproblemen noch von Schmerzen verursacht wird, sie haben allerdings alle gewisse Haken. Etwa Flibanserin, eine hormonfreie Pille, die jeden Tag genommen werden muss: Sie ist offiziell nur für prämenopausale Frauen zugelassen, ihre wichtigste Nebenwirkung ist Schwindel, vor allem in Kombination mit Alkohol. In Folgestudien wurde das Präparat zwar auch für Frauen nach der Menopause als sicher eingestuft, allerdings ist der Effekt im Großen und Ganzen sehr bescheiden, und viele Frauen scheuen die Nebenwirkungen. Wahrscheinlich nicht zu Unrecht. Off label – also: jenseits des üblichen Einsatzbereiches – kann auch Testosteron in Gel- oder Cremeform zur Anwendung auf der Haut verschrieben werden, oder Oxytocin als Nasenspray.

In der Folge möchten wir noch auf einige weitere körperliche Probleme eingehen, die rund um die Menopause auftreten können, und ein paar Lösungen vorschlagen.

→ Unter **Vulvodynie** beziehungsweise **Vestibulitis** versteht man eine abnormale Schmerzempfindlichkeit der Vulva und des Vaginaleingangs. Behandlung und Gründe können komplex sein, hier hilft ein Gang zur darauf spezialisierten Gynäkologin. Empfehlenswert aus Sicht der Funktionellen Medizin: erst einmal eine Unverträglichkeit ausschließen, indem man oxalat- und histaminreiche Lebensmittel weglässt und beobachtet, ob die Symptome besser werden. Oxalat ist beispielsweise in Schwarztee und Rhabarber enthalten, Histamine in reifem Käse, manchen Nüssen, aber auch Wurst- und Fleischprodukten. Auch andere Lebensmittelunverträglichkeiten und Darmprobleme können Symptome im Urogenitalbereich nach sich ziehen.

→ Wiederholte **Blasenentzündungen**: bitte beim Arzt abklären. Vaginal angewandtes Östriol kann das Risiko verringern. Interstitielle Zystitis, auch unter dem Namen »schmerzhaftes Blasensyndrom« bekannt, ist eine chronische Irritation und Entzündung der Harnblasenwand, ausgelöst durch eine relative Durchlässigkeit der Harnblasenwand (ganz ähnlich dem »Leaky-Gut-Syndrom« des Darms). Oft werden die Symptome durch säurehaltige Lebensmittel wie Zitrusfrüchte verschlimmert, weshalb du diese reduzieren solltest. Aber auch eine oxalat- oder histaminreduzierte Ernährung ist einen Versuch wert.

→ Vaginale **Dysbakteriosen**, wie bakterielle Vaginose oder Pilzinfektionen: siehe auch im Abschnitt »Reizungen von Vagina und Harnröhre« ab Seite 62.

→ **Orgasmusprobleme** (entweder gar kein Orgasmus oder verringertes Empfinden): Dazu kann die Atrophie des Gewebes beitragen, das dann nicht mehr optimal durchblutet wird. Medikamentös gibt es dafür verschiedene Ansätze: vaginales Östriol oder DHEA/Intrarosa helfen, die Vaginalschleimhaut wieder aufzubauen und elastisch und feuchter zu machen. So kann Sex wieder körperlich gefühlsintensiver werden.

Testosteroncremes, die auf Vulva oder Klitoris aufgetragen werden, helfen ebenfalls beim Wiederaufbau der Schleimhaut. Aber Achtung: Sie werden auch systemisch aufgenommen und können daher den Testosteronspiegel im Blut erhöhen. Somit wirken sie nicht nur auf die Klitoris, sondern auch auf andere Organe wie das Gehirn. Mögliche unerwünschte Folgen: vermehrte Behaarung, Akne, Vergrößerung der Klitoris und Stimmveränderungen. Deshalb sollte die Dosierung immer unter ärztlicher Aufsicht erfolgen.

Sildenafil, bekannt unter dem Handelsnamen Viagra, kann auch bei Frauen luststeigernd wirken, da es die Durchblutung im Intimbereich kurzzeitig steigert. Allerdings kann es durch die starke Erweiterung der Blutgefäße zu unangenehmen Nebenwirkungen kommen, etwa Schwindel durch gesunkenen Blutdruck. Alternativ kannst du versuchen, die Durchblutung durch Präparate zum Einnehmen mit den Inhaltsstoffen Arginin/Citrullin und Pinienrindenextrakt zu verbessern. Die Wirkung ist durch Studien belegt, einige der Präparate sind explizit dafür da, weibliche Lust zu fördern.

→ **Beckenbodenschwäche:** verringertes Gefühl beim Sex, weil die Scheidenwände sich schwach anfühlen, manchmal verbunden mit leichter Inkontinenz – möglicherweise verlierst du auch beim Rennen oder Springen ein paar Tröpfchen Urin. Spezielle Beckenbodenübungen (wie nach einer Geburt) können helfen, in manchen Fällen auch Lasertherapie. Lass dich von einer Gynäkologin beraten.

So, jetzt erst einmal tief durchatmen. Denn das waren ziemlich viele mögliche Stolpersteine für ein lustvolles Sexleben. Damit das nicht so ein Downer ist, wollen wir zur Sicherheit noch mal betonen: Das Meiste auf der Liste ist gut behandelbar. Und wie wir oben schon geschrieben haben: Die beste Voraussetzung für ein lustvolles Sexleben auch nach der Menopause ist lustvoller Sex selbst. Denn das hält auch die Vagina von uns reiferen Frauen elastisch und gut durchblutet.

Klar ist: Wie viel und wie guten Sex wir in dieser Lebensphase haben, hängt viel mehr von uns selbst, dem Verhältnis zu unserem Körper und der Person ab, mit der wir das Bett teilen, als mit veränderten Östrogen- und Progesteronspiegeln im Blut. Und auch wenn die vielen Stressoren im Leben, die wir nur schwer beeinflussen können, an unserer Lust knabbern und wir oft am liebsten abends nur noch Netflix schauen wollen: Wir sollten Zeit für die Zweisamkeit mit unserem Partner einrichten und diese genießen oder es uns alternativ alleine schön machen. Wir sollten uns bitte keinen allzu großen Stress machen bei der Frage, wie gut unser Orgasmus ist oder ob er überhaupt kommt. Selbst wenn er oft ausbleibt: Intimität bringt uns unserem Partner oder unserer Partnerin näher und führt zur Ausschüttung von Endorphinen. Und das können wir doch gewiss alle gebrauchen.

WENN DIE WECHSELJAHRE KRANK MACHEN

Obwohl es so selbstverständlich ist, möchten wir noch einmal betonen: Die Wechseljahre sind keine Krankheit, sondern ein natürlicher Prozess. Genauso wie die Pubertät oder eine Schwangerschaft.

Aber vielleicht hast du dich beim Lesen des vorherigen Kapitels gefragt: Wo ist eigentlich die Grenze zwischen Gesundheit und Krankheit? Was ist der Unterschied zwischen einem Symptom, das vielleicht lästig sein mag, aber häufig durch ein paar einfache Verhaltensänderungen in den Griff zu bekommen ist, und einem Problem, das du ernster nehmen musst und das du ohne medizinische Hilfe nicht lösen kannst?

Die Grenze ist oft schwer zu ziehen und sehr individuell: Was die eine Frau als belastend und störend empfindet, nimmt die andere mitunter nicht einmal wahr.

Wir wollen nicht das eine gegen das andere ausspielen, die Wahrnehmung ist schließlich etwas sehr Persönliches. Wir wollen Schwierigkeiten weder kleinreden – das hat die Gesellschaft lange genug getan, mit dem ständigen »Stell dich nicht so an!«-Imperativ – noch aufbauschen. Wir wollen dir nichts einreden, so lange du dich subjektiv wohlfühlst.

Uns ist wichtig, dass du ein gutes Verhältnis zu deinem Körper entwickelst und sensibel in dich hineinhorchst, statt Alarmzeichen zu überhören. Dass du ausnahmslos ärztliche Hilfe suchst, wenn dir etwas merkwürdig vorkommt, weil auch hinter vermeintlich harmlosen Symptomen ernsthafte Krankheiten stecken können, die fast immer besser behandelbar sind, wenn sie früher erkannt werden.

Dennoch haben wir einen etwas anderen Blick auf die Frage nach Gesundheit als die Schulmedizin: Die Funktionelle Medizin möchte, dass behandlungsbedürftige Krankheiten gar nicht erst auftauchen. Die Ernährungswissenschaft zeigt dabei auf, welche Form der Ernährung krank macht und welche uns lange gesund leben lässt. Du kannst also auf mehreren Ebenen dazu beitragen, dass es möglichst gar nicht erst so weit kommt, dass du Medikamente oder Eingriffe irgendeiner Art benötigst.

Aber wir wissen selbstverständlich (und betonen es auch gern immer wieder): Wir haben nicht alles in der Hand, weder unsere Gene noch jeden Aspekt unseres Lebensstils, und schon ein Ratschlag wie »Stress reduzieren« mag weltfremd klingen, wenn du zum Beispiel eine alleinerziehende Mutter von mehreren Teenagerkindern bist, die sich und ihre Familie mit mehreren Jobs über Wasser halten muss. Es ist also aus vielen Gründen denkbar, dass du irgendwann im Lauf der Wechseljahre ernsthaftere Gesundheitsprobleme bekommen wirst, und diese wollen wir in diesem Kapitel ansprechen.

Es geht uns vor allem darum, klarzumachen, warum diese Krankheitsbilder bei Frauen in der Lebensmitte besonders häufig festgestellt werden und was sie mit der hormonellen Umstellung zu tun haben. Aber natürlich ersetzt ein Buch wie dieses keinen Arztbesuch und taugt nicht zur Selbstdiagnose: Solltest du den Verdacht haben, dass bei dir etwas nicht stimmt, bitten wir dich, auf jeden Fall Beschwerden abklären zu lassen.

Wichtig ist uns noch zweierlei. Erstens: Alles, was du im zweiten Teil des Buches findest, insbesondere unsere Ernährungsphilosophie, hilft nicht nur gegen harmlose Symptome, sondern kann dich auch bei deinem Heilungsprozess nachhaltig unterstützen, wenn du ernsthafter erkrankt bist und dich in ärztlicher Behandlung befindest.

Zweitens: Auch wenn es einen Zusammenhang zwischen dem eigenen Lebensstil und Krankheitsrisiken gibt, kann man natürlich nicht alle Krankheiten verhindern. Das Zusammenspiel von unseren Genen und der Umwelt ist viel zu komplex. Falls du also jemals eine ernsthafte Diagnose erhältst, gib dir bitte nicht die Schuld daran. Schuldgefühle haben wir als Frauen ohnehin schon genug. Sei stattdessen gütig und freundlich zu dir, das hilft dir am besten, wieder in die Balance zu kommen.

Im Folgenden findest du keine Soforthilfe-Maßnahmen, denn wenn du unter einer der folgenden Erkrankungen leidest, dann wirst du hoffentlich medizinisch engmaschig von Fachärztinnen und Fachärzten beraten. Unsere Informationen aus der Funktionellen Medizin und zur Ernährungsumstellung können dich aber möglicherweise dabei unterstützen, wieder gesund zu werden und es zu bleiben.

Blutzucker & Co.

50 bis 85 Prozent aller Frauen nach der Menopause haben mindestens eines von drei Symptomen: zu hohen Blutdruck, Übergewicht oder erhöhte Blutzuckerwerte. Bei gesunden Menschen sollten letztere gemäß der Funktionellen Medizin zwischen 60 und 90 mg/l (morgens früh nüchtern) und nicht höher als 110 mg/l nach dem Essen liegen. Meist ist es eine Kombination aus genetischer Veranlagung, Mikrobiom und Lebensstil, die die Schwankungsbreite deines Blutzuckerspiegels bestimmt. Wenn du in einer sitzenden Tätigkeit arbeitest und dich auch sonst zu wenig bewegst, wenn du zu viel einfache Kohlenhydrate, stark verarbeitete Lebensmittel oder gesüßte Getränke zu dir nimmst, dann wird dein Blutzuckerspiegel eher stark schwanken.

Diese gefährliche Kombination kann eine Insulinresistenz bewirken (was das ist, haben wir auf Seite 56 erklärt). Unbehandelt erhöht sie das Risiko für andere Erkrankungen, etwa Osteoporose, Demenz und Diabetes. In den USA leidet bereits eine von vier Frauen über 65 an Prädiabetes, also einem abnormalen Zuckerstoffwechsel mit zu hohen Glucosewerten im Blut, welche zur Entwicklung eines Diabetes vom Typ 2 führen kann, wenn Ernährung und Bewegung nicht nachhaltig umgestellt werden. Als »Metabolisches Syndrom« bezeichnet man eine Kombination aus mindestens drei der folgenden Faktoren: ein hoher Anteil an entzündlichem Bauchfett, Bluthochdruck, erhöhte Blutfettwerte (bei einem Gesamtcholesterin von über 200 mg/dl), erhöhten Nüchternblutzuckerwerten und niedrigen HDL-Cholesterinwerten – neben dem Rauchen ist das Metabolische Syndrom einer der größten Risikofaktoren für Herz-Kreislauf-Erkrankungen wie Arterienverkalkung und Herzinfarkt.

Du siehst: Mehrere Risikofaktoren haben die ungute Eigenschaft, sich zu einem massiven Gesundheitsrisiko auszuwachsen. Dazu mehr im nächsten Abschnitt.

Herz-Kreislauf-Erkrankungen

Herz-Kreislauf-Erkrankungen gelten noch immer eher als Männerkrankheiten – völlig zu Unrecht. Weltweit sterben mehr Frauen daran als an Krebs, Tuberkulose, Malaria und HIV zusammen (was einen beträchtlichen Teil der Todesfälle im Globalen Süden ausmacht). Bis 2013 waren die Sterblichkeitsraten bei Frauen sogar höher als bei Männern. Immerhin das hat sich geändert, weil die Medizin zumindest ein bisschen gendersensibler geworden ist und das Allgemeinwissen darüber, dass Frauen etwa bei einem drohenden Herzinfarkt oft andere Symptome haben als Männer, gestiegen ist.

Und auch hier ist es wichtig zu wissen: Die meisten Herz-Kreislauf-Erkrankungen entstehen bei Frauen nach der Menopause, wenn die Östrogenspiegel abfallen.

Neben den Risikofaktoren, die wir schon genannt haben – etwa genetische Veranlagung, Rauchen, Übergewicht, Bluthochdruck, gestörter Fett- und Zuckerstoffwechsel –, gibt es weitere Alarmzeichen in der persönlichen Krankheitsgeschichte, die dich besonders sensibel machen sollten. Etwa wenn du:

- in einer früheren Schwangerschaft eine der folgenden Komplikationen hattest: Schwangerschafts-Diabetes, Präeklampsie oder Schwangerschaftsbluthochdruck,
- eine Brustkrebsbehandlung hinter dir hast,
- früher bereits mit Herz-Kreislauf- und/oder Nierenerkrankungen konfrontiert warst,
- an Depressionen leidest,
- eine Autoimmunkrankheit wie Lupus hast
- oder früher als gewöhnlich deine Menopause hattest. Je eher sie einsetzt, desto höher das Risiko. Bei einer Frau, die fünf Jahre vor dem Durchschnitt ihre letzte Regelblutung hat, also mit Mitte 40, steigt das Herzinfarktrisiko um 9 Prozent. Allerdings gilt die frühe Menopause lediglich als ein Indikator, nicht als Ursache.[14]

Entzündungen und Autoimmunkrankheiten

Was uns schützt, kann uns gleichzeitig schwächen – dieses Paradox gilt vor allem für die weibliche Immunabwehr. Denn je nach Alter und Gewicht haben wir im Gegensatz zu Männern eine höhere Anzahl zirkulierender B-Zellen, die in unserer Immunabwehr für die Herstellung von Antikörpern zuständig sind.

Dieses System macht uns weniger anfällig für Infektionen, es erhöht aber auch das Risiko einer Autoimmunerkrankung. Einer Krankheit also, bei der unser Körper eigene Gewebezellen angreift, weil er sie fälschlicherweise für Eindringlinge von außen hält, also nicht ausreichend zwischen körpereigenen und körperfremden Proteinen unterscheiden kann. Das führt zu chronischen Entzündungsreaktionen, und diese können wiederum langfristige Schäden an wichtigen Organen wie der Schilddrüse, der Lunge, dem Darm oder der Leber verursachen. Frauen sind deutlich häufiger davon betroffen, beispielhaft ein paar Zahlen: Hashimoto Thyreoiditis (9:1), Rheumatoide Arthritis (3:1), Lupus (7:1), Multiple Sklerose (2:1), Sklerodermie (3:1), Schuppenflechte (1:1) und das Sjögren-Syndrom (9:1).[15]

In den vergangenen 70 Jahren haben Autoimmunkrankheiten stark zugenommen. Statistiken aus den USA belegen: Zwischen 24 und 50 Millionen Menschen (das entspricht etwa 7,5 bis 15 Prozent der Gesamtbevölkerung) leiden unter mindestens einer von ihnen. Vier von fünf Betroffenen sind Frauen. Und 85 Prozent aller Patienten, die gleich mehrere solcher Diagnosen bekommen, sind ebenfalls weiblich. Die Vermutung liegt also nahe, dass es einen Zusammenhang zwischen dem Geschlecht und den komplexen Wechselwirkungen zwischen Immunsystem und verschiedenen Gewebearten gibt.

Manche Expertinnen gehen davon aus, dass diese Art der Erkrankungen gemeinsame Wurzeln haben, auch wenn ganz unterschiedliche Teile des Körpers davon in Mitleidenschaft gezogen werden – Organe, Gelenke oder die Haut. Die US-amerikanische Ärztin Sara Gottfried hat dazu ein Buch geschrieben *Women and autoimmune disease: Why are our rates higher*. Wir fassen das Wichtigste hier zusammen, weil wir die Theorie so einleuchtend finden: Gottfried (und andere Fachexperten) vermuten, dass Autoimmunerkrankungen durch ein Zusammenspiel aus genetischer Prädisposition, einer erhöhten Durchlässigkeit der inneren Organe und einem Trigger ausgelöst werden – also einem äußeren Ereignis.

Und hier wird es interessant. Gottfried zufolge kann es nämlich unterschiedliche Arten von Triggern geben: Infektionen, überschießender Stress (der vom Körper als traumatisch wahrgenommen wird), aber eben auch große hormonelle Veränderungen wie Schwangerschaft und die Wechseljahre.

Gottfried sieht einen Zusammenhang nicht nur mit dem Stress, den die mittlere Lebensphase bei vielen Frauen mit sich bringt, sondern auch mit der Art von Stress, die das Frausein oft begleitet – Rollenerwartungen, die uns schaden, und der langfristige Einfluss von Prägungen aus der frühen Kindheit. Etwa wenn wir gelernt haben, eigene Bedürfnisse zu unterdrücken, um für andere da zu sein, Gefühle von Wut und Widerstand zu schlucken, um anderen zu gefallen.

Du siehst schon: Die Gründe für Autoimmunkrankheiten können vielfältig sein, und einfache Ursache-und-Wirkung-Beziehungen lassen sich schwer herstellen. Es ist selten nur ein einzelner Faktor dafür verantwortlich, ob, wann und in welcher Form sie ausbrechen. Aber: Es gibt definitiv einen Zusammenhang zwischen Wechseljahren, psychischer Gesundheit und dieser Art von körperlichem Ungleichgewicht – und dazu eine Reihe von Ansätzen, die helfen können, Krankheiten dieser Art zu lindern oder sie gar nicht erst entstehen zu lassen. Das gilt insbesondere für die Art der Ernährung.

Und was sagt die Funktionelle Medizin zu dem Thema? Ihr könnt es euch vielleicht schon denken: Es beginnt alles im Darm. Denn wenn die Darmschleimhaut ihre Barrierefunktion nicht mehr richtig wahrnimmt, können Allergene die Darm-Blut-Schranke passieren. Was dann passiert, ist Folgendes: Unser Immunsystem bildet Antikörper gegen bestimmte Proteine in den Nahrungsmitteln. Manche davon sind jedoch ähnlich aufgebaut wie körpereigenen Proteine unserer Organe und Gewebe. Und so kommt es zu der Autoimmunreaktion: Unser Immunsystem bekämpft nicht nur Allergene, sondern greift körpereigenes Gewebe an.

Häufige Auslöser sind Gluten, Milchprodukte, Soja, Eier, Nüsse und Schalentiere, jedoch auch Gewürze und andere Lebensmittel. Ein Behandlungsansatz wäre deshalb, den Auslöser zu identifizieren und dann den Darm mit passenderer Ernährung sowie einigen Nahrungsergänzungsmitteln und den richtigen Probiotika so zu unterstützen, dass er seine Barrierefunktion wieder aufnehmen kann.

Schilddrüsenerkrankungen

Von der Schilddrüse war nun schon an mehreren Stellen die Rede, denn so unscheinbar dieses Organ erscheint, hat es doch einen großen Einfluss auf unser Gesamtsystem: Die von der Schilddrüse produzierten Hormone Thyroxin und Trijodthyronin wirken auf Herz und Kreislauf, regeln den Blutdruck, spielen eine Rolle beim Fett- und Bindegewebsstoffwechsel, für die Nieren- und Darmtätigkeit sowie die Funktion von

Schweiß- und Talgdrüsen.[16] Kein Wunder also, dass uns Störungen nachhaltig beeinträchtigen.

Tückischerweise wird aber eine Unterfunktion (die deutlich häufiger vorkommt als eine Überfunktion) bei Frauen in den Wechseljahren oft nicht oder jedenfalls mit deutlicher Verspätung erkannt, weil diese Menopausensymptomen ähnelt: Produziert die Schilddrüse nicht genug Thyroxin werden Menschen gewöhnlich lethargisch, nehmen an Gewicht zu, leiden an Verstopfung und Hauttrockenheit sowie Haarausfall.

Aber sogar die seltenere Überfunktion kann mit Symptomen daherkommen, die Medizinerinnen (oder die Betroffenen selbst) auf die Wechseljahre schieben: etwa Schweißausbrüche und eine unregelmäßige Menstruation.

Es ist also immer wichtig, bei entsprechenden Symptomen auch die Schilddrüse zu untersuchen, in der Regel über eine Blutuntersuchung, kombiniert mit Ultraschall.

Aus Sicht der Funktionellen Medizin möchten wir gern noch ein paar Tipps zur Schilddrüsengesundheit ergänzen.

Diese Nährstoffe sind jetzt wichtig:

- Jod: wesentlich für die Produktion von Schilddrüsenhormonen.
- Selen: wandelt T4 in das aktive T3 um.
- Zink und Eisen: unterstützen die Produktion und Funktion von Schilddrüsenhormonen.
- Vitamin D: moduliert das Immunsystem und unterstützt die Schilddrüsengesundheit.
- Vitamin A und B-Vitamine: notwendig für die Hormonproduktion und -funktion.

Diese Kräuter können dich unterstützen:

- Ashwagandha: unterstützt die Synthese von T3 und T4.
- Blasentang: liefert Jod und unterstützt die Schilddrüsenfunktion.
- Coleus Forskohlii: unterstützt die Produktion von Schilddrüsenhormonen.
- Guggulu (Indische Myrrhe): hilft bei der Umwandlung von T4 in T3.
- Rosmarin: unterstützt die Hypophysen-Schilddrüsen-Signalgebung.

Das gehört auf deinen Speisezettel:

- Meeresgemüse (Kelp, Nori) für Jod.
- Nüsse und Samen für Selen und Zink.
- Grünes Blattgemüse für die allgemeine Ernährung.
- Vermeide Gluten und verarbeitete Lebensmittel, die die Schilddrüse belasten können.

Krebserkrankungen

Weil Krebs ein solches Angstthema ist (auch wenn viele Krebsarten heute deutlich besser behandelbar sind als noch vor 25 Jahren!), gleich an erster Stelle eine entlastende Nachricht: Die Wechseljahre selbst bringen kein erhöhtes Krebsrisiko mit sich. Sondern nur das Alter – weshalb es auch Sinn ergibt, dass Frauen in Deutschland ab dem fünfzigsten Geburtstag eine automatisierte Einladung zu einem zweijährlichen Brustkrebs-Screening erhalten, ganz egal, ob sie ihre letzte Blutung schon hinter sich haben oder nicht. Und in einem frühen Stadium ist gerade Brustkrebs häufig sehr gut behandelbar. Ab dem 55. Lebensjahr kommt eine regelmäßige Einladung zur Darmspiegelung dazu.

Doch auch wenn es keinen ursächlichen Zusammenhang gibt zwischen Krebs und den Wechseljahren, ist es uns wichtig, auch dieses Thema mit aufzunehmen. Neben Darmkrebs und Lungenkrebs gehören Brustkrebs (mit jährlich 70000 neuen Diagnosen) und Gebärmutter- sowie Eierstockkrebs zu den häufigsten Tumorerkrankungen bei Frauen; nach Herz-Kreislauf-Erkrankungen sind sie die zweithäufigste Todesursache.

Das Risiko steigt im mittleren Alter zwar prozentual stark, die Raten verdoppeln oder verdreifachen sich – allerdings auf niedrigem Niveau. Um das besser einordnen zu können, hilft ein detaillierter Blick in die Statistik: Während das Brustkrebsrisiko bei Frauen im Alter zwischen 40 und 50 bei 1,3 Prozent liegt, haben Fünfzig- bis Sechzigjährige ein Risiko von 2,9 Prozent. Wenn er früh erkannt wird, ist er heute besser und schonender behandelbar; es wird heute auch viel mehr brusterhaltend operiert.

In unseren Kursen werden wir manchmal gefragt, ob eine bessere, gesündere Lebensweise, wie wir sie euch ans Herz legen wollen, auch Krebs verhindern kann. Wenn man die Frage so stellt, müssen wir leider eine enttäuschende Antwort geben: nein. Krebs ist eine Krankheit mit so vielen Faktoren, so ein komplexes Zusammenspiel aus genetischer Veranlagung und Lebensweise, dass wir natürlich nicht behaupten, wir hätten die Patentlösung dagegen.

Was du aber selbst für dich tun kannst, ist Folgendes: Du kannst deinem Körper dabei helfen, alle wichtigen Funktionen wie Entgiftung und Immunsystem zu optimieren, um bestmöglich gegen Krankheiten gewappnet zu sein. Damit schaffst du gute Voraussetzungen, um sie besser durchzustehen und möglicherweise eher wieder auf die Beine zu kommen, falls dich doch eine Erkrankung trifft.

Eine Garantie ist das nicht. Aber ein Versuch ist es wert, oder?

Depressionen

Wie viele Krankheiten ist Depression keine einheitliche Diagnose, sondern umfasst ein Spektrum – *Bin ich schon depressiv, oder ist das noch das Leben* lautete der Titel eines populären Sachbuchs von Till Raether aus den letzten Jahren, der das Dilemma ganz gut auf den Punkt bringt. Und so wie es bei frischgebackenen Müttern oft nicht ganz einfach ist, den typischen »Baby Blues« nach der Entbindung von einer handfesten postpartalen Depression abzugrenzen, gilt auch in den Wechseljahren: Der Übergang von gelegentlichen Verstimmungen, wie sie die meisten Frauen kennen, und einer ernsthaften psychischen Erkrankung, die einer Behandlung bedarf, ist oft fließend. Was wir wissen: Vor allem Frauen, die schon in einer früheren Lebensphase Depressionen hatten, haben ein erhöhtes Risiko, auch in den Wechseljahren an einer Depression zu erkranken. Aber manche Frauen erleben auch in den Wechseljahren zum ersten Mal eine Depression. Auch Angststörungen treten gehäuft auf.

Viele Menopausenexpertinnen und -experten sind mittlerweile der Meinung, dass Depressionen, die in der Perimenopause und Menopause auftreten, gemeinsam von einer Gynäkologin und einem Psychotherapeuten behandelt werden sollten. Oft ist eine Kombinationstherapie von Hormonersatztherapie mit Gesprächstherapie oder HRT mit einem Antidepressivum sehr effektiv.

Wenn du also:

- bereits in der Vergangenheit mit Depressionen diagnostiziert wurdest, eventuell (aber nicht notwendigerweise!) nach einer Geburt,

- häufig unter PMS leidest oder in deinen prämenopausalen Jahren darunter gelitten hast,
- stark an Hitzewallungen und/oder Schlafstörungen leidest
- oder Missbrauchserfahrungen in deinem Leben gemacht hast,
- dann solltest du jetzt doppelt gut auf dich achten und Anzeichen ernst nehmen.

Diese können sich unterschiedlich äußern:
- Du fühlst dich über einen längeren Zeitraum oft müde, abgeschlagen, antriebslos.
- Du wachst morgens schon niedergeschlagen auf, auch wenn sich das Gefühl im Lauf des Tages etwas verbessert.
- Du hast den Eindruck, innerlich wie versteinert und taub für Gefühle zu sein, im Positiven wie im Negativen.
- Alltägliche Aufgaben fallen dir zunehmend schwer.
- Selbst Aktivitäten, die dir üblicherweise Freude bereiten, hellen deine Stimmung nicht auf.
- Du fühlst dich auch nach einem freien Wochenende oder nach einem Urlaub nicht wirklich erholt.

Wenn einer oder mehrere Punkte der Liste auf dich zutreffen: Suche dir auf jeden Fall ärztlichen bzw. psychotherapeutischen Rat!

BODY & BRAIN

Sofortige Notfallhilfe gegen schwarze Gedanken

Wenn deine Gedanken darum kreisen, dir das Leben zu nehmen, dann zögere bitte keine Sekunde, dir Hilfe zu holen.

Verschiedene schnelle Wege sind: Telefonseelsorge (0800/1110111 oder 0800/1110222), die Rettung (112), der ärztliche Notdienst (116117), oder du begibst dich in die Notaufnahme eines Krankenhauses und gibst an, dass du über Suizid nachdenkst.

Du kannst aber auch deinen Arzt anrufen oder den Psychiatrischen Notdienst.

Weitere Informationen und Adressen:

- Informationsportal für psychische Gesundheit: neurologen-und-psychiater-im-netz.org/krise-notfall/akute-psychische-krise
- Infoseite über Depressionen von der Universität Leipzig: moodgym-deutschland.de/informationen-hilfsangebote/hilfsangebote
- Die Telefonseelsorge (auch aus dem Ausland erreichbar) stellt den KrisenKompass bereit, den man aufs Handy laden kann. Auch deine Familie kann sie nutzen, um dir zu helfen. telefonseelsorge.de

Erkrankungen der Gelenke und Knochen

Wenn dir deine Fußgelenke morgens beim ersten Gang in die Küche etwas eingerostet erscheinen, dann kann das ein erstes Zeichen von Arthrose sein, dem Abbau des Gelenkknorpels – eine Alterungserscheinung, die sich nicht völlig aufhalten lässt. Bei fast der Hälfte aller Frauen ab 65 (nämlich 42,4 Prozent) lässt sich Arthrose feststellen, wobei das Risiko mit höherem Gewicht steigt. Aber auch die Hände können betroffen sein.

Ein Sonderfall ist die rheumatoide Arthritis, umgangssprachlich Rheuma genannt. Dabei handelt es sich um eine entzündliche Reaktion des Körpers, die auch zu den Autoimmunkrankheiten zählt. Bei Frauen zwischen 35 und 55 tritt sie drei Mal häufiger auf als bei Männern und macht sich mit Schmerzen, Schwellungen und anhaltender Steifheit bemerkbar, also mit massiveren Symptomen als die »einfache« Arthrose. Sie beginnt meist eher in den kleineren Gelenken, also Fingern und Zehen, nicht in den großen Gelenken wie Knie und Hüfte.

Ein weiteres Problem, das oft mit der Postmenopause einhergeht, ist die Osteoporose, also die Abnahme der Knochendichte. Dadurch steigt das Risiko, dass große Knochen schon bei minimalem Aufprall brechen, und von spontanen Brüchen, oft solche der Wirbelkörper. In Deutschland ist jede vierte Frau davon betroffen; eine von zwei Frauen über 50 erleidet irgendwann im Leben Brüche, die damit in Zusammenhang stehen.

Zu 50 bis 85 Prozent ist Osteoporose genetisch bedingt, allerdings gibt es auch hier zusätzliche Faktoren, die den Prozess beeinflussen, etwa Übergewicht, Rauchen und Alkoholkonsum von mehr als drei Gläsern am Tag (entspricht etwa einer halben Flasche Wein). Aus Sicht der Funktionellen Medizin sind weitere Lebensmittel zu nennen, wie alle stark verarbeiteten Lebensmittel, Salz, Zucker, Softdrinks, hydrierte Öle und Gluten.

Völlig aufhalten lässt sich der Knochenverlust allerdings nicht. Im Alter von 80 Jahren haben Frauen 30 Prozent der Knochenmasse verloren, die sie mit 20 hatten. Aber auch bei Knochen- und Gelenkerkrankungen lässt sich mit Ernährung zumindest gegensteuern, je früher, desto besser.

In Teil 2 findest du ausführliche Tipps, wie du durch eine pflanzenbasierte Kost deine Gesundheit aufrechterhältst. Wichtig für deine Knochen ist insbesondere ein ausgeglichener Säure-Basen-Haushalt. Eine entscheidende Rolle spielen grünes Blattgemüse und alkalische Lebensmittel wie Nüsse und Samen, insbesondere Kürbis-, Sesam- und Sonnenblumenkerne sowie Chiasamen und Mandeln. Auch Meeresgemüse, Kreuzblütler-Gemüse (etwa Brokkoli und Grünkohl), Pflaumen (Bor), Avocado (Bor), Sprossen und Feigen versorgen dich mit den nötigen Nährstoffen, die du insbesondere für die Knochendichte und -neubildung brauchst.

Zusätzlich sollte eine Reihe von Kräutern so häufig wie möglich auf deinem Speiseplan stehen: Brennnesseln (Calcium), Schachtelhalm (Kieselsäure), Alfalfa (Vitamin K), Tee aus Haferstroh (Kieselsäure), junge Himbeerblätter (Calcium), Pfefferminze und junge Triebe, Blättchen und Blüten vom Rotklee (Calcium). Pack sie dir in deinen selbstgemachten Smoothie, denn sie enthalten in unterschiedlichen Anteilen Kieselsäure, Calcium, Kalium, Magnesium und Bor, die für Knochen und Knorpelgewebe gut sind.

Achte insbesondere darauf, dass du ein zu viel an Protein tierischen Ursprungs vermeidest, denn das wirkt säurebildend und bewirkt damit das Gegenteil von dem, was du erreichen möchtest. Dennoch empfehlen wir ausdrücklich das Trinken von Knochenbrühe und das Essen von kleinen Fischen, die du mit Gräten (Calcium!) isst, also Sardellen, Sardinen und Heringe.

Stell sicher, dass du gut mit Kalzium (aus pflanzlichen Quellen) versorgt bist, mit Vitamin D (durch genügend Sonnenzufuhr) sowie Magnesium, Zink und anderen Spurenelementen. Im Idealfall liefert das dein täglicher Speiseplan, manchmal können Nahrungsergänzungsmittel nötig sein. Hier die empfohlenen Tagesangaben insbesondere zur Gesunderhaltung von Knochen:

- Kalzium: 800–1 200 mg/Tag
- Vitamin D: 800–2 000 IE/Tag nach Bedarf (Dosierung immer durch eine Ärztin kontrollieren lassen)
- Magnesium: 400–800 mg/Tag
- Vitamin K: 250–1 000 mcg/Tag
- Zink: 12–30 mg/Tag
- Omega-3-Fettsäuren: 6 g ALA oder 500 mg EPA/DHA
- Probiotika: 50 Milliarden Organismen/Tag

Und: Die beste Ernährung kann ihr Potenzial nicht entfalten, wenn du zu wenig Schlaf bekommst, gestresst bist oder schlicht und ergreifend nicht für genügend Freude und Spaß in deinem Leben sorgst. Achte also auch psychisch auf einen guten Ausgleich. Mehr dazu kannst du im zweiten Teil unseres Buches lesen.

2

WAS MACHE ICH MIT MEINEM KÖRPER?

Was wir für gesundes Älterwerden tun können

Wie du schon gemerkt hast, ist unsere Vorstellung von Gesundheit immer ganzheitlich, systemisch und selbstbestimmt. Denn was wir dir vermitteln möchten, ist eine Weichenstellung auf mehreren Ebenen gleichzeitig.

Unsere Erfahrung ist: Gute und umfassende medizinische Vorsorge, das richtige sportliche Training, genügend Schlaf und Ruhepausen und die für dich optimale Ernährung sind die vier Säulen, die jetzt deine Gesundheit tragen und die du selbst in der Hand hast.

1	2	3	4
Medizinische Gesundheitsvorsorge	**Bewegung**	**Ausgleich finden: Schlaf, Entspannung, Lebensfreude**	**Ernährung**

An dieser Stelle ein Disclaimer: Was wir in den kommenden Kapiteln beschreiben, ist ein Idealzustand. Das Beste, was du für dich und deine Gesundheit tun kannst. Es geht aber nicht darum, an jedem einzelnen Tag überall die Maximal-Punktzahl zu erreichen – wir alle sind Menschen mit einem Alltagsleben, die manchmal abwägen müssen und Prioritäten setzen. Die in Situationen kommen, in denen sie sich nicht eisern an Ernährungskonzepte halten können oder wollen (auf dem Familienfest, auf der Firmenfeier …), die nicht jede Woche ihren Trainingsplan einhalten können (im Urlaub, in einer beruflich stressigen Phase ...), die auch hin und wieder eine unruhige Nacht haben. Die nicht immer Zeit haben, sich um ihre Gesundheit zu kümmern oder nicht das Budget für Zusatzleistungen, die wir empfehlen, die aber privat bezahlt werden müssen.

Damit du es schwarz auf weiß hast: Wir wollen dir keinen Stress bereiten, den hast du vermutlich schon genug. Sondern wir wollen dir den Stress nehmen und das Leben erleichtern.

Du selbst entscheidest, wo du deine Schwerpunkte setzt, was dir wichtig ist, was zu dir passt – und wenn du nicht in allen Rubriken alles schaffst, macht das gar nichts, denn zum Glück sind das hier keine Bundesjugendspiele. Sondern ganz im Gegenteil eine Vielzahl von Möglichkeiten, wie du dir und deinem Körper eine wirklich gute Freundin sein kannst. Bringst du diese Grundhaltung dir selbst gegenüber mit, wird es dir auch nicht schwerfallen, deinen individuellen Mix zusammenzustellen.

Im zweiten Teil unseres Buches geben wir dir einen Überblick über die »Big Four« ab 40 – die vier entscheidenden Hebel für dein gesundes Älterwerden.

HINGEHEN: DIESE CHECK-UPS SIND JETZT WICHTIG

Die Schulmedizin bietet ein Raster aus Früherkennungsuntersuchungen, das auch Frauen in den Wechseljahren zugutekommt. Es ist allerdings relativ grobmaschig: Bei der jährlich empfohlenen gynäkologischen Krebsvorsorge wird von den Krankenkassen für Frauen ab 35 nur alle drei Jahre ein Abstrich (»PAP-Test«) und ein Test auf HPV bezahlt, also die Viren, die Gebärmutterhalskrebs auslösen können. Alle zwei Jahre werden Frauen ab 50 zur Mammographie aufgefordert, ab 55 im Zehn-Jahres-Abstand zur Darmspiegelung, um Darmkrebs früh zu erkennen.

Dies ist das evidenzbasierte Vorsorgeprogramm für den Brust-, Darm- und Gebärmutterhalskrebs. Sozusagen ein Minimalprogramm, um diese häufigen Krebserkrankungen mit hoher Wahrscheinlichkeit frühzeitig zu identifizieren – es ist nicht darauf ausgelegt, jede einzelne Frau mit ihren individuellen Beschwerden gut durch die Wechseljahre zu bringen.

In der Folge geben wir dir einen Überblick zu den zusätzlichen »individuellen Gesundheitsleistungen« (sogenannte »IGeL-Leistungen«), die wir für sinnvoll halten, auch wenn du sie als Kassenpatientin selbst bezahlen musst. Je nach Bundesland kosten die Leistungen zwischen 35 und 60 Euro.

Diese Vorsorgeuntersuchungen stehen dir in Deutschland zu

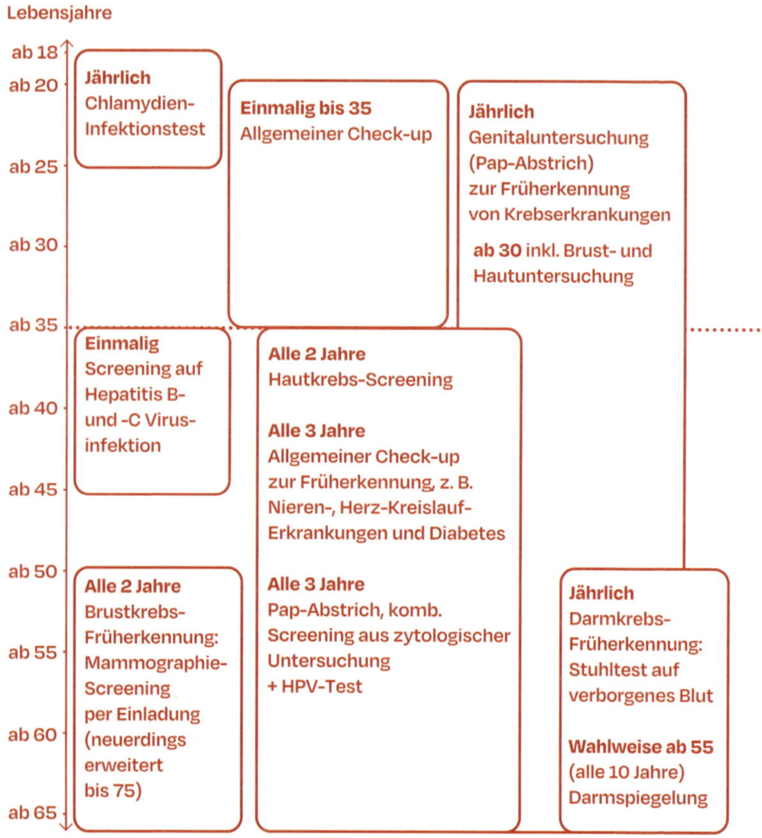

Quelle: Verbraucherzentrale.de, Früherkennung: Diese Vorsorgeuntersuchungen stehen Ihnen zu

Bei der Gynäkologin

Ein vaginaler Ultraschall der Eierstöcke ist eine der typischen Zusatzuntersuchungen, die selbst gezahlt werden müssen und die wir empfehlen: Mit dieser kurzen und schmerzlosen Untersuchung kann die Frauenärztin einen Blick auf deine Gebärmutter, die Dicke der Gebärmutterschleimhaut und deine Eierstöcke werfen.

Darüber hinaus kann der Ultraschall dir auch zeigen, ob deine Gebärmutterschleimhaut noch aufgebaut wird oder schon sehr ausgedünnt ist oder ob es vielleicht Verdacht auf einen Gebärmutterschleimhautpolypen gibt. Auch Myome, also gutartige Wucherungen der Gebärmutter, können mit dem Ultraschall gut erkannt werden. Das kann hilfreich sein, wenn du in der Peri- oder Postmenopause abnormale Blutungen hast.

In Bezug auf Eierstockkrebs-Früherkennung muss man allerdings einschränkend sagen: Besonders verlässlich ist hier der Ultraschall nicht. Deshalb wird er auch nicht als allgemeines Screening empfohlen. Gerade in frühen Stadien wird eine Veränderung oft nicht erkannt. Und deshalb wird leider der Eierstockkrebs häufig erst in sehr fortgeschrittenem Stadium festgestellt, weil Symptome oft erst spät auftreten.

Aber besonders wenn in deiner Familie Eierstockkrebs vorgekommen ist oder du eine genetische Veranlagung zu Brustkrebs oder anderen Krebsarten hast (BRCA-Mutation, Lynch-Syndrom), solltest du auf jeden Fall in diese Untersuchung investieren. Gegebenenfalls kannst du auch noch zusätzlich den Tumormarker CA 125 – kurz für Cancer-Antigen 125 – durch einen Bluttest bestimmen lassen. Dieser kann leider auch bei vielen anderen entzündlichen Erkrankungen erhöht sein, gibt dir also keinen ganz sicheren Hinweis. Umgekehrt aber schon: Wenn er normal ist, ist es sehr unwahrscheinlich, dass du Eierstockkrebs hast.

Eine Mammographie wird von Christina ab dem Alter von 40 alle ein bis zwei Jahre empfohlen, und ein Ultraschall der Brust kann zusätzlich Sinn ergeben, wenn du dichtes Brustgewebe hast. Wir folgen hier den Empfehlungen der United States Preventive Services Task Force (USPSTF), die 2024 erneuert wurde (auch wenn in Deutschland die Mammographie erst ab dem Alter von 50 flächendeckend durchgeführt wird). Jede achte Frau in Deutschland erkrankt im Lauf ihres Lebens an dieser Krebsform – je früher eine Diagnose gestellt wird, desto erfolgreicher ist oft die Behandlung.

Beim Hausarzt oder der Internistin

Neben den gynäkologischen Untersuchungen ist jetzt auch dein Hausarzt oder deine Hausärztin beziehungsweise Internistin wichtig: Sowohl ein Blutbild als auch eine Untersuchung deiner Schilddrüsenwerte geben dir wichtige Hinweise auf mögliche körperliche Baustellen.

Dafür solltest du auf einem etwas ausführlicheren Blutbild bestehen, das die folgenden Werte beinhalten sollte:

→ Kleines Blutbild.

→ Lipidprofil: Gesamtcholesterin, LDL, HDL, Non-HDL-Cholesterin, Triglyzeride, einmalig Lipoprotein(a), Apolipoprotein B, das ist ein besserer Risikomarker als Cholesterin.

→ Blutzucker: Nüchternblutzucker, HbA1c, Nüchterninsulin.

→ kardiovaskuläres Risiko/Entzündungsmarker: hs-CRP = hochsensitives C-reaktives Protein, BSG = Blutkörperchensenkungsgeschwindigkeit.

→ Leber: Gamma-GT, GPT.

→ Niere: Kreatinin, Cystatin C, Harnstoff, Natrium, Kalium, Harnsäure.

→ Schilddrüse: TSH, fT3, fT4, gesamt T3, gesamt T4, und die Antikörper TAK, MAK/TPO-AK, TRAK, reverse T3.
Diese differenzierten Werte geben ein umfassenderes Bild vom Funktionszustand der Schilddrüse als nur der TSH-Wert, der standardmäßig bestimmt wird. Zum Beispiel gibt der TAK-Wert Hinweise auf Antikörper gegen Schilddrüsengewebe. Das kann bei der frühen Diagnose von Autoimmunprozessen gegen die Schilddrüse helfen, wie zum Beispiel bei einer Hashimoto-Thyreoiditis.

→ Vitamine: Vitamin D, Vitamin B12 (ganz wichtig, wenn du dich vegetarisch oder vegan ernährst), Folsäure, Ferritin.

Dabei musst du beachten, dass Vitamin B12 und Folsäure nur Richtwerte sind. Sie hängen stark davon ab, was zum Zeitpunkt der Blutabnahme durch die Nahrung gerade aktuell im Blut herumschwimmt. Das ist nicht immer deckungsgleich mit dem, was die Zellen unseres Körpers dauerhaft zur Verfügung haben.

Es gibt darüber hinaus noch weitere Tests auf bestimmte Stoffwechselprodukte, die dir indirekt Aufschluss über mögliche Risiken und Mängel geben können und die wir dir deshalb ans Herz legen:

→ Homocystein: Mängel an den Vitaminen B6, B12 und Folsäure führen dazu, dass Methionin in das Eiweißabbauprodukt Homocystein umgewandelt wird. Hohe Konzentrationen von Homocystein verursachen Schäden an Blutgefäßen und erhöhen das Risiko für Herz-Kreislauf-Erkrankungen.

→ Methylmalonsäure: ein Nebenprodukt des Stoffwechsels bestimmter Fettsäuren und Aminosäuren, ein Prozess, der Vitamin B12 benötigt. Der Test auf Methylmalonsäure kann helfen, einen frühen Vitamin-B12-Mangel zu erkennen und zwischen einem Folsäure- und einem B12-Mangel zu unterscheiden. Erhöhte Werte weisen auf einen B12-Mangel hin.

Funktionelle Medizinerinnen benutzen darüber hinaus gerne den Organsäuretest, um eine Übersicht über alle metabolischen Prozesse und Abbauwege im Körper zu bekommen. Das hilft dabei, Nährstoffmängel zu beurteilen, die die Stoffwechselwege einer Patientin beeinflussen können. Organische Säuren sind zelluläre Nebenprodukte, die durch biochemische Prozesse entstehen, die für das Überleben erforderlich sind, wie Energieproduktion, Protein- und Fettsäurestoffwechsel sowie Entgiftung. Die Werte können aus dem Urin oder Blut bestimmt werden. Blutwerte geben Auskunft über Versorgung und Stoffwechsel über einen längeren Zeitraum, der Urintest ist eher eine Momentaufnahme.

Fragen Sie Ihre Ärztin … oder Ihre Apothekerin!

Im Do-it-yourself-Verfahren deine Gesundheit tracken? Das ersetzt auf keinen Fall den Arztbesuch, ist aber eine gute Ergänzung. Urinsticks gibt es in der Apotheke oder Drogerie, sie kosten nicht viel, und du kannst ganz einfach mithilfe deines Mittelstrahlurins wesentliche Werte überprüfen. Du kannst auch grob deine Beschwerden eingrenzen, etwa einen Harnwegsinfekt. Diese Info hilft auch deinem Arzt oder deiner Ärztin.

Bitte nutzte die Sticks nicht täglich, damit machst du dich nur verrückt! Aber einmal die Woche gibt dir einen guten Überblick, ob die Richtung stimmt.

Und das kannst du testen:

- Proteine: Ein hoher Proteingehalt im Urin kann auf eine Nierenentzündung hinweisen.

- Eine hohe Leukozytenzahl (weiße Blutkörperchen) im Urin kann ein Anzeichen für eine entzündliche Erkrankung der Nieren und/oder der ableitenden Harnwege sein.

- Blut (Hämoglobin): Blut im Urin deutet auf eine Harnwegsinfektion oder Nieren-/Harnsteine hin. Solange du deine Regel noch hast, ist das allerdings nicht verlässlich.

- Nitrit: Wenn Nitrit im Urin vorhanden ist, kann eine Infektion der Nieren der Grund sein.

- Glukose: Urin enthält normalerweise so wenig Glukose, dass sie auf einem Urinteststreifen nicht angezeigt würde. Erhöhte Harnzuckerspiegel können auf Diabetes oder Erkrankungen der Nieren hinweisen.

- Bilirubin ist ein Zwischenprodukt, das beim Abbau der roten Blutkörperchen in der Milz entsteht. Erhöhte Werte können auf eine Erkrankung der Leber oder Gallenblase hinweisen.

- Urobilinogen: Der Nachweis von Urobilinogen im Urin hilft bei der genaueren Diagnose von Leber- und Gallenwegserkrankungen. Urobilinogen wird beim Abbau von Bilirubin im Darm gebildet.

- Ketone: Ketone sind Stoffwechselprodukte, die beim Abbau von Fett entstehen und mit dem Urin ausgeschieden werden. Sie werden in größeren Mengen zum Beispiel bei Diabetikern, im Hungerstoffwechsel (ketogene Diät) oder bei hohem Fieber produziert.

- pH-Wert: Gibt Auskunft über den Säure-Basen-Haushalt. Gesunde pH-Werte im Urin sind morgens zwischen pH 6,2–6,8 und abends zwischen pH 6,8–7,4. Schwankungen deuten darauf hin, dass der Körper über eine natürliche Regulation des Säure-Basen-Haushalts verfügt.

- Vitamin C: In hohen Konzentrationen stört Vitamin C den Nachweis von Blut und Glukose. Es dient daher als Kontrolle, um sicherzustellen, dass andere Werte nicht verfälscht werden.

Beim Orthopäden

In den USA gehört ein Knochendichtescan für alle Frauen ab 65 zu den bezahlten Vorsorgeleistungen, in Deutschland leider nur bei Ermüdungsbrüchen. Das ist eine Versorgungslücke, weil der größte Knochenverlust bei uns Frauen bereits in den ersten Jahren der Postmenopause eintritt, wenn das Östrogen plötzlich stark abfällt. Danach stabilisiert sich der Prozess.

Es gibt also gute Gründe, auf eigene Kosten (etwa 65 Euro) schon in der frühen Postmenopause die Knochendichte messen zu lassen. Etwa wenn du – wie zum Beispiel Susanne – in der Familie Fälle von Osteoporose hast. Auch wenn du an einer Autoimmunerkrankung, Nierenerkrankungen oder rheumatoider Arthritis leidest, lange geraucht hast, sehr schlank bist oder schon einmal große Knochenbrüche mit minimalen Auslösern oder spontane Wirbelfrakturen erlitten hast.

Wenn du ab der Menopause deine Werte bestimmen lässt, hast du später einen Ankerpunkt für deinen ganz persönlichen Vergleich. Das ist auch wichtig zur frühen Intervention, wenn du dich zum Beispiel für eine HRT entscheidest oder andere Medikamente, die manchmal notwendig sind, um Frakturen zu vermeiden.

Folgende Untersuchungen können wir empfehlen:

- DEXA-Scan: Misst die Knochendichte in Lendenwirbelsäule und im Oberschenkelhals und Hüftbereich.
- NTX-Urintest: Misst die Rate des Knochenabbaus und kann auf ein Osteoporose-Risiko hinweisen, selbst wenn der DEXA-Scan normal ist.

Laborwerte:

- Vitamin D 25(OH)D: Stellt sicher, dass ausreichende Mengen für die Kalziumaufnahme vorhanden sind.
- Intaktes Parathormon (iPTH): Zeigt Probleme im Kalziumstoffwechsel an.
- Ionisiertes Kalzium: Reflektiert die Aktivität des Parathormons.
- 24-Stunden-Kalziumausscheidung: Hohe Werte weisen auf Knochenabbau hin.
- Schilddrüsentests: Überschüssige Schilddrüsenhormone können zu Knochenverlust führen.
- Freies Cortisol und DHEA: Hormonelle Ungleichgewichte, die die Knochengesundheit beeinflussen.
- Hochsensitives C-reaktives Protein (hs-CRP): Hohe Werte sind mit niedrigerer Knochendichte verbunden.
- Homocystein: Hohe Werte können die Knochengesundheit beeinträchtigen.
- Zöliakie und Glutenempfindlichkeit: Stehen in Zusammenhang mit Knochenverlust.
- FSH und Östrogen: Frühe Menopause trägt zu Knochenverlust bei.

Bei der Gastroenterologin

Eine Darmspiegelung ist ab 55 Teil des gesetzlichen Leistungskatalogs, ist aber bei familiärer Vorbelastung oder Symptomen (etwa Blut im Stuhl, sichtbar oder durch einen Test ermittelt) vorher dringend angeraten. Wenn bei der Untersuchung Polypen gefunden werden – meist harmlose, gutartige Wucherungen in der Darmwand – , können sie dabei umgehend entfernt und dann histologisch untersucht werden. Ist die Untersuchung ohne Befund, muss sie nur alle zehn Jahre wiederholt werden.

Durch die stark ansteigenden Darmkrebsfälle auch bei jüngeren Frauen wird in den USA seit einigen Jahren die Koloskopie – also die Darmspiegelung – für Frauen schon ab 45 empfohlen. Viele Krankenkassen in Deutschland bezahlen den Stuhltest, den man zu Hause machen kann, schon ab 40. Da wir in Deutschland den Gesundheitstrends der USA oft nur kurz hinterherhinken und unser Darmkrebsrisiko möglicherweise auch viel früher ansteigt, würden wir auf jeden Fall empfehlen, dieses Angebot anzunehmen. Es dient zumindest als guter Warnhinweis. Und wenn das Ergebnis abnormal ist, wird auch die Koloskopie von der Krankenkasse gezahlt.

Noch eine Bemerkung, auch wenn du es dir schon denken wirst: Darmgesundheit hat ein bisschen mit Genen, viel mehr aber mit Lebensweise und Ernährung zu tun. Du kannst also viel dazu beitragen, dass dein Verdauungssystem gesund bleibt oder wieder gesund wird.

AUFSTEHEN: WELCHES TRAINING UNS JETZT GUTTUT

Die zweite große Säule, auf der unser gesundes Älterwerden aufbaut, ist Bewegung. Aber wie? Einfach weitermachen wie bisher mit der sportlichen Routine? Etwas ganz Neues anfangen? Oder den Schwerpunkt ändern? Auf solche Fragen hören Frauen in ihren Vierzigern und Fünfzigern häufig den ganz allgemeinen Rat: Mach doch einfach, was dir guttut, Hauptsache, du bist regelmäßig sportlich aktiv.

Das ist nicht falsch – denn Bewegung, egal in welcher Form, unterstützt nicht nur unsere körperliche Gesundheit, sondern auch unsere Stimmung. Aber was für dich ganz persönlich in der Lebensmitte gut ist, kommt darauf an, wo du auf deiner Reise gerade bist und wo du hin möchtest. Stichwort: individuelle Lösung.

Es gibt eben kein One-size-fits-all-Programm, weder in der Menge noch in der Art des Trainings. Was dir guttut, ist individuell, und wenn du dich auf den Weg machst, um es für dich herauszufinden, lernst du dabei auch dich, deine Bedürfnisse und deinen Körper besser kennen.

Wie intensiv du Sport machen kannst und welchen, hängt von deiner persönlichen Gesundheit ab, deiner Belastbarkeit, deinem Zeitbudget, deinem Trainingszustand. Gerade aus der Sichtweise der Funktionellen Medizin ist das Thema Sport differenziert zu betrachten, denn zu viel oder das falsche Training kann tatsächlich auch schaden. Viele Frauen kämpfen nämlich um die Menopause herum mit erhöhten Cortisolspiegeln. Ihr Stressverarbeitungssystem ist aus dem Gleichgewicht, mit eindeutigen Anzeichen: Sie fühlen sich müde, kommen morgens nicht aus dem Bett oder sind abends kaputt und können dann aber nicht einschlafen – und sie speichern oft zusätzliches Bauchfett, was auch eine Folge des überschießenden Stresshormons ist.

Das kann zu einer fatalen Kettenreaktion führen: Sie fangen plötzlich an, extra viel Sport zu treiben, um das Bäuchlein wieder loszuwerden. Doch dadurch wird nichts besser, sondern im Gegenteil. Sie fühlen sich noch schlapper, haben ein erhöhtes Verletzungsrisiko, weil Cortisol nicht nur den Muskelaufbau verhindert, sondern sogar den Muskelabbau antreibt, und die Speckröllchen verschwinden auch nicht. Für diese Frauen ist Bewegung zwar gut, aber wir würden von intensivem Cardiotraining oder sehr ermüdendem, ausdauerndem Krafttraining abraten.

Zur Einordnung kannst du im Folgenden schauen, zu welchem der drei Typen du gehörst und was auf dich zutrifft – möglicherweise bist du auch ein Mischtyp, dann kannst du dir aus den jeweiligen Tipps deine sportliche Inspiration zusammenstellen.

Du bist die Meno-Powerfrau

Du hast in deinem Leben schon immer gern Sport gemacht, eine gute Grundkondition, wenig oder keine gesundheitlichen Einschränkungen und keinen übermäßigen Stress in deinem Leben? Super! Wenn du an Cardiotraining wie Joggen oder anspruchsvollere Disziplinen wie Rennradfahren oder HIIT-Training (also hochintensives Intervalltraining) gewöhnt bist und dich danach gut fühlst, nur zu.

Aber da geht noch mehr. Beziehungsweise da fehlt noch was. Die typische Sportempfehlung, die auch Medizinerinnen geben – also ein mittleres Ausdauertraining wie Radfahren oder Walking, rund 150 Minuten pro Woche –, ist ein Anfang, aber das reicht dir möglicherweise nicht aus. Denn diese Art der Bewegung ist einerseits zu wenig fordernd, um deinen Organismus auf eine Weise anzuregen, die dem Alterungsprozess etwas entgegensetzt, und andererseits auch zu fordernd, um dich zu entspannen und dich besser schlafen zu lassen.

Wir lassen an dieser Stelle Dr. Stacy Sims zu Wort kommen, Ernährungswissenschaftlerin und Sportphysiologin, außerdem unsere persönliche Fitnessheldin. Sie empfiehlt für Frauen in der Peri- und Postmenopause ein Power-Training – also weniger das klassische Krafttraining, bei dem du im Gym relativ langsam Gewichte stemmst, sondern ein Training von höherer Intensität, bei dem Kraft und Beweglichkeit kombiniert werden. Eine Metastudie in den USA unterstützt die These, dass durch diese Art des Trainings die Gesundheit und Beweglichkeit in der Lebensmitte positiv beeinflusst werden. Das ergibt in mehrerer Hinsicht Sinn.

Erstens hilft es dem Fettstoffwechsel und verhindert so, dass sich die Verteilung von Fett und Muskelmasse in deinem Körper ungünstig verändert. Außerdem wird durch Krafttraining die Arbeit der muskulären Stammzellen angeregt, die bei der Regeneration von Muskelfasern helfen – eine Aufgabe, bei der in jüngeren Jahren Östrogen eine Rolle spielt. Das fehlt jetzt, doch dieser Mechanismus lässt sich bis zu einem gewissen Grad austricksen.

Zweitens nutzt Cardiotraining der Herzgesundheit und dem Knochenaufbau. Und last but not least erhältst du dir deine Reaktionsschnelligkeit bis ins höhere Alter, wenn du schnelle und kräftige Bewegungen gewohnt bist. Und das ist wiederum wichtig, um später Stürze zu vermeiden.

Dr. Stacy Sims empfiehlt ein Trainingskonzept, das auf drei Säulen basiert und sowohl im Gym als auch zu Hause gut zu machen ist:

→ Krafttraining beziehungsweise Gewichte stemmen. Faustregel: Lieber weniger Wiederholungen mit einem höheren Gewicht als umgekehrt. Stacy empfiehlt drei bis fünf Runden à sechs Wiederholungen (oder weniger), mit zwei- bis fünfminütigen Ruhepausen zwischen den Sets. Dabei gilt es, auf die eigenen Grenzen zu achten: Wenn du das Gewicht nicht mehr sauber stemmen kannst, dann wird es zu viel. Übrigens: Auch wenn wir erst später auf das Thema Ernährung kommen, können wir hier schon mal darauf hinweisen, wie wichtig Protein für deinen Nährstoffmix jetzt ist. Denn nur in proteinhaltiger Nahrung (Hülsenfrüchte kombiniert mit Hafer, Saaten, Hanf, Fisch, Ei und Huhn) sind die biochemischen Bausteine, die dein Körper zum Umbau in Muskelmasse braucht.

→ Plyometrisches Training: Dieses beruht auf kraftvollen, explosiven Bewegungen, die deine Sprungkraft und deine Fähigkeit stärken, aus dem Stand eine schnelle Bewegung zu machen und Muskelkraft zu aktivieren. Ein Beispiel: eine tiefe Kniebeuge machen und aus dieser Position hochspringen, wieder in der Kniebeuge landen, acht bis zehn Wiederholungen. Du beginnst mit einem Set, steigerst dich später auf zwei. Damit kannst du nicht nur die Regeneration deiner Knochenmasse stimulieren, du weckst auch bestimmte Gene auf, die

die Stärke und Zusammensetzung deiner Muskeln und die Funktion deiner Zellkraftwerke, den Mitochondrien, verbessern sowie deinen Insulinstoffwechsel anregen.

→ Sprint-Intervall-Training: Bau in deine Joggingrunde kurze (!) Sprint-Intervalle ein – das heißt: immer wieder stark beschleunigen, aber nie länger als 30 Sekunden am Stück. Denn dann nimmst du alle positiven Effekte – besserer Fettstoffwechsel, erhöhte Insulinsensitivität, bessere Zellregeneration – mit, ohne dass dadurch das Stresshormon Cortisol vermehrt ausgeschüttet wird. Denn das passiert bei Sprints von 60 Sekunden und länger, und das ist problematisch, da in den Wechseljahren das Stresslevel ohnehin erhöht ist.

Noch etwas: Es ist nie zu spät, sportliches Training aufzunehmen oder zu intensivieren – aber je früher du beginnst, desto besser. Denn in der Perimenopause kannst du der Veränderung deiner Körperzusammensetzung (mehr Fett, weniger Muskelmasse) noch am meisten entgegensetzen, später wird es schwieriger, umzusteuern.

Umgekehrt würden wir jedoch auf keinen Fall empfehlen, dass du plötzlich dein Jogging-Pensum verdoppelst, auf einen Marathon trainierst oder gar einen Triathlon bewältigst in der Hoffnung, dass die Energie schon wiederkommt, wenn man sich nur ordentlich anstrengt.

Und wenn du schon lange ein intensives Sportprogramm betreibst, möchten wir dich auch einladen, in deinen Körper hineinzuhören, ob das in der Form für dich gerade noch passt. Christina erlebt in ihrer klinischen Praxis viele Frauen, die gar nicht gemerkt haben, wie sehr ihr jahrelanges intensives Training ein Teil des Problems war. Es ist absolut keine Schande, sein Training, wenigstens zeitweise, umzustellen und an die neue Lebensphase anzupassen. Sondern ein Zeichen dafür, dass du achtsam auf die Signale deines Körpers hörst.

Du magst Sport, kannst aber nicht (mehr) alles machen

Bewegungseinschränkungen wie alte Verletzungen, Arthrose, entzündliche Gelenkerkrankungen oder Ähnliches schränken dich ein, sie sollten dir den Spaß am Sport aber nicht nehmen. Such dir eine Sportart und Übungen aus, die für dich machbar sind. Denn jede Art der Bewegung, egal wie sanft, ist besser, als auf dem Sofa liegen zu bleiben, und beugt weiteren Einschränkungen vor.

Ein gutes Sportgerät, das du in vielen Fitnessstudios findest, ist zum Beispiel der »Pilates Reformer«. Das ist eine Low-Impact-Sportmaschine, die sowohl für Leute mit Verletzungen hilfreich ist als auch für alle anderen Frauen, die ein sanftes Workout vorziehen. Die Konstruktion erinnert an einen Bettrahmen, in den ein Schlitten eingebaut ist, mit einer Reihe von Seilzügen für Kräftigungs- und Stretching-Übungen. Es gibt die Geräte auch für den Hausgebrauch, sie sind allerdings nicht ganz günstig (ab etwa 600 Euro).

Eine andere schonende, aber effektive Methode ist »Pvolve«, eine Form des sanften Workouts, das aus der Physiotherapie stammt. Sie hat mittlerweile Millionen von Followerinnen und ist via Online-Programm zugänglich. Im Kern geht es darum zu lernen, wie wir uns intelligenter bewegen. Dabei kommen verschiedene Hilfsmittel zum Einsatz, etwa Bänder, Gewichte und spezielle Bälle.

Auch Spazierengehen ist eine gute Variante für dich – lies dazu mehr unter dem Punkt »Du bist derzeit sehr belastet«, ab Seite 115.

Du hast sehr wenig Zeit und/oder eine Insulinresistenz

Wenn eines von beiden (oder beides) auf dich zutrifft, empfehlen wir dir diesen Hack: das Spurt-Training. Das Grundprinzip: Kurze, aber intensive Trainingsintervalle von einer bis drei Minuten, mehrere Male am Tag ausgeführt, lassen das Wachstumshormon optimal ansteigen und regulieren damit zugleich den Insulinspiegel. Am besten fängst du gleich am Morgen an, dann immer ungefähr zwei Stunden vor einer Mahlzeit und zwei Stunden vorm Schlafengehen. Mögliche Spurtübungen wären Hampelmänner, einmal die Treppen hoch- und hinunterrennen, Trampolin springen, einmal um den Häuserblock rennen. Oder was immer deinen Puls maximal in die Höhe treibt, nachdem du es 60 bis 120 Sekunden gemacht hast.

Wenn dir ein fertiges Programm lieber ist, dann hol dir eine der 7-Minute-Workout-Apps. In nur sieben Minuten bewegst du einmal alle großen Muskeln deines Körpers. Schon diese wenigen Minuten Training bei einer Intensität, die sich der maximalen Kapazität annähert, führt zu molekularen Veränderungen in den Muskeln, die mit denen von mehreren Stunden Laufen oder Radfahren vergleichbar sind.

Du bist derzeit sehr belastet

Veränderungen im Job, Beziehungskrisen, die Pflege alter Eltern – es gibt vieles, das uns in der Lebensmitte den Schlaf rauben kann, jedenfalls phasenweise. In diesen sehr fordernden Lebensphasen raten wir von Training ab, das den Cortisolspiegel weiter erhöht.

Dagegen helfen sanfte Bewegung und schonender Sport, das Stresshormon auszubalancieren. Sie fördern außerdem den Schlaf und dienen so der Regeneration des Körpers. Es ist völlig okay, wenn du jetzt kürzertrittst und dich auf eine der folgenden Sportarten konzentrierst: Fahrradfahren, Pilates, kürzeres Joggen, Yoga oder Übungen mit freien Handgewichten. Sicher findest du ein Online-Programm oder einen YouTube-Kanal zum Mitmachen, der dir Spaß bringt und dich nicht komplett erschöpft. Du sollst dich nach dem Sport besser fühlen, energiegeladen, nicht ausgelaugt.

Auch Spazierengehen tut dir jetzt gut, auch wenn das vielleicht nicht gerade sportlich klingt! In vielen Studien wurde gezeigt, dass regelmäßiges Gehen der Gehirngesundheit zuträglich ist und sogar Alzheimer aufhalten kann. Auffällig ist auch: In den sogenannten »Blauen Zonen« der Welt, in denen überproportional viele Menschen bei guter Gesundheit sehr alt werden, sind tägliche, ausgedehnte Fußmärsche Teil des Lebensstils. Man nimmt an, dass dies zusammen mit gesunder Ernährung, dem befriedigenden Sozialleben und anderen Formen täglicher Bewegung Teil ihres Erfolgsgeheimnisses ist.

Wenn du dich also zu gar nichts anderem aufraffen kannst, weil du dich zu müde fühlst (oder auch, weil du in deiner Beweglichkeit eingeschränkt bist), dann geh einfach los, und zwar im schnellsten Tempo, das noch für dich angenehm ist. Wenn du das jeden Tag eine halbe Stunde schaffst, tust du etwas Gutes für deine Knochen, dein Gleichgewicht, dein Gemüt und deinen Blutzuckerspiegel.

Am schönsten ist natürlich ein Spaziergang in der Natur oder wenigstens in einem Park. Vielleicht hast du schon mal von »Waldbaden« gehört, ein Entspannungsverfahren aus Japan, dort bekannt unter dem

Namen Shinrin Yoku. Einfach nur ruhig und still unter einem Baum zu sitzen, die Natur um sich herum zu beobachten und dabei tief zu atmen, kann helfen, Stress abzubauen und Gesundheit und Wohlbefinden auf natürliche Weise zu fördern.

Christina hatte drei Jahre mit einer sehr schmerzhaften Hüftverletzung nach einem Skiunfall zu tun. Bis die Verletzung aber endlich richtig diagnostiziert und mit drei Nägeln fixiert wurde (danke, Schulmedizin!), war flottes Gehen das Einzige, was beschwerdefrei möglich war. Stimmungsaufhellend und überall zu machen – ein unterschätzter Hebel für unsere Gesundheit.

BODY & BRAIN

Bewegung zur Blutzuckerregulierung

Den Blutzucker im Griff zu haben, ist in den Wechseljahren eines deiner wichtigsten Gesundheitsziele. Bewegung hilft dir dabei, weil deine Muskeln dann besonders viel Glukose verbrauchen. Jetzt kommt aber noch ein weiterer Effekt zum Tragen: Bei Muskelkontraktion wird Glukose auch ohne die Hilfe von Insulin in die Zellen transportiert. Dies ist gerade bei Insulinresistenz ein sehr effektives Mittel, um den Blutzuckerspiegel zu stabilisieren. Wenn du dich an mindestens vier von sieben Tagen 30 bis 60 Minuten bewegst, bist du auf einem sehr guten Weg! Hier zeigen wir dir, was du speziell für deinen Zuckerstoffwechsel tun kannst.

Für (Wieder-)Einsteigerinnen: Falls du noch keine Art von Ausdauertraining machst oder lange beim Sport ausgesetzt hast, ist dein Ziel, an allen oder jedenfalls den meisten Tagen 30 bis 60 Minuten in einem zügigen, aber noch gut machbaren Tempo zu Fuß zu gehen. Das muss nicht am Stück passieren: Zehn- bis 15-minütige Intervalle lassen sich leichter in einen vollen Terminkalender integrieren und sind genauso effektiv wie längere Spaziergänge, unter Umständen sogar effektiver.

Für Geübte: Wir empfehlen drei bis vier Mal am Tag kurze »All-out-Bursts« wie Sprinten, schnelles Fahrradfahren oder kurze Einheiten mit Gewichten, um das Wachstumshormon zu maximieren.

Du beginnst morgens direkt nach dem Aufstehen mit einem »Burst« aus dem Bett, zwei bis drei Minuten. Die Trainingseinheit sollte so intensiv sein, dass du am Ende das Gefühl hast, ohne Pause nicht weitermachen zu können.

Tagsüber fügst du zwei weitere Burst-Einheiten hinzu, etwa im Abstand von vier Stunden, die kürzer sein können, etwa 30 Sekunden. Diese kannst du auch in dein gewöhnliches Sportprogramm integrieren (etwa ein Jogging-Sprint zwischendurch).

Abends, etwa zwei Stunden nach der letzten Mahlzeit des Tages und spätestens eine Stunde vor dem Schlafengehen, endest du den Tag mit einem zweiminütigen Burst. Das hilft, den restlichen Zucker in deinem Blutkreislauf zu verbrennen, senkt den Insulinspiegel und bereitet den Körper auf die Fettverbrennung während des Schlafens vor.

Wenn du Inspiration für dein Sportprogramm suchst, dann such dir hieraus etwas aus: Hampelmänner, Treppenlaufen, Kniebeugen mit optionalen Handgewichten, Liegestütze, Ellipsentrainer, Heimtrainer, Laufband, Gehen und kurze Sprints oder Bergläufe einlegen.

Wenn du diese Tipps beherzigst, ob als Einsteigerin oder als Fortgeschrittene, bringen sie dir Folgendes:

- Du reduziert dein Risiko von Herzerkrankungen um 40 Prozent.
- Du senkst den Wert deines Low-Density-Lipoprotein (LDL) Cholesterins (das sogenannte »schlechte« Cholesterin).
- Du erhöhst den Wert deines High-Density-Lipoprotein (HDL) Cholesterins (das sogenannte »gute« Cholesterin).
- Du senkst deinen Blutdruck.
- Du reduzierst dein Risiko für Typ-2-Diabetes oder kannst die Krankheit besser bewältigen.
- Du verbesserst deine Stimmung.
- Du senkst dein Krebsrisiko um etwa 35 Prozent.

AUSGLEICH FINDEN: SCHLAF, ENTSPANNUNG, LEBENSFREUDE

Dass Schlaf zu den besten Bio-Reparaturmechanismen deines Körpers gehört, davon war bereits die Rede (und auch davon, wie du ihn wieder besser hinbekommst). Du kannst dazu auch noch einmal den Abschnitt zu Schlafstörungen und Energiehaushalt im ersten Teil des Buches lesen.

Aber, apropos Schwung: Da fehlt noch was. Denn selbst wenn du sorgsam auf die Signale deines Körpers achtest, du die beste medizinische Versorgung bekommst, genügend schläfst, angemessen trainierst – das alles braucht noch ein weiteres Puzzleteil. Nämlich: Lebensfreude. Spaß. Genuss.

Dieser Aspekt ist uns wichtig. Denn all unsere Tipps zu Medizin, Sport, Schlaf oder Ernährung entfalten ihre Wirkung am besten, wenn du sie mit einer Lebensweise verbindest, die dir guttut und in der du genügend von dem bekommst, das dich am Brennen hält. Ob das eine Tätigkeit ist, die dich begeistert, Spaß am Sex, ein Hobby, das dich beflügelt, Kontakte, die dir Kraft geben, eine Mischung aus alldem.

»Spaß ist das beste Gegenmittel zu Stress«, schreibt Dr. Ritamarie Loscalzo, eine Funktionelle Medizinerin aus den USA. Und weiter: »Immer wieder sagen mir Leute: Ich habe keine Zeit, genügend spaßbetonte Aktivitäten in meinen vollen Tag einzubauen. Dann antworte ich ihnen: Ich habe keine Zeit, das NICHT zu tun.«[17]

Wenn wir etwas tun, das wir lieben – tanzen, im Chor singen, in einer Mannschaft Sport machen, kochen, die Ausstellung unserer Lieblingskünstlerin besuchen, gärtnern –, dann hat das positive, messbare physiologische Folgen: auf unsere Muskulatur, unsere Hormone, Blutgefäße, Enzyme, Verdauung, unser Immunsystem und Gehirn. Und gehört deshalb mit zur besten Gesundheitsvorsorge, die wir für uns selbst betreiben können.

Viele Menschen wissen ganz instinktiv, welche Aktivitäten ihnen Freude bereiten. Andere müssen es erst herausfinden. Loscalzo empfiehlt, sich ein paar Fragen zu stellen: Wann fühle ich mich besonders lebendig und energiegeladen? Was würde ich mit meiner Zeit anfangen, wenn Geld kein Thema wäre und ich einfach nur das tun könnte, worauf ich Lust habe? Erst im nächsten Schritt geht es um die praktische Umsetzung und die Einteilung. Es braucht nicht immer einen Zwei-Wochen-Urlaub, oft nicht mal ein Wochenende, um sich mehr von diesen Aktivitäten ins Leben zu holen! Schon ein tägliches Spaß-Ritual (etwa: morgens vor Arbeitsbeginn einmal ein Lieblingslied voll aufzudrehen und dazu im Wohnzimmer zu tanzen) kann dir mehr Lebensenergie geben.

Und – wir sagten es bereits: Umgib dich mit Menschen, die dir guttun. Klar: Du kannst dir nicht immer aussuchen, mit wem du es im täglichen Leben zu tun hast. Familienmitglieder, Partner, Kolleginnen, Kunden, Chefinnen können die Quelle von Bestätigung, Ansporn, Liebe, Wohlbefinden sein, oder auch das Gegenteil. Umso wichtiger ist es, dir einzelne Menschen und Gruppen zu suchen, bei denen du ganz du selbst sein kannst, dich akzeptiert, geliebt und unterstützt fühlst.

Die Sozialpsychologie spricht vom »Tend and befriend«-Effekt: Gerade in anstrengenden Zeiten ist es ein Überlebensmechanismus der Evolution, dass wir uns unterstützende menschliche Beziehungen suchen.[18] Dabei wird das »Bindungshormon« Oxytocin ausgeschüttet sowie körpereigene Opioide, die wie ein Gegenmittel zu Stress wirken und auch den körperlichen Effekt von weniger erfreulichen, aber unvermeidbaren Kontakten dämpfen können. Dr. Shelley Taylor, eine der Pionierinnen dieser Forschungsrichtung, betont, wie stark mentale und körperliche Gesundheit aufeinander einzahlen. Sich um die eigene Lebensfreude zu kümmern, Dinge zu tun, die Optimismus und Zuversicht ankurbeln, kann also auch ein bedeutender Hebel sein, gut durch die Wechseljahre zu kommen.

Auch die Freundschaftsforschung bestätigt das: In einer Reihe von Studien wurde nachgewiesen, dass gute Freundschaften sogar Gesundheitsrisiken ausgleichen können und dass die Fähigkeit zu belastbaren Beziehungen überhaupt den Erfolg unserer Spezies ausmacht.[19]

ZUGREIFEN: DAS BODY-RESET-ERNÄHRUNGS-PROGRAMM

Manchmal fragen uns Frauen: Wenn euer Gesundheitskonzept auf mehreren Säulen beruht – was ist denn die wichtigste? Worauf soll ich mich in erster Linie konzentrieren?

Die Frage ist schwer zu beantworten, denn wie du schon gesehen hast, sind Gesundheitsprobleme auf vielfältige Weise miteinander verknüpft. Dasselbe gilt für die Lösungen.

Aber eines steht fest: Ernährung ist dein kraftvollster Hebel. Einfach weil uns das Thema Tag für Tag, Mahlzeit für Mahlzeit beschäftigt. Wir essen im Jahr etwa 700 bis 800 Kilo an Lebensmitteln. Welche wir essen, hat einen dauerhaften Einfluss, im Schlechten wie im Guten.

Denn wenn du das Richtige isst, dann kann deine Ernährung sogar wie eine Neustart-Taste für gesundheitliche Belastungen in den Wechseljahren wirken. Du gönnst deinem Körper eine Art »Reset«, um wieder in die Balance zu kommen, quasi einen Neustart wie bei einem PC, der abgestürzt ist.

Ja, das klingt ein bisschen nach Magie, ist aber einfach hardcore Biochemie. Alles, was den Körper belasten könnte, wird deutlich reduziert oder ganz weggelassen. Alles, was dem Körper guttun kann, wird mehr gegessen.

Auch wenn wir den Einfluss einer einzigen Mahlzeit auf unsere Gesundheit oft nicht wirklich spüren, so hat Ernährung insgesamt doch auf lange Sicht eine nachhaltige Wirkung. Das ist wie mit der Altersvorsorge: Was du heute investierst, zahlt sich in 20, 30 und 40 Jahren später aus. Wenn du aber nie etwas investiert hast, wird es später knapp werden mit der Kohle. Die gute Nachricht: Es ist nie zu spät, um anzufangen. Wenn du dich mit unserem Ansatz beschäftigst, dann wird er möglicherweise zu den weitreichendsten Veränderungen in deinem Leben führen.

Vielleicht nimmst du ja an, dass du dich im Großen und Ganzen schon recht gesund ernährst und wirst dich wundern, welche zusätzlichen Stellschrauben du alle zur Verfügung hast. Du hast so viel in der Hand!

Für eine von uns, Susanne, hat das Thema Ernährung auch mit einem persönlichen Wendepunkt im Leben zu tun: Mit Anfang 40 begann ihr Körper ihr zu zeigen, dass sie sich nicht mehr so einfach auf ihn verlassen konnte. Möglicherweise machst du ähnliche Erfahrungen?

Es war nicht so, dass Susanne sich richtig krank fühlte, aber es mehrten sich kleinere und größere Irritationen. Ihr Schlaf, auf den sie sich immer verlassen konnte, war auf einmal jede Nacht unterbrochen. Am Kopf entstand ein hartnäckiges Ekzem. Sie entwickelte recht viele Veränderungen in der Haut, die sie entfernen lassen musste. Zunächst reagierte sie, wie es viele Frauen im ersten Moment tun: Ungläubigkeit, Verdrängung, Selbstbeschwichtigung. Wie konnte ihr Körper sich erlauben, einfach nicht mehr so mitzumachen wie zuvor? Am Ende führten diese Signale zu einer tiefgreifenden Auseinandersetzung mit sich selbst und einem Entschluss: Ihr Leben sollte sich ändern. Sollte stressfreier werden, mit einem Job, den sie wirklich mochte. Sie wollte zufriedener leben, im Einklang mit der Natur und mit einer Ernährung, die nicht nur lecker, sondern auch gesundheitsfördernd ist.

In dieser Zeit las sie viel und entdeckte unter anderem das Buch *Die Hormonkur*, geschrieben von der bereits erwähnten Gynäkologin Dr. Sara Gottfried, die darin ein 21-tägiges Ernährungsprogramm unter der Bezeichnung »Hormone Reset« beschreibt.[20] Susanne machte den Selbstversuch und war begeistert: besser gelaunt, wacher, ein vitaleres Körpergefühl. Einige Jahre später gründete sie ein Start-up mit dem Ziel, Frauen beschwerdefrei durch die Wechseljahre zu begleiten: NOBODYTOLDME. Und merkte bald von selbst, dass Ernährung der Dreh- und Angelpunkt war, um den alle anderen Empfehlungen kreisten. Am Ende entstand in Zusammenarbeit mit Christina ein Kursangebot unter dem Namen »Body Reset«.

Für die Teilnehmerinnen ist ein solcher Kurs ein Experiment mit sich selbst, bei dem sie ausprobieren, was für sie persönlich gut funktioniert. Oberstes Gebot dabei: Alles kann. Nichts muss. Die wichtigsten Prinzipien kannst du aber auch im Do-it-yourself-Verfahren mit diesem Buch kennenlernen.

Was ist der Grundgedanke vom Body Reset?

An dieser Stelle müssen wir ein klein wenig ausholen, denn der Gedanke ist gewichtig: Wofür wir stehen, ist die Ernährung, von der wir als Menschheit kommen. Und zu der wir wieder ein Stück weit zurückwollen.

Seit etwa 300 000 Jahren gibt es den »modernen« Menschen, den Homo sapiens. Die Ernährung bestand aus dem, was lokal und saisonal verfügbar war, es wurde gesammelt, gejagt und mangels Hochleistungsmixer alles gut zerkaut. Zu trinken gab es Wasser. Zur täglichen Ernährung in der wärmeren Jahreszeit zählten vermutlich – hört, hört – grünes Blattgemüse, Kräuter, Wildgemüse, Pilze, Nüsse und Saaten. Im Sommer gab es dazu ausnahmsweise Obst, und Wabenhonig war für einige Menschen eine willkommene Süßigkeit.

An Tierischem gab es je nach Region Wild, Fisch und Meeresfrüchte, sicher hier und da mal ein Ei. Außerdem werden unsere Vorfahren Maden und Insekten mitgegessen haben. Vermutlich war die Ernährung im Winter insgesamt fleischlastiger als im Sommer (auch wenn die Menschen im Schnee hier und da ein paar essbare Kräuter gefunden haben). Je nach Region gab es sicher große Unterschiede beim Speiseplan. Und weil die Menschheit bereits früh das Feuer für sich entdeckt hat, garten unsere Vorfahren den ein oder anderen Braten auf glühenden Kohlen und stellten fest, dass auch Wurzelgemüse gegrillt eine schöne Abwechslung zu Rohkost ist.

Vor etwa 20 000 Jahren begannen Menschen, das erste Kochgeschirr aus Keramik zu brennen. So konnten sie – theoretisch – auch getrocknete Hülsenfrüchte und Getreidekörner auf den Speiseplan setzen. Seit Tausenden von Jahren fermentieren die Menschen: Getreide wurde so zu Bier, Obst zu Essig und Wein, Sojabohnen zu Sojasauce und Natto, Milch zu Kefir und Chinakohl zu Kimchi.

Die Ernährung war abgesehen vom langen harten Winter eher vielfältig, reich an Nährstoffen und hatte, abgesehen vom gelegentlichen Honig oder Fett aus Markknochen, eine im Verhältnis zu heute geringere Energiedichte. Es ist davon auszugehen, dass die Menschen Allesesser waren, aber mit einem großen Anteil an pflanzlicher Kost.

Um 10 000 vor unserer Zeitrechnung entwickelte sich die Landwirtschaft. Wir Menschen wurden sesshaft, hielten Vieh und bauten Getreide an. Schon die Griechen und die Etrusker buken flache Teigscheiben auf heißen Steinen oder am Feuer und würzten sie dann mit Olivenöl und anderen Zutaten. Wie lecker!

Was uns einerseits viele Vorteile gebracht hat, hat aber auch in Tausenden von Jahren dazu geführt, dass wir peu à peu weniger pflanzliche Vielfalt zu uns genommen haben und dafür mehr Tierisches und mehr Hochkalorisches wie Käse, Wurst, Getreide und später auch Kartoffeln gegessen haben. Wenn wir heute ins Restaurant gehen, dann wird uns entweder überwiegend ein Getreidegericht angeboten (Nudeln, Reis, Mais, Pizza, Brot), oder wir finden ein großes Stück Fleisch, Wurst oder Fisch auf dem Teller. Das Gemüse ist, wenn überhaupt, zur Beilage verkommen; es wurde an den Rand des Tellers gedrängt. Unsere Ernährung heute ist verhältnismäßig arm an Nährstoffen und reich an Energie.

Seit Beginn der Industrialisierung, also in den letzten 100 bis 200 Jahren, haben sich unsere Ernährungsgewohnheiten drastisch geändert. Von kohlenhydratreich, vorwiegend pflanzlich, ballaststoffreich und weitgehend unbearbeitet zu konzentriert, protein- und fettreich, teilweise stark verarbeitet, ballaststoffarm und mit vielen tierischen Bestandteilen.[21]

Hinzu kamen weitere Stoffe, mit denen unser Körper konfrontiert ist: Medikamente, Kunststoffe und Chemikalien gelangen (un)freiwillig in unseren Körper. Viele dieser Stoffe erleichtern uns den Alltag, und Medikamente wie Antibiotika können Leben retten. Aber gleichzeitig können einige von ihnen auch unerwünschte Effekte in unserem Körper und im Mikrobiom auslösen. Das kann so weit gehen, dass sie heute als fruchtbarkeitsschädigend eingestuft werden, wie dies bei den Phthalaten (Weichmachern) und dem Kunststoff- und Epoxidharzzusatz BPA der Fall ist. Mit dem Body Reset wollen wir wieder ein Stück zu unserer ursprünglichen, »artgerechten« Ernährung zurückkommen. Das führt insgesamt auch zu einem gesünderen, vielfältigeren Mikrobiom und damit zu einem gesünderen Ich.

Damit wir uns nicht missverstehen, hier noch ein wichtiger Hinweis: Wir romantisieren weder die Steinzeit noch die Zeit vor der Industrialisierung. Auch wenn die Ernährung gesünder war, war sie vermutlich über lange Zeiträume und je nach sozialer Schicht immer wieder auch sehr einseitig. Ohne die Segnungen der modernen Medizin starben

Menschen wie die Fliegen an Infektionskrankheiten, und für Frauen und Babys waren Geburten eine lebensgefährliche Angelegenheit. Die durchschnittliche Lebenserwartung eines Neugeborenen stieg in der westlichen Welt erst seit dem Jahr 1900 konstant an, und zwar um etwa drei Monate pro Jahr.[22] Heute beträgt sie für ein neugeborenes Mädchen 83,4 Jahre.[23] Davon konnten unsere Urgroßmütter im 19. Jahrhundert nur träumen.

Aber wenn wir diesen Gedanken einmal umdrehen, kommen wir auf den wichtigen Punkt: Wenn uns zumindest in der westlichen Welt heute alle Möglichkeiten der modernen Medizin zur Verfügung stehen (plus den neuen Methoden, die die Funktionelle Medizin mit sich bringt), wenn viel weniger Menschen als früher in Jobs arbeiten müssen, in denen sie Raubbau an ihrem Körper betreiben, und wenn dann auch noch all die gesunden und artgerechten Lebensmittel in Hülle und Fülle zur Verfügung stehen, auf die unser Verdauungssystem angelegt ist – haben wir dann nicht eine großartige Chance, mithilfe der richtigen Ernährung gesünder alt zu werden denn je?

Was sind die Grundnahrungsmittel beim Body Reset?

Sicher ist: Die ursprüngliche mediterrane Ernährung mit vielen Hülsenfrüchten, Gemüse, Obst, Nüssen, Saaten, Olivenöl sowie etwas Fisch und Meeresfrüchten gehört zu den am besten untersuchten Ernährungsformen. Eine Meta-Analyse aus dem Jahr 2010 belegt, dass die mediterrane Ernährung zu einer signifikanten Verringerung der Gesamtsterblichkeit, von Herz-Kreislauf-Erkrankungen, von Krebserkrankungen sowie neurodegenerativen Erkrankungen führt.[24]

Auch Beobachtungen aus Weltgegenden, in denen besonders viele Menschen bei guter Gesundheit sehr alt werden – den bereits erwähnten »Blue Zones« – geben Aufschluss darüber, was uns guttut. Die Ernährung nach dem Body Reset hat damit viele Überschneidungen.

Folgendes empfehlen wir täglich:

- mindestens 500 g Gemüse, davon 100–200 g grüne Blattgemüse, 200 g Kohlgemüse und 100–200 g andere Gemüse wie Zwiebeln, Pilze und bunte Knollengemüse – mehr von allem geht natürlich immer;
- Fermentiertes: zum Beispiel Sauerkraut, Kimchi, Kefir;

- eine Handvoll Nüsse und Saaten;
- dazu zählen auch 2 EL geschrotete Leinsamen (verrührt im Joghurt, Müsli, Porridge, Suppe, aufs Avocadobrot …);
- Gewürze und Kräuter;
- gesunde Fette wie beispielsweise kaltgepresstes Oliven- und Rapsöl;
- mehrmals pro Woche Hülsenfrüchte;
- Obst, aber bitte keine Obstsäfte oder Pürees;
- Flexitarierinnen können fette Fische, Meeresfrüchte, Eier und mageres Fleisch vom Huhn oder von Wild in ihre Ernährung einbauen;
- einen Esslöffel Zitronensaft verdünnt mit viel Wasser (Latte-Macchiato-Glas, etwa 400 ml) trinken, gerne morgens früh mit dem Zitronenwasser starten; wer das nicht verträgt, trinkt einfach heißes Wasser, Ingwertee aus frisch geriebenem Ingwer oder gibt einen Schuss Apfelessig zum Wasser – letzteres beugt Insulinresistenz vor.

Dabei sind mindestens 90 Prozent aller Lebensmittel auf dem Teller pflanzlichen Ursprungs. Sie werden vorzugsweise dann gekauft, wenn sie reif sind und regional aus Bio-Landwirtschaft bezogen, wo immer machbar. Tiefgekühltes kann genauso gut gegessen werden wie frisches Gemüse und Obst.

Es mag schon sein, dass du mit unserer Art der Ernährung auf den ein oder anderen kulinarischen Höhepunkt verzichtest oder ihn zumindest deutlich seltener erlebst: ein ofenwarmes Croissant mit Himbeermarmelade und extra Butter können wir dir leider nicht »in gesund« nachbauen (obwohl Susanne darum tatsächlich mal gebeten wurde).

Du musst aber keine Angst haben zu verzichten: Diese Ernährung kann ebenso genussvoll (wenn nicht genussvoller) sein wie die, die du bisher gewohnt bist. Und du entdeckst vielleicht Lebensmittel und Geschmacksrichtungen, die dir ganz neu sind.

Was kann Body Reset erreichen?

Die litauisch-amerikanische Naturheilkundlerin Ann Wigmore schrieb: »Die Nahrung, die du zu dir nimmst, kann entweder die sicherste und am stärksten wirksame Form von Medizin oder die am langsamsten schleichende Form von Gift sein.«[25]

Auch Beobachtungsstudien bestätigen, dass uns die typisch westliche Ernährung mit ihrem hohen Verarbeitungsgrad und Mangel an vollwertigen Lebensmitteln auf lange Sicht krank macht.

Von den am weitesten verbreiteten Krankheiten, mit denen sich eine Hausärztin jeden Tag befasst, könnten viele durch mehr Bewegung, Stressreduktion, ausreichend Schlaf und vor allem mit Ernährung geheilt werden. Oder sie müssten gar nicht erst auftreten. Schauen wir uns dazu einmal die Häufigkeit von Erkrankungen an, die in den Hausarztpraxen in Deutschland[26] festgestellt werden:

- Bluthochdruck: 36 Prozent der Patientinnen und Patienten
- Störungen des Lipoproteinstoffwechsels und sonstige Lipidämien: 24 Prozent
- Rückenschmerzen: 17 Prozent
- Adipositas: 10 Prozent
- vergrößerte Schilddrüse/Kropf: 10 Prozent
- koronare Herzkrankheiten: 9 Prozent
- Gastritis und Duodenitis: 8 Prozent
- Gastroösophageale Refluxkrankheit: 8 Prozent
- sonstige Unterfunktion der Schilddrüse: 8 Prozent
- sonstige Krankheiten der Leber: 6 Prozent
- Schlafstörungen: 6 Prozent

Im schlimmsten Fall führt das, was wir essen und trinken, zu lebensbedrohlichen Diagnosen: Die falsche Ernährung ist für 8 von 100 Krebserkrankungen verantwortlich, Übergewicht für 7 von 100 Krebserkrankungen und Alkohol für 2 von 100 Krebserkrankungen.[27]

Nun lässt sich aber bekanntlich mit Prävention kein Blumentopf gewinnen. Und vielleicht ist das auch der Grund, weshalb leider immer noch zu wenig Ärztinnen und Ärzte Ernährungsempfehlungen aufs Rezept schreiben. In der umfangreichen medizinischen Ausbildung kommt dieser Teil leider zu kurz.

Ein Body Reset wirkt von innen nach außen. Der Körper wird auf zellulärer und zwischenzellulärer Ebene entgiftet. Und gleichzeitig bekommt er genau den Treibstoff, den er braucht, um gut für dich arbeiten zu können und dich lange bei guter Gesundheit zu halten, während du älter wirst. Die typisch westliche Ernährung hängt unserem Körper dagegen täglich noch ein paar Gewichte an, und wir erwarten, dass er das munter mitträgt und wir beschwerdefrei Geburtstag um Geburtstag feiern.

Die gute Nachricht ist: Du kannst dich eigenverantwortlich um diese Art der Gesundheitsvorsorge kümmern. Und die Chancen stehen gut, dass du dich umgehend vitaler fühlst. Unsere Teilnehmerin Joelle beschreibt es so: »Der absolute Energie-Boost: Kein Heißhunger, super Haut, unfassbar viel über Ernährung dazugelernt und seit Langem mal wieder einen Zyklus ohne Migräne erlebt.«

Was ist unser Body Reset *nicht*?

Das Wichtigste zuerst: Body Reset hat nichts mit einer klassischen Diät zu tun. Diäten haben uns ein enges Korsett gegeben, da wurde gemessen, gewogen und abgezählt. Da wurden Versprechen gemacht, die wir auch gerne geglaubt haben. Dieser strikte Ansatz führte für viele zum Jojo-Effekt: abnehmen, hungern, die ganze Zeit an Essen denken, danach wieder zulangen und noch schneller zunehmen, weil der Körper sein Notzeitenprogramm abspulte. Oft war hinterher sogar mehr auf der Waage als vorher. Wie frustrierend.

Beim Body Reset zählen wir deshalb auch keine Kalorien, wir wiegen nichts ab und packen auch die Körperwaage weit weg. Wir essen uns satt, jede so viel, wie sie eben braucht. Es gibt keine Vorgaben, die für alle passen, wir haben ja auch nicht alle denselben Körper. Wir wollen keinen Kult um bestimmte Lebensmittel betreiben, keine Dogmen aufstellen, sondern dir zeigen, wie du gut zu dir selbst sein kannst. Vielleicht nicht jeden Tag auf dieselbe Weise, aber immer ein bisschen mehr.

Wer das Richtige isst, sodass der Blutzuckerspiegel stabil bleibt, wird aufhören, nach mehr zu gieren. Unsere Kursteilnehmerin Flavia hat es so erlebt: »Ich habe zum ersten Mal in meinem Leben eine regelmäßige Verdauung. Abnehmen passiert nebenbei, Hunger hat man nicht.«

Das liegt daran, dass dein Körper bekommt, womit er gut arbeiten kann. Mit drei gesunden Mahlzeiten am Tag hat er kein Bedürfnis mehr nach Snacks für zwischendurch. Auch nicht nach angeblich gesunden Zwischenmahlzeiten wie Müsliriegel oder Smoothies.

Body Reset hat einige Überschneidungen mit anderen Ernährungskonzepten und ist doch anders. Deshalb geben wir dir hier einen Überblick, mit dem du unseren Ansatz besser einordnen kannst.

Body Reset ist kein Low-Fat, kein Low-Carb, kein Paleo, kein Keto
Nachdem uns in den Siebzigern und Achtzigern eine ganze Marketingmaschine vermittelt hat, dass Fett fett macht, wird das heute zum Glück differenzierter betrachtet. Parallel kam Dr. Atkins mit der Low-Carb-Ernährung um die Ecke. Die heutigen Varianten sind die ketogene Diät und die Paleo-Diät. Die ketogene Diät zielt darauf ab, den Körper in den Zustand der Ketose zu bringen. Dabei verwendet der Körper Fett anstatt Kohlenhydrate als Hauptenergiequelle. Es werden bis zu 75 Prozent der täglichen Energiemenge in Form von Fett aufgenommen. Selbst stärkehaltige Lebensmittel wie Rote Bete oder Süßkartoffeln sind nicht erlaubt, dafür aber jede Menge tierische Lebensmittel. Die Paleo-Diät – auch Steinzeitdiät – konzentriert sich auf den Verzehr von Lebensmitteln, die in der Altsteinzeit verfügbar waren: tierische Lebensmittel, Gemüse, Saaten, Nüsse, Früchte, Fette. Sie vermeidet strikt moderne, verarbeitete Lebensmittel sowie landwirtschaftliche Produkte wie Getreide, Hülsenfrüchte und Milchprodukte.

Weniger hochverarbeitete Lebensmittel empfehlen wir auch selbst, das unterstützen wir. Die starke Reduktion von Kohlenhydraten in einigen modernen Ernährungskonzepten birgt allerdings eine Gefahr: Auf Dauer signalisieren wir unserer Schilddrüse und unserem Darmmikrobiom, bitte auf den Hungerstoffwechsel umzustellen und weniger Kalorien zu verbrennen. Das ist natürlich genau das Gegenteil von dem, was wir möchten. Denn unsere Schilddrüse steuert vor allem unseren Energiestoffwechsel. Frauen, die an einer Erkrankung der Schilddrüse leiden (in Deutschland etwa 15 Prozent der Bevölkerung, Frauen überproportional), laufen Gefahr, ihre Schilddrüse mit so einer Art der Ernährung zusätzlich zu stressen.

Wir sagen deshalb ja zu Kohlenhydraten in angemessener Menge und vor allem den richtigen: also komplexe Kohlenhydrate, die dazu noch mit vielen weiteren Nährstoffen daherkommen, etwa in Bohnen, Knollengemüse oder Hafergrütze und -flocken. Wir wissen auch aus der Forschung, dass in Gegenden von hoher Langlebigkeit komplexe Kohlenhydrate zur täglichen Ernährung gehören.

Body Reset lässt sich inspirieren: Gewürze aus dem Ayurveda, Brühen aus der TCM

Beim Body Reset nutzt du eine Vielfalt an Gewürzen und startest mit Zitronenwasser in den Morgen (sprich: ein Esslöffel in einem großen Glas). Sowohl die Gewürze als auch das Zitronenwasser kennst du vielleicht auch aus der ayurvedischen Ernährung.

Und ähnlich wie die Traditionelle Chinesische Medizin (TCM) sind auch wir Fans von Kraftbrühen – ob nun selbst gekocht oder gekauft (dann in Bioqualität im Glas). Beide Ernährungslehren haben den Fokus auf der Prävention, das haben sie mit dem Body Reset gemeinsam.

Body Reset verzichtet auf hochverarbeitete Flüssignahrung

Es gibt einen Grund, weshalb deine Kiefermuskeln mit zu den stärksten im ganzen Körper zählen. Sie helfen dir, auch die faserreichste Nahrung kleinzukauen, sodass alles schön eingespeichelt wird.

Auf diese Weise wird dein Verdauungstrakt darüber informiert, dass Nahrung kommt. Mit hochverarbeiteten Proteinshakes oder kommerziellen Smoothies umgehst du diesen wichtigen Schritt deiner Verdauung. Stattdessen gelangen konzentrierte Nährstoffe – manchmal mit unerwünschten Süßstoffen – auf schnellstem Weg über die kleine Magenstraße (die gibt es wirklich) in den Dünndarm und werden dort ins Blut resorbiert. Damit hast du ein unphysiologisch hohes Nährstoffangebot in sehr kurzer Zeit im Dünndarm. Optimal ist das nicht. Aber es gibt natürlich Ausnahmen: Vor allem Frauen mit »schwacher« Verdauung vertragen Gemüse oft besser, wenn es mechanisch vorzerkleinert wurde, in Form von Suppen oder Smoothies.

Deshalb haben wir in dem Fall nichts gegen selbstgemachte grüne Smoothies als Nährstoff- und Energiebringer mit wenig Fruchtzucker und viel grünem Blattgemüse. Am besten löffelst du deine Smoothies wie eine Suppe oder du trinkst sie langsam, statt sie schnell herunterzuschütten. So funktioniert die Appetitregulation – also der Mechanismus, wie unser Körper Hunger und Sättigung wahrnimmt – am besten.

Body Reset ist kein Intervallfasten, kann aber damit kombiniert werden

Beim Body Reset empfehlen wir ein moderates intermittierendes Fasten von zwölf Stunden. Das heißt: Idealerweise isst du zwischen 19 Uhr abends und 7 Uhr morgens nichts. Du kannst das Ganze auch ausweiten auf 12 bis 14 Stunden Fasten. So kann dein Körper in der Pause Energie in die Regeneration und Reparatur der Darmzellen stecken und der Parasympathikus kann übernehmen. Dieser sorgt unter anderem dafür, dass alternative Energiereserven mobilisiert werden, dein Schlaf verbessert sich, weil die natürliche Ausschüttung von Melatonin nicht durch eine späte Mahlzeit beeinträchtigt wird, und deine Insulinrezeptoren können sich resetten. Aber bitte nichts übertreiben, lieber moderat statt extrem: zu langes Fasten kann den Cortisolspiegel ansteigen lassen und viele Frauen in der Perimenopause haben ohnehin schon Probleme mit dem Cortisolspiegel.

Idealerweise nimmst du am Tag drei Mahlzeiten zu dir mit jeweils drei bis vier Stunden Abstand. Du solltest bei jeder Mahlzeit genug essen, damit du bis zur nächsten Mahlzeit ohne Snacken durchhalten kannst. Dafür musst du wahrscheinlich am Anfang etwas herumprobieren. Vor allem Proteine (aus pflanzlicher oder tierischer Quelle) und gesunde Fette (Saaten, Olivenöl, Nüsse, Nussbutter, Avocado) helfen beim Sättigungsgefühl.

Wenn du dich allerdings energiereich fühlst, keine Probleme mit deinem Cortisolspiegel hast und gerne schnell ein paar Pfunde extra abnehmen möchtest, kannst du versuchen, das Fastenfenster auszudehnen, indem du das Abendessen weglässt. Damit folgst du deinem zirkadianen Rhythmus, der zum Abend hin die biologischen Systeme herunterfährt. Bei gleicher Energieaufnahme über den Tag verlieren diejenigen Fastenden mehr Gewicht, die die Abendmahlzeit ausfallen lassen, als diejenigen, die morgens nichts essen.

Aber im Generellen raten wir zur Vorsicht mit extremem Fasten für Frauen in der Lebensmitte, da dies ganz schnell zur Cortisolausschüttung führen kann und davon haben wir ja schon genug.

Übrigens: Für Frauen mit Diagnosen wie Burn-out oder Nebennierenrindenmüdigkeit können die Mahlzeitenintervalle am Anfang zu lang sein. Für diese empfehlen wir blutzuckerneutrale Snacks wie Nüsse, Saaten und natürlich Gemüse, roh oder gekocht.

Das wollen wir mit Body Reset erreichen

»Body Reset ist für mich das Zutrittstor zu wiedergewonnener Stärke und Souveränität. In Balance wieder tough durchs Leben zu gehen und

Zuversicht für ein großartiges Leben zu haben, besonders auch nach der Menopause« – so hat es unsere Kursteilnehmerin Gundula formuliert.

Als Autorinnen und Kursleiterinnen mit wissenschaftlichem Hintergrund ist es uns aber auch wichtig, dieses Gefühl an ganz konkreten Fakten festzumachen: Woran merken wir, ob Ernährung nach Body Reset für unseren Körper eine Verbesserung darstellt?

Dafür gibt es drei Anhaltspunkte, die zugleich unsere Ziele sind.

Erstens: Stabiler Blutzuckerspiegel

Ernähr dich so, dass dein Blutzuckerspiegel relativ stabil bleibt und keinen großen Schwankungen unterliegt. Denn durch die hormonell bedingten Umstellungen des Stoffwechsels laufen wir Frauen ab der Lebensmitte Gefahr, in eine Insulinresistenz hineinzuschlittern. Das bedeutet, dass unsere Zellen nicht mehr wie sonst selbstverständlich auf den Türöffner Insulin reagieren.

Eigentlich funktioniert der Mechanismus so: Der Körper braucht Insulin, um Glukose in die Zellen zu transportieren, wo sie dann zu Energie umgewandelt wird, sodass wir uns nach einer Mahlzeit gestärkt fühlen. Bei einer Insulinresistenz ist dieser Mechanismus sehr eingeschränkt, und die überschüssige Glukose wird sofort als Hüft- und Bauchpolster angelegt. Denn unser Körper lässt ja nichts verkommen. Gestärkt fühlen wir uns aber auch nicht, denn die Glukose ist ja nicht in unseren Zellen angekommen.

Weitere Folge: Wir sind ungefähr eine Stunde nach dem Essen so müde, dass wir unseren Kopf am liebsten auf den Tisch legen würden. Der Grund hierfür ist das überschüssige Insulin, das unsere Bauchspeicheldrüse nach der Glukose-Flut ausgeschüttet hat. Das sorgt jetzt für einen krassen Abfall des Blutzuckerspiegels. Die Folge: Wir fühlen uns kraftlos und schläfrig, obwohl wir doch gerade erst gegessen haben.

All das kann natürlich auch den Männern passieren, aber bei uns Frauen spielt das Östrogen eine ganz wichtige, schützende Rolle auch im Hinblick auf den Zuckerstoffwechsel. Östrogen erhöht die Insulinsensitivität der Zellen, macht sie also geneigter, die Glukose schnell aus dem Blut aufzunehmen. Und Cortisol wiederum verringert sie. Wenn wir jetzt insgesamt weniger Östrogen haben und mehr Cortisol, führt das zu einer Negativspirale. Das wollen wir unbedingt vermeiden.

Form und Beschaffenheit unseres großen Geschäfts

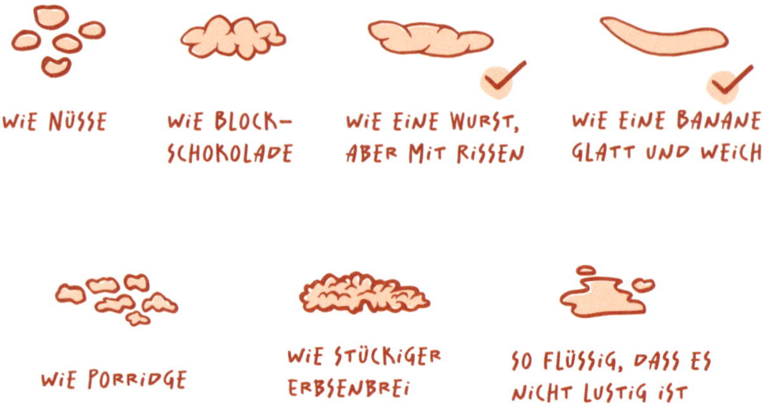
WIE NÜSSE
WIE BLOCK-SCHOKOLADE
WIE EINE WURST, ABER MIT RISSEN
WIE EINE BANANE GLATT UND WEICH
WIE PORRIDGE
WIE STÜCKIGER ERBSENBREI
SO FLÜSSIG, DASS ES NICHT LUSTIG IST

Quelle: Bristol-Stuhlformen-Skala

Zweitens: Darmgesundheit

Ernährung nach Body Reset soll dazu führen, dass du täglich mindestens einmal Verdauung hast. Der Stuhl sollte schmerzfrei und ohne Druck deinen Körper verlassen und kommt so heraus, dass du eigentlich gar kein Toilettenpapier bräuchtest. Eins Plus mit Sternchen gibt es für die Banane, aber auch die Wurst ist ein gutes Ergebnis. Die durchschnittliche Passagezeit beträgt idealerweise zwischen 20 und 30 Stunden. Was du heute isst, verlässt morgen oder übermorgen in fermentierter Form deinen Darm.

Um herauszufinden, wie lange die Nahrung bei dir vom Eingang zum Ausgang braucht, kannst du zum Beispiel zwei Esslöffel ganze Sesamsamen in Wasser verdünnt trinken: Die verlassen den Körper genau so, wie sie hineingekommen sind, sodass du zurückrechnen kannst, wie lange sie gebraucht haben.

Die Ernährung nach Body Reset hat immer auch deine Darmflora mit im Blick.

Wenn wir nach der Ernährungsumstellung weniger snacken, hängt das auch damit zusammen, dass wir nicht nur uns gut ernähren, sondern auch unsere 39 Billionen Mitbewohnerinnen im Darm: das

Mikrobiom. Wir leben mit ihnen in einer Symbiose, sie produzieren für uns viele lebenswichtige Stoffe, vor allem die kurzkettigen Fettsäuren.

Füttern wir unsere Darmbakterien mit ballaststoffreichen Nahrungsmitteln, dann können diese aus den löslichen Ballaststoffen kurzkettige Fettsäuren produzieren. Diese finden wir unter anderem in Hafer, Gerste, Pilzen, Topinambur, Schwarzwurzeln, Zwiebeln, Knoblauch, Lauch, Spargel, Äpfeln, Zitrusfrüchten, Beeren und Karotten.

Diese Fettsäuren sind wiederum Energielieferant für die Zellen unserer Darmschleimhaut. Und diese ist ein ganz wichtiger Teil unseres Immunsystems: Hier wird entschieden, was in den Körper weiter eindringt und was gar nicht erst hinein darf beziehungsweise möglichst schnell wieder hinaus muss.

Die Mehrheit der Deutschen kommt nicht auf die Mindestmenge von 30 Gramm Ballaststoffen pro Tag, sondern auf nur etwa 75 Prozent davon. Ganz schön traurig, bedeutet es doch, dass wir unsere verborgenen Mitbewohner jeden Tag aufs Neue hängen lassen und so nicht voll vom Guten profitieren können, was sie uns zu bieten haben. Das würde uns bei unseren Haustieren nie einfallen.

Durchschnittliche Aufnahme von Ballaststoffen pro Tag von Frauen in Deutschland

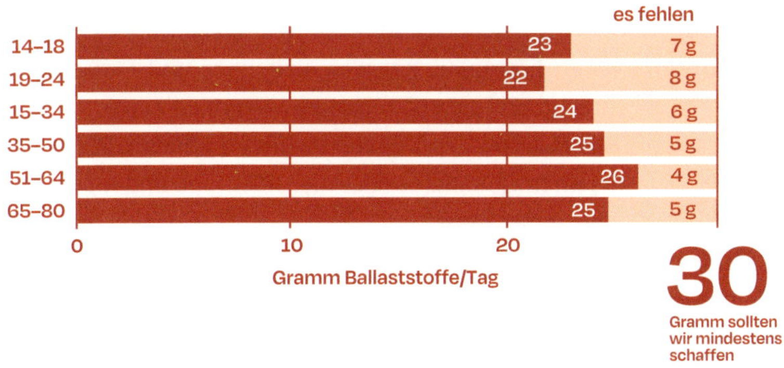

Quelle: Max Rubner-Institut Bundesforschungsinstitut für Ernährung und Lebensmittel, Ergebnisbericht, Teil 2, Nationale Verzehrsstudie II, 2008

Drittens: Antientzündliche Ernährung
Die typisch westliche Ernährung fördert mit ihrem hohen Anteil an Zucker, wenig Ballaststoffen, übermäßigen Mengen an einfachen Kohlenhydraten, gesättigten Fetten und Transfetten Entzündungen im Körper. Auch ein Übermaß der eigentlich gesunden Omega-6-Fettsäuren (etwa in Fleisch, den meisten Nüssen und Saaten) trägt dazu bei.

Es sind vor allem die stillen Entzündungen, von denen du sicher schon einmal gehört hast. Anders als akute Entzündungen wie bei einem rauen Hals spüren wir sie nicht direkt. Wir bekommen kein Fieber, nichts schwillt an oder tut weh, es blutet nichts und unsere Körperfunktionen sind kurzfristig auch nicht eingeschränkt.

Das macht die stillen Entzündungen so gefährlich: Sie geschehen schleichend. Über Jahrzehnte sind sie eine niedriggradige Belastung des Körpers, die uns aber auf lange Sicht schneller altern lässt und unser Immunsystem schwächt. Daher rührt auch der Begriff »Inflammaging« – eine Wortkombination aus dem englischen Wort für Entzündung, »Inflammation« und »Aging«.

Sie sind das Einfallstor für Autoimmunerkrankungen, für Erkrankungen des Herz-Kreislauf-Systems, für Krebs und für Diabetes.

Stille Entzündungen können in den Blutgefäßen Atherosklerose auslösen, sie können zu Erkrankungen wie dem Reizdarmsyndrom oder chronisch entzündlichen Darmerkrankungen wie Morbus Crohn oder Colitis ulcerosa beitragen. Sie können in den Gelenken zu Arthritis führen, einschließlich der rheumatoiden Arthritis, sie äußern sich in der Nicht-alkoholischen Fettlebererkrankung. Sie werden im Gehirn mit neurodegenerativen Erkrankungen wie Alzheimer und Parkinson in Verbindung gebracht, und sie entstehen im viszeralen Fettgewebe, wo sie zu Insulinresistenz und Typ-2-Diabetes führen können. Wir wissen erst seit circa 20 Jahren Genaueres über die stillen Entzündungen. Kurz gesagt: Sie sind die reinste Pest.

Die oben erwähnten Gesundheitsprobleme zählen zu den nicht übertragbaren Krankheiten und den Autoimmunerkrankungen. Während wir als Weltgemeinschaft sehr gut darin sind, ansteckende Krankheiten wie Masern, Tuberkulose und jetzt auch Covid in den Griff zu bekommen, haben die Autoimmunerkrankungen in den vergangenen Jahrzehnten zugenommen. Dazu zählen unter anderem Zöliakie,

Morbus Crohn, Multiple Sklerose, Hashimoto (Schilddrüsenentzündung), Rheumatoide Arthritis und Lupus. Eine antientzündliche Ernährung – so unsere Hypothese – kann einen großen Beitrag dazu leisten, dieser negativen Entwicklung entgegenzuwirken.

Sie ist pflanzenbasiert, aber nicht zwingend vegan oder vegetarisch. Sie liefert dem Körper viele Ballaststoffe – also Futter für unsere Darmbakterien –, sie liefert viele Antioxidantien sowie Omega-3-Fettsäuren, die wir über fetten Fisch, Algen, Hanfsamen, Leinsamen, Chiasamen, Walnüsse und Portulak (auch als Burzelkraut oder Tellerkraut bekannt) erhalten.

Alles, was unser Immunsystem belasten könnte, wird wiederum stark reduziert oder weggelassen. Dazu zählen Fast Food, Lebensmittel, die den Blutzuckerspiegel ins Schwanken bringen, Alkohol, rotes Fleisch und Wurstwaren, Koffein, Milch, Käse, Gluten und Umweltgifte.

Inwiefern manche dieser Lebensmittel tatsächlich ungesund sind, vor allem in Maßen, ist umstritten. Wir arbeiten hier mit dem Wissen und Lehren der Funktionellen Medizin und sehen in unserer täglichen Arbeit die gesundheitlichen Vorteile, wissen aber, dass die Schulmedizin teilweise zu anderen Schlussfolgerungen gelangt (ebenso wie andere Institutionen, etwa die Deutsche Gesellschaft für Ernährung).

Ein Wort noch zu Proteinen, weil wir wissen, dass sich viele Frauen sorgen, sie würden nicht genügend Proteine zu sich nehmen. Um es vorwegzunehmen: die meisten von uns nehmen mehr Proteine zu sich, als sie brauchen. Die DGE empfiehlt für die tägliche Nahrungsaufnahme 0,8 Gramm Protein pro Kilogramm Körpergewicht. Eine 55-jährige Frau, die 70 Kilogramm wiegt, sollte demnach 56 Gramm Proteine zu sich nehmen. Die meisten Frauen hierzulande kommen etwa auf die anderthalbfache Menge an Proteinen täglich, die empfohlen wird. Nur 15 Prozent der Frauen liegen darunter und das sind vor allem junge Frauen. Wir Frauen in der Lebensmitte kommen demnach auf unseren Bedarf – selbst dann, wenn er bei einem Gramm pro Kilogramm Körpergewicht läge. Wir wünschen uns daher, dass sich weniger Frauen um ihren Proteinbedarf und mehr um ihre Zufuhr an Ballaststoffen kümmern. Denn ganze 75 Prozent (!) der Frauen erreichen den empfohlenen Richtwert nicht. Weil aber Ballaststoffe ein wichtiger Bestandteil der antientzündlichen Ernährung sind, raten wir dazu, den Fokus darauf umzulenken.

FOOD FOR THOUGHT

Warum wir nicht mehr über den Zusammenhang zwischen Gesundheit und Ernährung wissen

Warum gibt es nicht mehr robuste Studien über den gesundheitlichen Effekt bestimmter Lebensmittel? Das liegt an unterschiedlichen Standards in der Ernährungs- und Pharmaforschung. Vor der Zulassung eines Medikamentes werden randomisierte, placebokontrollierte Doppelblindstudien durchgeführt, sprich, die Testpersonen werden in zwei Gruppen aufgeteilt, von denen die eine den Wirkstoff erhält und die andere nicht, aber so, dass niemand der Beteiligten weiß, wer was erhält – auch die begleitenden Studienleiter nicht. Dieses Verfahren ist aber in der Ernährungsforschung kaum möglich – man kann den Teilnehmenden ja kaum verheimlichen, ob sie eine Wurst oder Hülsenfrüchte auf dem Teller liegen haben, und man kann auch nicht einer Gruppe den Zucker entziehen und die anderen mit zuckerhaltigen Lebensmitteln mästen, schon aus ethischen Gründen.[28] Dazu kommt: Für diese Art der Studien gibt es auch kaum Finanzierung, denn man kann ja leider kein Patent auf Hülsenfrüchte beanspruchen und die dann zu einem hohen Preis verkaufen. Und im Allgemeinen entspricht diese Art der Forschung und Aufklärung auch nicht den Interessen der großen Lebensmittelkonzerne.

Dafür gibt es aber viele Beobachtungsstudien. Sie zeigen zwar keine Ursache-Wirkungs-Beziehung auf, sondern nur eine Korrelation, aber sie sind besser als nichts und werden tendenziell eher unterschätzt.

DEIN FAHRPLAN ZUR ERNÄHRUNGS-UMSTELLUNG

Du hast das Prinzip des Body Reset verstanden: Drei Mahlzeiten täglich, keine Snacks zwischendurch, ballaststoffreiche, antientzündliche und blutzuckerstabilisierende Ernährung auf Pflanzenbasis, die zusätzlich zwar Fisch, Fleisch und andere tierische Produkte beinhalten kann, aber nicht muss. In den folgenden Kapiteln erfährst du im Detail, wie du das Konzept in deinem Alltag umsetzen kannst, was auf deine Einkaufsliste gehört und was du besser streichen kannst.

Einschränkend wollen wir hinzufügen: in einer idealen Welt. Denn aus eigener Erfahrung wissen wir: Lange Arbeitstage passen sich nicht immer dem optimalen Zeitplan für deinen Körper an. Auf Reisen, bei Einladungen oder Familienfesten suchst du oft vergeblich nach deinen neuen Lieblingsmahlzeiten. Nicht alle Lebensmittel, die wir vorschlagen, sind immer und überall problemlos zu bekommen.

Last but not least: Wenn du für andere Menschen mitkochst – deinen Partner, deine Partnerin oder deine Kinder –, bekommst du oft keinen Applaus, weil plötzlich vieles von dem verschwindet, was vorher selbstverständlich auf dem Tisch stand. Nicht einmal uns beiden, Christina und Susanne, gelingt es, jeden Tag unseren eigenen Standards zu entsprechen. Kompromisse sind manchmal unumgänglich und unsere Vorschläge sollten auf keinen Fall zusätzlichen Stress verursachen.

Wahr ist aber auch, dass es gerade in der Anfangszeit ein bisschen Mühe machen kann, bis du deine Art des Einkaufens und Kochens umgestellt hast. Bis du neue Vorräte angelegt hast, nicht mehr reflexartig zum Salzstreuer greifst, dir zwischendrin beim Bäcker nicht noch ein süßes Teilchen holst und die Sektkorken nicht mehr so häufig knallen lässt. Es braucht Zeit, alte Gewohnheiten zu verlernen und neue anzunehmen. Wenn du danach strebst, es so gut wie möglich zu machen, aber dabei freundlich und gnädig mit dir umgehst, ist schon viel erreicht – gelegentliche Ausnahmen inklusive. Dein Körper dankt es dir in jedem Fall.

GUTE LEBENSMITTEL: BITTE MEHR DAVON!

Ein prallgefüllter Einkaufskorb voller Ideen: Die folgenden Nahrungsmittel solltest du von nun an immer im Haus haben. Wohnst du in einer Großstadt, sollte es nicht schwierig sein, sie zu bekommen – manche davon eher auf dem Wochenmarkt als im Supermarkt. Oft hilft es auch, im örtlichen Supermarkt, beim Gemüsehändler an der Ecke oder auch beim Hofladen nachzufragen, ob er etwas in sein Sortiment aufnehmen kann.

Wohnst du auf dem Land und hast nicht viel mehr Auswahl als den ganz normalen Supermarkt, hast du folgende Alternativen:

→ Du kannst Gemüsesorten, Kräuter etc. beim Ausflug in die nächste, größere Stadt in größeren Mengen kaufen und einfrieren.

→ Du kannst im Internet nach Bezugsquellen suchen und dir Lebensmittel liefern lassen (das funktioniert mittlerweile auch sehr gut bei frischen Produkten).

→ Du hast einen Garten oder zumindest eine Terrasse und kannst dir einiges selbst ziehen.

Ballaststoffe

Es mag dir ein bisschen schräg vorkommen, dass wir mit einer Stoffgruppe beginnen, die es als natürliches Nahrungsmittel so gar nicht gibt: die Ballaststoffe. Sie sind Bestandteil von pflanzlichen Lebensmitteln inklusive der Pilze. Sie sind uns extrem wichtig, denn die ausreichende Zufuhr ist entscheidend für unsere Gesundheit: mindestens 30 g pro Tag. Davon sind die meisten von uns ein gutes Stück entfernt: Frauen zwischen Mitte 30 und Mitte 60 fehlen im Schnitt etwa 4 bis 5 g.[29] Vegetarierinnen und Veganerinnen sind hier klar im Vorteil, sie schaffen mehr als die 30 g.

Ballaststoffe zählen offiziell nicht zu den sogenannten Makronährstoffen, und sie müssen auch nicht verpflichtend bei der Nährwertkennzeichnung angegeben werden. Dabei erfüllen sie eine wichtige Funktion für die Darmgesundheit: Denn die Darmbakterien brauchen Ballaststoffe, um bestimmte Stoffwechselprodukte herzustellen, die kurzkettigen Fettsäuren. Und diese liefern wiederum Energie für die Schleimhautzellen des Darms.

Die Darmschleimhaut hat eine wichtige Funktion über die Verdauung hinaus, sie bildet eine natürliche Schutzschicht und wehrt Krankheitskeime ab. Bekommen ihre Zellen nicht genügend Nahrung, ist ihre Integrität gestört, und sie wird anfälliger für Entzündungen – ein Phänomen, das in der Funktionellen Medizin unter dem Namen »Leaky Gut« bekannt ist. Die Schleimhaut lässt dann beim Verdauungsprozess nicht nur Keime durch, sondern auch große Proteine und Endotoxine – Abbauprodukte von Bakterien.

So gelangen unerwünschte Stoffe in unseren Blutkreislauf, und das bedeutet eine permanente Belastung für unser Immunsystem – Stichwort stille Entzündungen –, ein Risiko für das Auftreten von Autoimmunkrankheiten wie Hashimoto und Leiden wie die koronaren Herzkrankheiten. Auch auf die Psyche hat dies einen großen Einfluss.

Wie stellst du also sicher, dass du genügend davon zu dir nimmst?

Nur Pflanzen und Pilze enthalten Ballaststoffe. Pflanzen wandeln die Energie des Sonnenlichts in Glukose um, woraus sie alles andere bauen können: Wurzeln, Blätter, Blüten, Früchte und Stengel. Die Glukose wird zum Teil in die noch süßere Fruktose umgewandelt, zum Teil in Stärke. So bildet sie den Hauptbestandteil von Getreidekörnern, Hülsenfrüchten, aber auch von Knollengemüsen wie Rote Bete oder Kartoffeln. Für den Halteapparat der Pflanzen wird die Glukose in Zellulose umgewandelt. Zusammen mit weiteren Stoffgruppen bildet die Zellulose die Gruppe der Ballaststoffe.

Die **unlöslichen Ballaststoffe** (etwa die Zellulose) können bakteriell kaum abgebaut werden, aber sie sorgen für ein schönes Volumen im Darm. Das ist wichtig, weil ein hohes Stuhlvolumen die Passagezeit durch den Darm verbessert und bestimmte Stoffe nur verlangsamt mit der Darmwand in Kontakt kommen.

Die **löslichen Ballaststoffe** (Pektine und andere) binden Wasser und bilden so eine gelartige Konsistenz. Diese macht den Stuhl weicher und verbessert die Bewegung des Darms. Die löslichen Ballaststoffe werden fast vollständig durch die Darmflora abgebaut, wir liefern ihnen also gutes Futter.

Ballaststoffe können nicht nur Krankheiten vorbeugen, sie haben auch sonst eine ganze Reihe von gesundheitsfördernden Vorteilen:

→ Sie machen satt, denn du musst ballaststoffreiche Lebensmittel intensiver kauen. Dadurch produzierst du mehr Speichel. Der Nahrungsbrei verweilt länger im Magen, wodurch die Enzyme besser wirken können und mehr Magensaft ausgeschüttet wird. Auch werden Hormone des Verdauungsapparates ausgeschüttet, die die Sättigung positiv beeinflussen.

→ Sie senken den Cholesterinspiegel, fördern einen stabilen Blutzucker- und Insulinspiegel und führen zu niedrigeren Entzündungsmarkern im Blut.

→ Sie wirken einer Östrogendominanz entgegen: Die starken Blutungen in der Perimenopause können zum Beispiel durch einen Überschuss an Östrogen im Verhältnis zum Progesteron entstehen. Der Prozess dahinter: Die Leber schickt zwischen 20 und 50 Prozent der Östrogen-Stoffwechselprodukte mit der Gallenflüssigkeit in den Darm. Ein Teil davon wird mithilfe der Darmbakterien aufbereitet und wieder vom Körper aufgenommen. Durch einen Mangel an Ballaststoffen gelangt nun aber deutlich mehr Östrogen zurück in den Blutkreislauf als gewünscht. Und das verstärkt wiederum die Östrogen-Imbalance. Ernährst du dich ballaststoffreich, normalisierst du deinen Östrogenstoffwechsel. Einige unserer Kursteilnehmerinnnen haben damit gute Erfahrungen gemacht, etwa Lucie. Wenn du magst, höre dir gerne ihren Kommentar unter folgendem Link an: https://youtu.be/vv1mExarpo0?si.

Wie kommst du auf deine tägliche Dosis?

→ Besonders ballaststoffreich sind Leinsamen (38,6 g Ballaststoffe pro 100 g), Chiasamen (34 g pro 100 g), ungeschälte Hanfsamen sowie

Nüsse: Kokosnuss, Walnüsse, Mandeln, Haselnüsse. Je kleiner die Saaten, desto eher solltest du sie frisch geschrotet zur Mahlzeit dazugeben, weil dann der Magensaft, die Enzyme und die Bakterien die Inhaltsstoffe besser verwerten können. Das funktioniert ideal mit einer kleinen elektrischen Kaffeemühle.

→ Haferkleie (siehe auch den Abschnitt »Getreide«, Seite 193) ist das reinste Superfood: Beta-Glucan aus Hafer trägt dazu bei, den Anstieg des Blutzuckers nach dieser Mahlzeit zu verringern, und er senkt nachweislich den Cholesterinspiegel. (Milchfreier) Joghurt mit Haferkleie ist für deine Darmbakterien deshalb ein kleines Festessen.

→ Hülsenfrüchte wie Bohnen, Ackerbohnen, Lupinen, Sojabohnen, Kichererbsen und Linsen.

→ Gut sind Vollkorngetreide wie Hafer sowie Pseudogetreide wie Quinoa und Amaranth. Auch Gerste und Roggen sind reich an Ballaststoffen, enthalten aber Gluten – zur Entscheidungshilfe, ob du Gluten besser weglässt, kannst du im Abschnitt »Getreide« mehr lesen.

→ Beim Gemüse stechen die Schwarzwurzeln mit ihrem hohen Gehalt an dem löslichen Ballaststoff Inulin hervor, aber auch Blumenkohl, Weißkohl, Rosenkohl liefern dir ein gutes Portiönchen an Ballaststoffen.

→ Auch Fermentiertes tut gute Dienste: Sauerkraut liefert nicht nur Ballaststoffe, Milchsäure und Essigsäure, sondern auch noch Milch- und Essigsäurebakterien.

→ Beim Obst sind die Beeren mit ihren Kernen besonders reich an Ballaststoffen. Quitten, Äpfel – die Schale und das Kerngehäuse – und die Schale von Zitrusfrüchten enthalten den löslichen Ballaststoff Pektin, der besonders gut überschüssige Gallensäuren bindet, was sich wiederum positiv auf den Cholesterinspiegel auswirkt.

→ Um deinen Stuhlgang zu normalisieren, empfehlen wir dir geschrotete Leinsamen (am besten täglich zwei Esslöffel), alternativ Chiasamen oder gemahlene Flohsamenschalen in Bioqualität. Akazienfasern sind auch okay. Achte dabei darauf, immer genügend zu trinken, sonst erreichst du das Gegenteil: Verstopfung.

FOOD FOR THOUGHT

Die 30-pro-Woche-Challenge

Forscher des American Gut Project fanden heraus, dass Menschen, die wöchentlich mehr als 30 verschiedene pflanzliche Lebensmittel verzehrten, ein vielfältigeres Darmmikrobiom hatten als diejenigen, die zehn oder weniger aßen. Und damit hatten sie auch mehr Darmbakterien, die kurzkettige Fettsäuren produzieren. Warum das so gut ist, haben wir oben erklärt.

Das willst du auch? Dann los: Mach dir eine Liste mit den pflanzlichen Lebensmitteln, die du innerhalb einer Woche gegessen hast. Dazu zählen Gemüse, Kräuter, Nüsse, Saaten, Pilze, Hülsenfrüchte, Obst, Gewürze, Pseudogetreide (etwa Amaranth, Buchweizen, Quinoa) und Hafer.

Wichtig: Jedes Lebensmittel darf nur einmal auf diesem Zettel vorkommen. Essen kannst du davon natürlich jeden Tag. Schaffst du die 30?

30-pro-Woche-Challenge

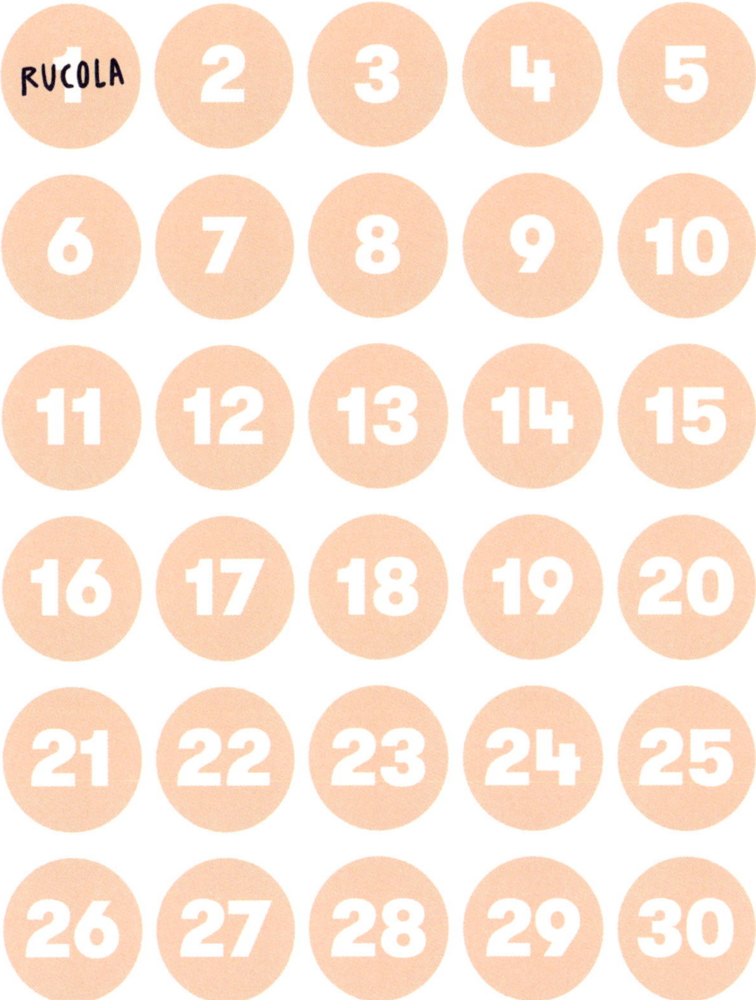

Lade dir die Challenge unter nobodytoldme.com/challenge herunter, druck sie aus und mache sie zusammen mit der ganzen Familie, einer Freundin oder deiner Schwester.

Grünes Blattgemüse und Kräuter

Zum grünen Blattgemüse zählt alles, was grün ist und Blätter hat, plus ein paar Sonderlinge wie Radicchio oder Chicorée. Auch wenn es sich um verschiedene Pflanzenfamilien handelt, sind alle Lebensmittel aus dieser Kategorie wahre Wundertüten. Nicht nur wegen der Ballaststoffe.

100 bis 200 g am Tag solltest du im Idealfall zu dir nehmen – gerne roh, aber wenn dir das nicht bekommt (oder du nach Abwechslung suchst), kannst du sie auch dünsten, kochen, pürieren oder als Suppe essen. Manche Sorten werden sogar gekocht noch nährstoffreicher, etwa der Grünkohl. Wenn du keine Zeit zum Gemüseputzen hast, nimm gern die Tiefkühl-Variante.

Weil sie gut gekaut werden müssen, verlangsamen sie deine Verdauung, was sich positiv auf die Sättigung auswirkt. Das bedeutet, dass du mit kleineren Portionen zufrieden bist im Vergleich zu dem schnell verschlungenen Berg Nudeln. Und diese Gemüse haben eine enorm hohe Nährstoffdichte, das heißt: In Relation zur mitgelieferten Energie bekommst du überproportional viele Vitamine, Mineralstoffe, Spurenelemente und sekundäre Pflanzenstoffe.

Einer, der sich die Nährstoffdichte mal genauer angeschaut hat, ist der Mediziner Dr. Joel Fuhrmann. Er hat den ANDI ins Leben gerufen (steht für Aggregate Nutrient Density Index), einen tollen Kompass bei der Frage, was wir auf unserem Teller haben möchten und was nicht. Auf der Skala von 1 bis 1000 steht, wenig überraschend, ungesundes Zeug ganz unten (Cola hat einen ANDI von 1, Pommes von 12), während die grünen Blattgemüse absolute Rekordhalter sind.

Die Zahlen in der Liste stehen für die Indexpunkte, soweit sie vorliegen.

- Spinat (roh: 705/gegart: 707)
- Rucola (604)
- Grünkohl (gegart: 1000, roh: 715)
- Pak Choi oder Chinesischer Senfkohl (865)
- Feldsalat
- Mangold (895)
- Bärlauch

- Rosenkohl (490)
- alle Blattsalate: Romana (504), Endivie, Radicchio, Chicorée (516), Eichblatt, Kopfsalat (585), Endiviensalat
- Porree
- alle Kräuter wie Petersilie (381), Basilikum (518), Kerbel, Rosmarin, Thymian, Dill, Estragon, Koriander (481), Majoran, Oregano, Schnittlauch (319), Melisse, Minze, Salbei, Borretsch, Liebstöckel, Kapuzinerkresse

Aber es gibt noch viel mehr davon. Gerade diese kleinen grünen Blattgemüse sind vollgepackt mit Nährstoffen:

- Brunnenkresse (1 000)
- Asia-Salat
- Rübstiel
- Puntarelle
- Butterkohl
- Blattkohl (1 000)
- Stängelkohl /Cima di Rapa
- Rapunzel
- Portulak (Burzelkraut)
- Postelein (auch bekannt als Winterportulak)

Und dann gibt es Grünzeug, das wir normalerweise in die Biotonne oder auf den Kompost geben, was wir aber – in Bioqualität – gut in Salat, Smoothie oder Eintopf mitessen können:

- Möhrengrün
- Fenchelgrün
- Radieschengrün
- Kohlrabigrün (1 000)
- Rote-Bete-Blätter und -Stiele (sind Verwandte des Mangolds)

Wildkräuter haben die meisten von uns nicht auf dem Zettel, weil wir sie als Unkraut verbucht haben. Einige von ihnen sind essbar. Achte darauf, sie an Orten zu sammeln, die als sicher und frei von Verunreinigungen gelten. Wende dich im Zweifel an eine Wildkräuterexpertin vor Ort.

Hier mal eine unvollständige Aufzählung:

- Löwenzahnblätter und -blüten
- Brennnessel (347) – »Brennnessel wächst auf jedem Mist und holt jeden Mist aus dem Körper«, sagt die Apothekerin Dr. Wiebke Friese. Die brennenden Nesseln werden im Powermixer zerschlagen, sodass du sie bedenkenlos auch roh essen könntest.
- Giersch
- Sauerampfer
- Vogelmiere: die Blätter sind essbar
- Pimpinelle
- Schafgarbe
- Spitzwegerich: Blüte und Blätter
- Gartenschaumkraut: Blätter
- Franzosenkraut: Blätter und Blüten
- Funkien: Blüten, Blätter, Stängel sind alle essbar

Neben Nährstoffen, Vitaminen und Mineralstoffen tragen diese Gemüse und Kräuter darüber hinaus zu einem gesunden Säure-Basen-Haushalt bei, aufgrund ihres Gehaltes an Kalium, Magnesium und Calcium. Im Gegensatz dazu führt eine Ernährung, die reich an tierischen Proteinen ist, zu einem Säureüberschuss. Und das kann wiederum Gicht, Osteoporose, Diabetes und Krebs fördern.

Und noch etwas kommt uns zugute: Bitterstoffe, wie sie beispielsweise in Chicorée, Endivie und Rosenkohl enthalten sind. Eigentlich haben wir gegen diese Geschmacksrichtung eine angeborene Abneigung, aber die verliert sich im Lauf des Lebens, und das ist ein Glück. Denn Bitterstoffe haben eine positive Wirkung auf unsere Stoffwechselprozesse. Sie regen die vermehrte Freisetzung von Magensaft und eine stärkere Durchblutung der Magenschleimhaut an, fördern die Ausschüttung von Verdauungssäften aus Gallenblase und Bauchspeicheldrüse, vermindern Blähungen und verbessern die Aufnahme vieler Vitamine und von Eisen. Bitterstoffe können sogar beim Abnehmen unterstützen, da sie den Heißhunger auf Süßes vermindern. Möglicherweise können sie sogar dem »schlechten« Cholesterin entgegenwirken. Alternativ zur Aufnahme durch die Nahrung gibt es mittlerweile viele Produkte mit Bitterstoffen wie Öl, Tinkturen, Tees, Sprays, Kapseln, Tropfen oder Pulver.

Kohlgemüse

Gemüse aus der Familie der Kreuzblütler haben neben Vitaminen, Mineral- und Ballaststoffen zusätzlich noch ganz besondere Inhaltsstoffe, die sogenannten Glucosinolate. Mit denen wehrt die Pflanze Fressfeinde ab – man spricht deshalb auch von der »Senfölbombe«. Erst bei Beschädigung der Zellen durch Fraß entstehen die scharfen Senföle, die Fressfeinden das Fürchten lehren und selbst Pilze und Bakterien abschrecken.

Bei der Verdauung und biochemischen Umwandlung in die Senföle entfalten die Glucosinolate ihre geballte Power im menschlichen Körper: Sie wirken dann entgiftend, unterstützen das Immunsystem, helfen, Entzündungen zu reduzieren, sorgen für ein gesundes Mikrobiom und werden mit verringertem Risiko für bestimmte Krebskrankheiten in Zusammenhang gebracht: Gebärmutterhals-, Lungen-, Darm-, Prostata- und Brustkrebs. Bei hormonabhängigem Krebs hängt dies unter anderem mit ihrer besonderen Wirkung auf den Östrogenstoffwechsel zusammen.

Eines der wichtigsten, weil gesundheitsfördernden Glucosinolate ist Sulforaphan, aber auch andere können eine segensreiche Wirkung haben. Etwa die Gruppe der Indole, insbesondere Indol-3-Carbinol, das im sauren Milieu des Magens zu Diindolylmethan (DIM) umgewandelt wird. Auch diese gelten als effektiv zur Vorbeugung von hormonell bedingtem Krebs.

Und noch ein Vorteil: Wer sich insgesamt kohlreich ernährt, hat deutlich weniger von einer Bakterienart im Darm, die giftigen Schwefelwasserstoff produziert und damit die Darmwand schädigen und zu Entzündungen führen kann.[30]

Um mehr von dem guten Zeug zu bekommen, gehören auf deinen Speisezettel:

- Brokkoli, Weißkohl, Rotkohl, Spitzkohl, Wirsingkohl, Blumenkohl, Kohlrabi, Stängelkohl, Rosenkohl, Grünkohl, Chinakohl;
- grüne Blattgemüse wie Rucola, Pak Choi, Brunnenkresse, Gartenkresse, Kapern (das sind die Blütenknospen des Kapernstrauches);
- scharfe Gemüse: Meerrettich, Wasabi, Senf;
- Knollengemüse und deren zarte grüne Blätter wie Mairübchen, Radieschen, Rettich, Rübsen, Steckrübe, Maca.

Besonders viel Gutes tust du dir, wenn du das Gemüse roh isst. Denn beim Zerkleinern – egal ob durch ein Gemüsemesser oder deine Zähne – werden die Pflanzenzellen beschädigt, und nur so kann dein Verdauungssystem die Glucosinolate zu Sulforaphan umbauen. Deshalb ist es auch klug, Rohkostsalate eine Weile durchziehen zu lassen, ehe du sie isst, denn so entsteht möglichst viel von diesem Stoff. Der Gastroenterologe Dr. Will Bulsiewicz nennt es die CHOP-then-STOP-Methode. Erhitzt du das Gemüse durch Kochen oder Braten, wird das wichtige Enzym Myrosinase zerstört und die Umwandlung in die aktive Form kann nicht passieren. Unser Tipp: Streu dir entweder etwas rohes Gemüse kleingehackt über die gegarte Portion oder streu etwas Senfpulver über dein Gericht. Auch so entsteht beim Kauen Sulforaphan. Im Übrigen helfen dir auch deine Darmbakterien noch beim Umbau in die wirksame Form. Die Natur überlässt hier nichts dem Zufall.

Deine tägliche Dosis Kreuzblütler bzw. Kohlgemüse sollte ungefähr bei 200 g liegen. Zusätzlich zu der Menge an grünem Blattgemüse, die wir empfehlen. Aber je mehr du Gemüse den Vorrang vor allem anderen gibst, umso leichter wird es dir fallen. Wenn du befürchtest, Blähungen zu bekommen, starte mit kleineren Mengen und steigere dich langsam. So kann sich dein Mikrobiom langsam zum Guten verändern und du bleibst weiterhin gesellschaftsfähig.

Haben wir da etwa das Wort »einseitig« gehört? Im Gegenteil, man kann beim Einsatz von Kreuzblütlern auf sehr kreative Rezepte kommen. Warum nicht mal Kohl als Basis für einen Sommersalat? Pro-Tipp: In den äußeren Blättern sind höhere Mengen der sekundären Pflanzenstoffe zu erwarten, weil sich die Pflanze vor allem dort gegen Fressfeinde schützt. Das gilt nicht nur für Kohlgemüse, sondern auch für Obst, Zwiebelgewächse und grünes Blattgemüse.

Neben den üblichen Gemüsen, die du – hurra! – in fast jedem Supermarkt bekommst, gibt es noch weitere Lieferanten für Glucosinolate.

→ Brokkolisprossen – du kannst sie kaufen oder selbst ziehen, und sie sind der Champion unter den Sulforaphan-Lieferanten, mit 30 bis 100 mg pro 100 g. Zum Vergleich: Brokkoli selbst enthält zwischen

0,5 und 10 mg. Der Verzehr von 70 g Brokkolisprossen kann sogar das Bakterium Helicobacter pylori deutlich reduzieren, und sie haben eine entzündungshemmende Wirkung auf die Magen- und Darmschleimhäute. Daumen hoch!

→ Nahrungsergänzungsmittel mit Sulforaphan, Indol-3-Carbinol und DIM: Kann man machen – wir fragen uns aber, ob es Sinn ergibt, diese isoliert einzunehmen, statt seine Ernährung insgesamt umzustellen. Klingt nachhaltiger, oder?

Eines ist uns noch wichtig. Vielleicht hast du schon einmal davon gehört, dass Menschen mit Schilddrüsenerkrankungen vorsichtig mit Kreuzblütlern sein sollen, weil sie die Jodaufnahme hemmen. Und Jod braucht die Schilddrüse für ihre Hormonproduktion. Du solltest das mit deinem Arzt oder deiner Ärztin besprechen, grundsätzlich können wir aber sagen: Eine gute Jodversorgung durch die Ernährung kann diese Effekte ausgleichen, und du solltest aus diesem Grund nicht auf die vielen segensreichen Stoffe verzichten, die Gemüse aus der Familie der Kreuzblütler mit sich bringen. Wenn du bereits Schilddrüsenpräparate oder natürliche Schilddrüsenextrakte einnimmst, musst du dir ohnehin keine Sorgen machen, da die Hormonproduktion in der Schilddrüse durch die Medikamente ersetzt beziehungsweise unterstützt wird.

Abschließend ein Satz zum Thema Krebsprävention. Im Abschnitt zur Hormonersatztherapie im ersten Teil des Buches (siehe Seite 50) haben wir bereits erklärt, dass Östrogen in all seinen Formen (Östron, Östradiol und Östriol) verschiedene Abbauwege im Körper nimmt, von denen einige das Krebsrisiko erhöhen können, andere nicht. Welche Abbauwege in deinem Körper aktiv sind, ist zum Teil genetisch bestimmt, zum Teil kannst du es mit deiner Ernährung beeinflussen. Und hier kommen wieder die Glucosinolate ins Spiel: Diese können nämlich das Verhältnis dahingehend verändern, dass sich die Abbauprodukte zugunsten der Guten verschieben. Kohlgemüse trägt also aktiv zur Brustgesundheit bei. Wenn du wissen möchtest, welche Wege dein Körper derzeit nutzt, kannst du das durch einen Urintest – den D.U.T.C.H. Test – bei deiner Heilpraktikerin oder deinem Funktionellen Mediziner erfahren und entsprechend gegensteuern.

Fermentiertes

Fermentieren ist eine uralte Kulturtechnik – archäologische Funde wie 14000 Jahre altes Sauerteigbrot aus Jordanien und ein 9000 Jahre alter Reiswein aus China belegen das. Doch während es unseren Vorfahren wohl vor allem darum ging, Lebensmittel haltbar zu machen, wissen wir heute auch um die gesundheitsfördernde Wirkung der Mikroben und Hefen, die im Prozess eine Rolle spielen. So kommt beispielsweise in fermentiertem Gemüse eine ganze Armada von Bakterien zum Einsatz, die auch für deinen Verdauungstrakt segensreich sind.

Schauen wir uns zunächst einmal an, was alles dazugehört:

- Gemüse: Sauerkraut und andere milchsauer vergorene Gemüse wie Kimchi
- Obst: Essig (sorry, mit Sulfiten konservierter Wein und Sekt zählen nicht; das wäre ja auch zu schön, um wahr zu sein)
- Aus der asiatischen Küche: Tempeh, Natto, Miso
- Getreide: Brottrunk, Vollkornsauerteigbrot, das eine Ausnahme bildet, weil die Bakterien durch den Backprozess abgetötet werden. Allerdings ist erwiesen, dass auch nur deren Partikel eine gesundheitsfördernde Wirkung im Darm haben.
- Bakterien und Hefen: Kombucha, Wasserkefir
- Milch: Joghurt – auch der auf Basis pflanzlicher Milch, soweit er mit Milchsäurebakterien versetzt wurde, Ayran, Kefir
- Achtung: In Essig eingelegte Gemüse wie Essiggurken sind kein fermentiertes Lebensmittel. Hier nutzt man lediglich die konservierende Wirkung von Essig und sichert die Haltbarkeit zusätzlich durch Pasteurisieren.

Was passiert beim Fermentieren?

Schauen wir uns einmal das Beispiel Sauerkraut an: Zunächst beginnen anaerobe Bakterien Säuren zu produzieren, die den pH-Wert absinken lassen. Deshalb ist es auch wichtig, dass du das Gemüse nur mit Wasser, nicht aber mit Seife säuberst, sonst würde die ganze Pracht im Abfluss landen. Dazu muss das ganze Kraut vollständig im eigenen Saft liegen. Auch der Salzgehalt ist wichtig, nicht zu viel und nicht zu wenig (2 Prozent, um ganz genau zu sein). Wenn die Säure ein bestimmtes

Level erreicht hat (das siehst du daran, dass sich an der Oberfläche Bläschen bilden), dann erst nehmen die wichtigsten Bakterien ihre Arbeit auf: Milchsäurebakterien. Sie wandeln den Kohl in Sauerkraut um. In diesem sauren Milieu können krankmachende Keime nicht überleben. Ta-daa! Fun Fact: Während frischer Kimchi circa 15 Millionen Milchsäurebakterien pro Milliliter enthält, sind im fermentierten Kimchi 6,5 Milliarden Bakterien pro Milliliter.

Das bringen dir fermentierte Lebensmittel

Mit dem Verzehr fermentierter Lebensmittel nimmst du lebende Bakterienkulturen zu dir, von denen es viele sogar schaffen, die Magensalzsäure zu überleben. Damit stärkst du dein Immunsystem und bekommst auch je nach Ferment(iergut) Vitamine, Oligosaccharide, Milchsäuren, Aminosäuren und bei fermentiertem Gemüse auch noch die Ballaststoffe.

Milchsäure reduziert Entzündungen und wirkt antioxidativ, Essigsäure erhöht die Insulinsensitivität unserer Zellen und beschleunigt die Sättigung.

Die von Milchsäurebakterien produzierten Enzyme wandeln Flavonoide – also sekundäre Pflanzenstoffe – in ihre biologisch aktive Form um, sodass wir sie für uns nutzen können. Bei der Fermentation entsteht das Enzym Myrosinase, das der Körper braucht, um Sulforaphan zu produzieren (mehr zu diesem Wunderstoff kannst du beim Thema Kohlgemüse nachlesen). Es geht aber noch weiter: Das Enzym Nattokinase, enthalten in fermentierten Sojabohnen, hat blutverdünnende Eigenschaften und kann es mit ausgewachsenen Blutverdünnern aufnehmen!

Zudem produzieren die Bakterien zu ihrem eigenen Schutz sogenannte Exopolysaccharide, die von unseren Darmbakterien in kurzkettige Fettsäuren umgewandelt werden. Diese stärken das Immunsystem, dämmen Entzündungen ein, senken den Cholesterinspiegel und bekämpfen Krebszellen in der Entstehung.

Und als wäre das nicht schon genug des Guten, kommt noch etwas dazu: Durch den Fermentationsprozess wird der Anteil von Stoffen reduziert, auf die unser Körper empfindlich reagieren kann, etwa Gluten, aber auch Pestizide. Da behaupte noch einer, dass Nahrung keine Medizin ist!

Die Menschen in Südkorea wissen das übrigens schon längst: Sie essen im Durchschnitt 20 bis 30 kg Kimchi pro Jahr. Kimchi heißt übersetzt »untergetauchtes«, also fermentiertes Gemüse. Das ist sicher nicht der einzige Grund dafür, dass die Lebenserwartung in dem asiatischen Land zu den höchsten weltweit gehört und die Fettleibigkeitsrate bei nur 5 Prozent liegt – aber mit Sicherheit trägt es dazu bei.

Deine tägliche Portion Fermentiertes kann so aussehen:

- 50 g rohes, unpasteurisiertes Sauerkraut oder Kimchi oder anderes milchsauer vergorenes Gemüse, oder
- 120 ml Kombucha (nicht zu süß) oder
- 100 g Joghurt oder Kefir – pflanzlich oder tierisch
- ein- bis zweimal ein Esslöffel Apfelessig verdünnt in reichlich Wasser oder
- 50 g Tempeh.

Abwechslung tut gut, und von Fermentiertem kannst du nicht zu viel essen. Einzige Ausnahme: eine nicht auskurierte Histaminintoleranz.

Keine Angst vorm Fermentieren

Viele Menschen haben Respekt vor dem Fermentieren: Da steht für mehrere Wochen etwas in der Küche und blubbert munter in seiner eigenen Lake vor sich hin – kann das gesund sein? Und kann ich das überhaupt? Doppeltes Ja! – wenn du ein paar einfache Regeln beherzigst:

→ Das Gemüse ist in einem guten Zustand.

→ Am besten Steinsalz ohne weitere Zusätze verwenden.

→ Das Gemüse liegt die gesamte Zeit in der eigenen Lake und kommt nicht mit Sauerstoff in Kontakt.

→ Die Innenränder des Fermentierglases werden vor dem Verschließen mit Küchenkrepp abgewischt – wenn dort Gemüsepartikel haften bleiben, könnten sie anfangen zu schimmeln.

→ Sollten kleine weiße Stäbchen auf der Oberfläche schwimmen, dann sind dies harmlose Hefen, die du einfach abschöpfen kannst. Wenn du aber Schimmel vorfindest, ab mit dem Inhalt in die Biotonne und von Neuem beginnen.

→ Im Kühlschrank hält sich Fermentiertes über Monate. Es ist perfekt für die Tage, an denen in deinem Gemüsefach nur noch ein paar schlappe Möhren ihr Dasein fristen.

Andere Gemüse

Die folgenden Gemüse zählen entweder zu den Knollengemüsen, den Wurzelgemüsen oder den Kürbisgewächsen. Viele davon liefern dir neben komplexen Kohlenhydraten ergänzend wertvolle sekundäre Pflanzenstoffe und Ballaststoffe. Wir sprechen von

- Karotten
- Pastinaken
- Petersilienwurzeln
- Knollensellerie
- Rüben inklusive Steckrüben, Speiserüben, Rote Bete
- Schwarzwurzeln
- Topinambur
- Ingwer
- Kurkuma
- Kürbis
- Yamswurzel
- Süßkartoffel
- Zwiebelgemüse; Zwiebeln, Knoblauch, Schalotten

Karotten, Kürbisse und Süßkartoffeln enthalten Carotinoide, wie Beta-Carotin, Lutein und Zeaxanthin, durch Erhitzen kann dein Körper sie noch besser nutzen. Die selteneren violetten Karotten enthalten zusätzlich Anthocyane.

Zwiebelgewächse, Schwarzwurzeln und Topinambur liefern dir besonders viel von dem löslichen Ballaststoff Inulin, der das Wachstum und die Aktivität nützlicher Darmbakterien anregt (etwa Bifidobakterien und Lactobazillen) – wichtig für die Produktion kurzkettiger Fettsäuren. Zwiebelgewächse sind noch dazu reich an sekundären Pflanzenstoffen, die Schwefelverbindungen enthalten – diese wirken antioxidativ, entzündungshemmend und helfen, Herz-Kreislauf-Erkrankungen und bestimmte Krebserkrankungen vorzubeugen. Rote Zwiebeln sind eine gute Quelle für Quercetin, das nicht nur entzündungshemmende Eigenschaften hat, sondern auch die Freisetzung von Histamin hemmt, was allergische Reaktionen mildert.

Rote und gelbe Bete liefern dir unter anderem Betain, das dir hilft, den Spiegel der Aminosäure Homocystein in deinem Blut zu senken (das verringert das Risiko für Herz-Kreislauf-Krankheiten) und Fetteinlagerungen in der Leber zu vermeiden. Etwa drei Knollen Rote Bete pro Woche können außerdem helfen, den Blutdruck zu senken. Fun-Fact: Auch die grünen Blätter der Rote Bete sind essbar, wenn sie aus biologischem Anbau stammt, und sind eine leckere Alternative zu Mangold.

Die optimale Mischung für deine tägliche Portion an 500 g Gemüse sieht so aus: 100 bis 200 g grünes Blattgemüse, 200 g Kreuzblütler und mindestens 100 g von allen anderen hier aufgeführten Gemüsesorten inklusive der Pilze. Mit einer Ausnahme: Weil Kartoffeln im Vergleich zu allem anderen stärkehaltigen Gemüse ärmer an Nährstoffen sind, würden wir andere Gemüse vorziehen. Und wenn dir doch mal der Sinn danach steht, dann am besten als Kartoffelsalat mit abgekühlten Kartoffeln (mindestens 24 Stunden), die viel resistente Stärke enthalten. Klar, dass du ein Essig- und Öldressing zum Anmachen benutzt und nicht Mayonnaise.

Vielleicht wunderst du dich, dass die beliebten Nachtschattengewächse – etwa Tomaten, Auberginen und Paprika – bisher in der Aufzählung fehlen. Das heißt nicht, dass wir generell von ihnen abraten, denn sie enthalten auch Nährstoffe wie Vitamin C, Kalium, Ballaststoffe und im Fall von Tomaten das starke Antioxidans Lycopin. Aber sie sind mit Vorsicht zu genießen. Du solltest auf jeden Fall genau beobachten, ob und wie du sie verträgst. Denn: Nachtschattengewächse enthalten auch Alkaloide wie Solanin und Capsaicin, die bei empfindlichen Menschen zu Darmreizungen und Entzündungen führen können.

Insbesondere wenn du an einer Autoimmunerkrankung oder rheumatoider Arthritis leidest, würden wir aus Sicht der Funktionellen Medizin raten: Lass einfach mal für vier bis sechs Wochen Tomaten, Paprika, Auberginen und auch Kartoffeln weg und schau, ob sich an deinen Symptomen etwas ändert. Wenn du danach eines nach dem anderen wieder einführst, kannst du besser einschätzen, ob und wie dein Körper auf jedes Einzelne dieser Gemüse reagiert, welche du in Zukunft nach Möglichkeit ganz weglassen solltest und welche unbedenklich auf den Einkaufszettel gehören. Übrigens: Auch durch die Art der Zubereitung können Nachtschattengewächse verträglicher gemacht werden, vor allem durchs Kochen.

FOOD FOR THOUGHT

Nitrat, Nitrit und Co: Was schadet mir wirklich?

Immer wieder begegnen wir Ernährungsmythen und Halbwissen à la: »Meine Mutter hat gesagt, nicht zu viel Rucola essen, das ist krebserregend, wegen der Nitrate!« Klar: Niemand möchte sich die gesundheitlichen Vorteile einer pflanzenbasierten Ernährung zunichtemachen, wenn er gleichzeitig größere Mengen Schadstoffe aufnimmt. Döseln wir das Ganze mal auf.

Nitrate sind vor allem in pflanzlichen Lebensmitteln wie Roter Bete und Blattgemüsen zu finden. Besonders hoch ist der Gehalt in Spinat, Rucola, Kopfsalat, Blattsalat, Rote Bete, Radieschen, Sellerie, Kohlrabi, Mangold und Fenchel. Aber: Ist das ein Problem? Nein!

Erstens: Gemüse aus Bio-Landbau enthält wesentlich weniger Nitrate. Zweitens: Nitrate sind nicht per se schädlich. In den Wänden der Blutgefäße wandelt der Körper sie zu Stickoxiden um, was erst einmal besorgniserregend klingt, aber im Gegenteil sogar sehr gesund ist. Stickoxide erweitern die Blutgefäße, verhindern so das Entstehen von Blutgerinnseln, schützen vermutlich vor Magenkrebs und verbessern die Glukose- und Insulinspiegel. Das kann auch daran liegen, dass diese Lebensmittel neben Nitrat Vitamine (vor allem C), Mineralstoffe, Ballaststoffe und sekundäre Pflanzenstoffe enthalten.

Ganz anders verhält es sich mit Nitrit, auch wenn nur ein Buchstabe anders ist: Dieser Stoff wird vor allem stark verarbeiteten Fleischprodukten wie Würstchen und Salami zugesetzt, damit sie ihre »gesunde« Farbe behalten und helfen, das Wachstum von Bakterien zu verhindern. Sie gelten allerdings auch als einer der Hauptverursacher von Krebs, weil sie in Verbindung mit sekundären Aminen gefährliche Verbindungen eingehen, die sogenannten Nitrosamine.

Übrigens: Auch fermentierte Gemüseprodukte wie Sauerkraut und eingelegtes Gemüse können geringe Mengen Nitrit enthalten, typischerweise weniger als 10 mg/kg. Doch hier übersteigen die gesundheitsfördernden Faktoren das Risiko bei weitem. Lass dir daher deinen Appetit auf Gemüse und Fermentiertes nicht von solchen Schockermeldungen verderben. Von Nitrit in Fleischerzeugnissen halte aber lieber Abstand – mehr dazu im Kapitel über Fleisch und Fisch ab Seite 171.

Nüsse, Saaten, Mandeln

Nuss ist nicht gleich Nuss, botanisch gesprochen. Mandeln und Cashewnüsse sind Samen der jeweiligen Bäume und genau genommen Kerne, Erdnüsse gehören zu den Hülsenfrüchten. Aber vom Ernährungswert her nimmt sich das nichts. Bei allen Sorten kannst du beherzt zugreifen, ob roh oder bei etwa 120 Grad schonend im Ofen geröstet.

Denn alle miteinander sind Powerpakete voller Nährstoffe, unter anderem Proteine, Mineral- und Ballaststoffe, Vitamine, Polyphenole, Magnesium, Selen, Vitamin E und last but not least Folsäure. Gerade mit Letzterem sind Frauen in Deutschland tendenziell unterversorgt. Wir brauchen sie aber für den chemischen Prozess der DNA-Methylierung. Dabei werden bestimmte Gene an- oder abgeschaltet, Folsäure hilft uns beim gesunden Älterwerden.

Und das ist noch nicht alles: Der hohe Gehalt an mehrfach ungesättigten Fettsäuren in z. B. Walnüssen schützt das Herz und verringert die Werte für das schlechte LDL-Cholesterin und Triglyceride im Blut. Ist ihr Anteil zu hoch, kann das zu Arterienverkalkung führen. Phytosterine senken ebenfalls das Cholesterin, wirken antientzündlich und entgiftend, gemeinsam mit den Polyphenolen. Und die Aminosäure Arginin putzt wie ein Bio-Rohrreiniger deine Blutgefäße durch, natürlich sehr viel schonender.

Besorgt wegen des hohen Fettgehaltes? Generell können wir Entwarnung geben: Weil die Zellen der Nüsse so klein sind, kann unser Körper nur etwa zwei Drittel der Energie überhaupt verwerten. Der Rest der Fette geht in tiefere Darmabschnitte, erfreut dort dein Mikrobiom, wird zum Teil aber auch unverdaut ausgeschieden. Anders ist das bei Nussmus, bei dem die Zellwände so weit aufgebrochen sind, dass der Körper die Nährstoffe fast vollständig verwerten kann.

Wenn du es hundertprozentig richtig machen möchtest, dann achte darauf, dass du mehr Nüsse zu dir nimmst, die einen nennenswerten Anteil an den (gesunden) Omega-3-Fettsäuren enthalten (etwa Walnüsse), und weniger, bei denen die Omega-6-Fettsäuren nicht durch Omega-3-Fettsäuren kompensiert werden (Pecannüsse, Paranüsse, Mandeln, Sonnenblumenkerne, Pinienkerne, Erdnüsse). Denn stehen Omega-6- und Omega-3-Fettsäuren in einem ungünstigen Verhältnis (wie es vor allem bei vielen stark verarbeiteten Lebensmitteln und Fast Food der Fall ist), befördert das die Entstehung von »Zivilisationskrankheiten« wie Diabetes, Arteriosklerose und Übergewicht.

Allerdings: So lange du es nicht übertreibst mit der Menge, droht hier keine Gefahr. Die Deutsche Gesellschaft für Ernährung empfiehlt 25 g pro Tag, also etwa eine Handvoll – da schließen wir uns an.

Was für Nüsse und Mandeln gilt, gilt auch für die Samen, etwa Leinsamen und Sesam: Sie sind reich an Fetten, Proteinen, Ballaststoffen, Vitaminen, Phytosterinen, Mineralstoffen und einigen Polyphenolen wie den Lignanen (mehr dazu weiter unten). Insbesondere Leinsamen gelten als powervolle Krebs-Prävention, weil sie mutmaßlich das Wachstum hormonsensitiver Tumore hemmen und bei Brustkrebs in den Wechseljahren sowohl das Sterblichkeitsrisiko als auch die Entwicklung von Metastasen oder Zweittumoren um bis zu 40 Prozent verringern können.[31]

Damit Lignane optimal verstoffwechselt werden können, solltest du Leinsamen am besten geschrotet zu dir nehmen. Dazu tut eine kleine Kaffeemühle mit Edelstahlbecher gute Zwecke.

Übrigens: Lignane gehören wie die Isoflavone, die in Sojabohnen enthalten sind, zu den Phytoöstrogenen. Und diese werden ja vor allem in Asien viel gegessen. Das könnte ein Grund dafür sein, dass Asiatinnen weniger an Brustkrebs leiden als Frauen in der westlichen Welt.

An dieser Stelle noch ein Wort zu Ölen und Fetten – schließlich werden sie aus Kernen gewonnen, sind also eng mit dem Thema Nüsse und Saaten verwandt.

Für fast alles in der Küche – Salatdressing, schonendes Braten – kannst du Olivenöl verwenden, wichtig ist der Zusatz »Natives Olivenöl extra«. Dieses wird rein mechanisch und ohne Hitzeeinwirkung direkt aus den Oliven (und nicht aus den Kernen) aus der ersten Pressung gewonnen. Der Gehalt an freien Fettsäuren, die in hohen Konzentrationen im Blut ungünstig sind, liegt bei höchstens 0,8 Prozent. Andere Fette (etwa Rapsöl, Ghee, Kokosfett, Sesamöl) kannst du dosiert einsetzen, wenn das Olivenöl-Aroma geschmacklich nicht passt. Da steht aber der Genuss im Vordergrund, nicht unbedingt der gesundheitliche Nutzen.

Wenn du nicht viel oder auch gar keinen fetten Fisch isst, empfehlen wir dir, deinen Bedarf an Omega-3-Fettsäuren durch einen Esslöffel Algen- oder Fischöl zu decken. Leinöl hat viele gute Inhaltsstoffe, aber frisch geschroteter Leinsamen, wie oben beschrieben, toppt das locker. Lieber zur Originalquelle greifen!

Weil uns das Thema »gesunde Fette« wichtig ist, aber viele Lebensmittelgruppen betrifft, hier zum Abschluss noch ein kleiner Fahrplan: Was gehört auf deinen Speisezettel, wenn du eine optimale Versorgung haben möchtest?

Hier noch mal ein kleines Take-away:

→ kaltgepresstes Olivenöl

→ kaltgepresstes Rapsöl

→ Nüsse und Mandeln

→ Für die Versorgung mit den wichtigen Omega-3-Fettsäuren: Tierische Quellen sind fettreiche Fische wie Makrele, Wildlachs, Hering und Sprotten; und Superstars unter den pflanzliche Quellen sind Leinsamen, Hanfsamen, Chiasamen und Walnüsse. Alternativ täglich 2000 mg Omega-3-Fettsäuren auf Basis von Algen oder Fischen.

→ Unter den grünen Blattgemüsen hat Portulak den mit Abstand höchsten Gehalt an Omega-3-Fettsäuren – mit etwa 400 mg Alpha-Linolensäure (ALA) pro 100 g Frischgewicht überbietet er Spinat um das Fünffache, Kopfsalat sogar um das Zwanzigfache.

→ Wenn Fleisch, dann solches aus Weidehaltung oder Wild, weil dort der Anteil an Omega-3-Fettsäuren wegen der vom Tier gefressenen Kräuter höher ist.

→ Dasselbe gilt für Bio-Eier.

→ Bitte aufgrund des hohen Anteils entzündlicher Fettsäuren vermeiden: Fast Food, Chips, Öle mit hohem Anteil an Omega-6-Fettsäuren (z. B. Sonnenblumenöl) und verwandte Produkte wie Mayonnaise. Denn obwohl unser Körper auch diese Fettsäuren grundsätzlich braucht, nehmen wir sie mit der westlichen Ernährung im Übermaß auf, insbesondere durch die genannten Lebensmittel.

FOOD FOR THOUGHT

Seed-Cycling als natürliche Unterstützung für den Zyklus (und danach)

Seed Cycling – klingt fancy, ist aber eine ganz einfache Idee: Es hilft dir, die natürliche hormonelle Balance deines Körpers zu unterstützen, in dem du im Lauf deines Zyklus verschiedene Saaten zu dir nimmst, immer in der gleichen Abfolge. Einigen Frauen hilft das gegen PMS, Migräne und Zyklusunregelmäßigkeiten, gerade in der Prämenopause.

Die wahren Helden beim Seed-Cycling sind Leinsamen, Kürbis- und Sonnenblumenkerne sowie Sesam. Und das Rezept ist ganz einfach: Du isst in der ersten Phase deines Zyklus täglich eine Mischung aus feinst geschroteten Leinsamen und Kürbiskernen und in der zweiten eine Mischung aus feinst geschroteten Sonnenblumenkernen und Sesamsamen. Zwei gehäufte Esslöffel von der jeweiligen Mischung jeden Tag, und zwar egal, ob morgens auf dem Müsli, mittags oder abends in Salat und Suppe – wegen ihres neutralen Geschmacks passt die Mischung eigentlich zu allen Gerichten.

Wenn du derzeit keinen Zyklus hast – etwa in der späten Perimenopause – kannst du dich an den Mondphasen orientieren: Du beginnst mit der ersten Mischung bis zum Neumond und wechselst bei Vollmond zur zweiten Mischung. Wenn du die Menopause schon hinter dir hast, musst du nicht mehr abwechseln: Dann kannst du entweder eine Mischung aus allen vier Sorten als Topping auf deine Mahlzeiten nehmen, unsere Seed-Cracker backen oder dir einfach ein Saatenporridge zubereiten (die Rezepte findest du unter nobodytoldme.com/rezepte).

Wichtig ist, dass alle Saaten wirklich fein geschrotet sind, denn dann können die Darmbakterien möglichst viele der guten Mikronährstoffe darin aufschließen und für dich verfügbar machen. Als da wären: Vitamine (etwa Vitamin E, das Schmerzbotenstoffe verringern hilft), mehrfach ungesättigte Fettsäuren, Mineralstoffe wie Zink (wirkt vermutlich krampflösend auf die Gebärmutter und ist wichtig für die Eizellreifung) und Kupfer (den brauchst du wiederum als Gegenspieler zu Zink), Eisen und Ballaststoffe.

Zu einem echten Superfood werden die Seeds aber durch ihren Gehalt an sekundären Pflanzenstoffen, vor allem die hauptsächlich in Sesam und Leinsamen enthaltenen Lignane. Diese gehören zur Gruppe der Phytoöstrogene, also der pflanzlichen Östrogene, und diese können die körpereigenen Östrogene ausbalancieren. In jede Richtung, also wenn du zu viel davon hast oder zu wenig. Wichtig ist: Seeds sind ein Nahrungsmittel, kein Medikament, deshalb brauchst du etwas Geduld, um ihre Wirkung zu erleben. Wir empfehlen, das Seed-Cycling mindestens drei Monate am Stück durchzuziehen und zu beobachten, ob es bei dir die gewünschte Wirkung hat. Falls du hormonell verhütest, mit der Pille oder einer Hormonspirale, sind die Seeds trotzdem auch für dich gesund, weil sie dir wertvolle Mikronährstoffe und Ballaststoffe zur besseren Verstoffwechselung der Hormone liefern.

Pilze

Pilze sind faszinierend: Sie sind weder Pflanze noch Tier, sie haben ihr eigenes biologisches Reich. Und sie stecken trotz ihres hohen Wassergehaltes (90 Prozent) voller wertvoller Inhaltsstoffe. Auch hier kannst du die gesamte Vielfalt der Pilze genießen: Steinpilze, Pfifferlinge, Champignons, Maronenröhrlinge, Austernseitlinge, Kräuterseitlinge, Parasole, Schopftintlinge (jung essbar), Semmelstoppelpilz, Kuhröhrling, Frauentäubling, Fichtensteinpilz, Grauer Wulstling, Weißtäubling, Shiitake, Enoki und Löwenmähne.

Es gibt Hinweise darauf, dass das Essen von Pilzen nicht nur unsere Immunabwehr ankurbelt, sondern auch vor Herzerkrankungen, Demenz, Prostata- und Brustkrebs schützt.

Sie enthalten nicht nur vergleichsweise viel Eiweiß (Steinpilze haben etwa 5,6 g Protein pro 100 g), B-Vitamine und Vitamin D, sondern auch eine Reihe von Antioxidantien. Etwa Glutathion (spielt eine zentrale

Rolle bei der Entgiftung von Schadstoffen in der Leber) und Ergothionein. Dieses schützt Zellen vor oxidativem Stress, wirkt neuroprotektiv und kann den Alterungsprozess verlangsamen. Besonders viel davon enthalten Steinpilze, Shiitake- und Austernpilze.

Außerdem sind Pilze eine Superquelle für Spermidin, ein Stoff, den der Körper zum Zell-Recycling braucht. Sie enthalten außerdem für uns unverdauliche Mehrfachzucker und Beta-Glucane als Futter für die Darmbakterien. Letztere helfen, den Cholesterinspiegel zu senken, verlangsamen die Aufnahme von Glukose im Darm, erhöhen die Insulinsensitivität der Zellen und können krebsvorbeugend wirken. Teilweise werden sie sogar in der Krebstherapie eingesetzt, um das Immunsystem zu unterstützen.

Das Tolle: Die meisten Nährstoffe bleiben bei Pilzen auch nach dem Kochen oder Trocknen erhalten. Gut so, weil zahlreiche Pilze im rohen Zustand giftig sind (eine Ausnahme sind Champignons). Einen Haken gibt es allerdings: den Gehalt an Schwermetallen wie Cadmium oder Quecksilber in einigen Sorten. Daher rät die Deutsche Gesellschaft für Ernährung, nicht mehr als 250 g Wildpilze pro Woche zu essen.

Eine wahre Wunderwaffe der Gattung sind Shiitake-Pilze: Sie enthalten Zink, Kupfer, Kalium, Folsäure, Selen, Vitamin D, einige B-Vitamine und Cholin, das sowohl bei der Fettverbrennung gebraucht wird als auch zur Bildung von Acetylcholin. Das ist ein wichtiger Neurotransmitter, der an vielen Funktionen des Nervensystems beteiligt ist, einschließlich Gedächtnis, Muskelsteuerung und Stimmungsregulation. Zudem senken sie den Homocysteinspiegel im Blut, was unter anderem zur Prävention von Herz-Kreislauf-Erkrankungen beiträgt.

Hülsenfrüchte

Hülsenfrüchte, sie gehören zu den Schmetterlingsblütlern, sind wahre Alleskönner. Nicht nur eine gesunde Proteinquelle (5 bis 10 Prozent Eiweiß pro 100 g gekochte Hülsenfrüchte), sondern auch ein sehr nachhaltiges Lebensmittel. Denn sie düngen den Boden auf natürliche Weise, indem sie ihn mit Stickstoff aus der Luft anreichern. Wollten wir unserem Körper und unserer Erde etwas Gutes tun, sollten wir viel mehr davon in unsere Ernährung integrieren: Die Initiative »Planetary

Health Diet«[32] empfiehlt 27 kg pro Kopf und Jahr beziehungsweise 75 g pro Tag. Das ist etwa das Zehnfache der Menge, die wir aktuell pro Tag essen.

Nur roh solltest du sie nicht zu dir nehmen: Mit Ausnahme von Zuckerschoten enthalten sie in ungekochtem Zustand verschiedene Giftstoffe, die von der natürlichen Abwehr der Pflanze herrühren.

Zu den Hülsenfrüchten zählen unter anderem Bohnen – Kidneybohnen, Schwarze Bohnen, Weiße Bohnen, Pinto-Bohnen, Cannellini-Bohnen, Adzuki-Bohnen, Mungbohnen, Limabohnen, Schmetterlingsbohnen und viele mehr –, Kichererbsen, Erbsen, Zuckerschoten, Linsen in allen Farben, Ackerbohnen, Lupinen, Sojabohnen, Edamame und Erdnüsse. Diese haben wir aber aufgrund ihres Fettgehaltes im Kapitel über Nüsse untergebracht.

Um das Eiweiß aus Hülsenfrüchten noch hochwertiger zu machen, wird es in verschiedenen Kulturen zusammen mit Getreide gegessen. Etwa Arroz con Frijoles (Bohnen mit Reis) in Kuba oder Pasta e Fagioli (Pasta mit Bohnen) in Italien. Dadurch erhält man ein vollständiges Aminosäureprofil, aus dem der Körper vollwertiges Protein herstellen kann. Auch du kannst die biologische Wertigkeit der Proteine erhöhen, indem du Hülsenfrüchte zum Beispiel mit Hafergrütze kombinierst. Sojabohnen und Hanfsamen gehören zu den Ausnahmen, die keine Ergänzung brauchen, damit der Körper sie vollständig nutzen kann.

Hülsenfrüchte sind auch eine sehr gute Quelle für Ballaststoffe (besonders weiße Bohnen, Ackerbohnen und Lupinen), zudem für sekundäre Pflanzenstoffe wie Isoflavone (Soja), Anthocyane (Schwarze Bohnen) und Flavonoide (Ackerbohnen). Ein Fest für deine Darmbakterien, die beim Abbau kurzkettige Fettsäuren produzieren. Auch Stunden nach dem Verzehr wirken diese Kraftpakete blutzuckersenkend, weil die enthaltenen Kohlenhydrate deutlich langsamer abgebaut werden als etwa nach einem Teller Nudeln. Das verdeutlicht auch das folgende Ranking an kohlenhydratreichen Lebensmitteln: Es setzt sich aus dem jeweiligen Gehalt der vier Makronährstoffe – Proteine, Kohlenhydrate, Fette und Ballaststoffe – zusammen. Je weiter oben ein Lebensmittel steht, umso höher ist der Gehalt an Ballaststoffen, Proteinen und Fetten und umso geringer ist der Gehalt an Kohlenhydraten. Die Lebensmittel, die sich weiter unten befinden, enthalten vor allem viele Kohlenhydrate, dafür aber deutlich weniger Proteine, Fette und Ballaststoffe.

Ranking über alle vier Makronährstoffe: Proteine, Fette, Kohlenhydrate und Ballaststoffe

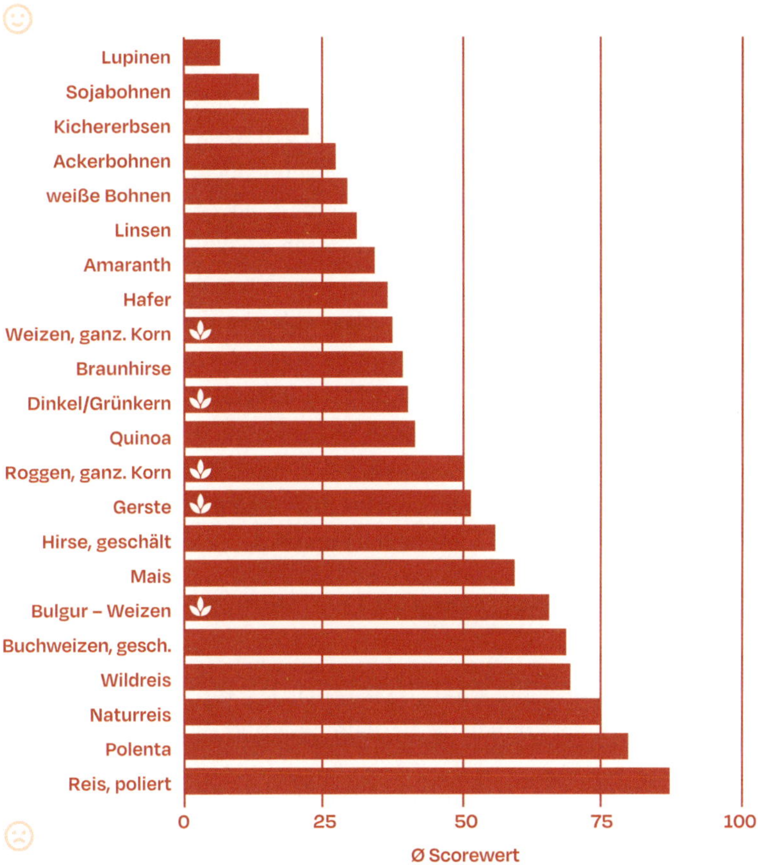

Quelle: überwiegend aus: Heseker/Heseker. *Die Nährwerttabelle 2019/2020*: 6. Auflage

Du brauchst noch mehr Gründe, deinen Speiseplan mit Lupinen, Ackerbohnen und Co. anzureichern? Bitte schön: Sie enthalten wertvolle Spurenelemente wie Zink, Folsäure und Eisen, insbesondere in Verbindung mit Vitamin C, außerdem Phytinsäure, die dem Körper unter anderem hilft, potenziell schädliches Hämeisen sowie Schwermetalle wie Cadmium und Blei zu binden. Phytinsäure hat noch viele weitere positive Eigenschaften: Diejenigen, die Lebensmittel mit einer höheren Phytatdichte zu sich nehmen, scheinen eine höhere Knochendichte, geringeren Knochenschwund und weniger Hüftfrakturen zu haben.[33]

Noch ein Wort zu Soja, weil der Mythos, Sojaprodukte könnten die Entstehung von Brustkrebs fördern, sich immer noch hält. Hauptverdächtige sind dabei die Phytoöstrogene, die den weiblichen Östrogenen ähneln. Jüngste Forschungsergebnisse zeigen jedoch, dass der Verzehr von Soja das Brustkrebsrisiko nicht erhöht, sondern sogar verringern kann.[34] Denn anstatt die Östrogenrezeptoren zu aktivieren (und damit das Gewebewachstum zu stimulieren), blockieren sie sie in manchen Fällen und verhindern so, dass sich das echte Östrogen an sie binden kann. Ein regelmäßiger Konsum von Sojaprodukten kann außerdem LDL- und Gesamtcholesterin, Blutdruck, Blutzuckerspiegel, Hitzewallungen und sogar unsere Haut positiv beeinflussen.

Du vermeidest Hülsenfrüchte, weil sie Blähungen machen könnten? Hier kommen einige Tipps, um sie leichter verdaulich zu machen.

Hacks für Hülsenfrüchte-Hater:

→ Kau die Hülsenfrüchte wirklich gut durch. Je pastöser der Nahrungsbrei, umso besser können die Verdauungsenzyme ansetzen.

→ Weich die Hülsenfrüchte über Nacht ein und tausch häufiger das Einweichwasser aus. Beim Kochen fügst du ein etwa 10 cm langes Stück Kombu-Alge hinzu. Sie quillt während des Kochens und nimmt Stoffe aus dem Kochwasser auf. Zusätzlich gibst du eine Prise Natron ins Kochwasser. Das macht die Schale schneller weich.

→ Starte mit kleinen Mengen, sodass sich dein Mikrobiom langsam auf das neue Nahrungsangebot einstellen kann. Für gewöhnlich dauert es nur wenige Wochen, bis die Blähungen weniger werden.

→ Wenn das alles noch nichts hilft: Bring die Hülsenfrüchte zum Keimen! Mehr dazu findest du im Kapitel über Saaten.

Gewürze

Gewürze sind verschiedene Pflanzenteile – Blätter, Wurzeln, Rinden, Beeren, Knospen, Samen und Stempel –, die meist in getrockneter Form verwendet werden. Wegen ihres intensiven Aromas kommen sie nur in kleinen Mengen zum Einsatz, dennoch haben sie eine große Wirkung.

In der indischen Kultur hat das Wissen darum eine lange Tradition, die mehrteilige Gewürzdose (»Masala Dabba«) ist im Ayurveda sowohl Küchenutensil als auch Teil der Hausapotheke. Heute lässt sich der gesundheitsfördernde Effekt auch wissenschaftlich belegen: Erste Studien deuten darauf hin, dass selbst ein Teelöffel an Gewürzen Entzündungsmarker im Blut reduzieren kann. Das liegt mutmaßlich an den enthaltenen Polyphenolen, den sekundären Pflanzenstoffen, die antientzündlich wirken und das Immunsystem stärken können.

Darüber hinaus haben sie einen positiven Einfluss auf unser Mikrobiom. Dazu reichen schon 5 g gemischte Gewürze pro Tag; das konnte jüngst in einer randomisierten, placebokontrollierten Studie nachgewiesen werden. Des Weiteren sorgen die Darmbakterien dafür, dass die Polyphenole – jene segensreichen sekundären Pflanzenstoffe, von denen schon häufiger die Rede war – in ihre aktive Form umgewandelt werden.

Gewürze sind also so etwas wie die Hidden Champions unter den Nahrungsmitteln, noch besser ist es, wenn du sie frisch mahlst, als wenn du sie in Pulverform kaufst. Auch hierfür lohnt sich eine kleine Kaffee- beziehungsweise Gewürzmühle. Durch die Art der Zubereitung kannst du den positiven Effekt noch steigern: zum Beispiel, indem du Kurkuma in heißem Fett oder trocken anröstest (das kennst du vielleicht aus indischen Rezepten) oder, wie in der Levanteküche, Gewürze in einem warmen Gericht und zusätzlich als Topping verwendest.

Gewürze sind Teamplayer, sie entfalten ihre Wirkung am besten im Zusammenspiel. Dennoch lohnt es sich, ein paar davon genauer unter die Lupe zu nehmen:

Kurkuma: Der enthaltene Wirkstoff gilt als schmerzlindernd und stark antientzündlich (etwa bei Arthritis und Endometriose), kann gegen entzündliche Darmerkrankungen wirken und Gallensteinbildung vorbeugen. Nicht übertreiben: Mehr als ein Viertel Teelöfel pro Tag kann unangenehme Nebenwirkungen haben, etwa die Bildung von Nierensteinen.

Pfeffer: enthält Piperin, welches den Speichelsaft und die Produktion von Verdauungssäften anregt; erhöht die Bioverfügbarkeit von dem Wirkstoff Curcumin, dem Wirkstoff in Kurkuma.

Safran: erwies sich in einer Dosis von 30 mg täglich als ähnlich wirksam wie 20 mg Fluoxetin bei der Behandlung von leichten bis mittelschweren Depressionen.

Zimt: Cassia-Zimt gilt als blutzuckersenkend (ist in höheren Dosen allerdings schädlich für die Leber); Ceylon-Zimt hat keinen nachgewiesenen Effekt auf den Blutzucker, enthält aber viele Antioxidantien.

Kreuzkümmel: kann in kleinen Mengen (etwa 200 mg/Tag) beim Abnehmen helfen.

Ingwer: hilft nachweislich ebenso gut gegen Migränekopfschmerzen wie das Medikament Sumatriptan, kann Menstruationsbeschwerden und starke Blutungen lindern, PMS reduzieren und erhöht die Darmbeweglichkeit.

Rosmarin: ob frisch oder getrocknet, wirkt entgiftend, antientzündlich, antimikrobiell, krebsvorbeugend und schützt das Hirn. Rosmarin- und Ursolsäure spielen darüber hinaus eine Rolle bei der DNA-Methylierung, was beeinflusst, wie schnell wir altern. Rosmarin vermag aber noch mehr: Das daraus gewonnene Öl kann die Durchblutung der Kopfhaut fördern und die Haarfollikel stimulieren, was zu besserem Haarwachstum führen kann.

Und nun zum Praktischen. Wir hätten ein paar Ideen, wie du dein Essen mit mehr Gewürzen anreichern kannst:

- Zu einem (milchfreien) Joghurt mit Obst, Saaten und Nüssen etwas Zimt, Kardamom, Ingwer und eine Prise Muskatnuss hinzufügen.
- Hummus mit Kreuzkümmel würzen und mit Sumach toppen.
- Rührei plus ein Teelöffel Kurkuma, Pfeffer und eine Prise Muskatnuss.
- Hühnerbrühe mit einer Stange Zimt, Lorbeer, Piment, Pfefferkörnern, Sternanis, Nelken und einer Chilischote garen.

Keime und Sprossen

Wenn Samen und Hülsenfrüchte schon sehr nährstoffreich sind, setzen Keime (also aktiviertes Saatgut) und Sprossen (die frühen Keimlinge einer Pflanze) noch einen drauf: Ihr Enzymgehalt kann auf das Hundertfache ansteigen, und viele dieser Enzyme bewirken, dass sie zwei bis zehn Mal mehr sekundäre Pflanzenstoffe enthalten als das Saatgut selbst.

So kommt es bei Kreuzblütlern wie Brokkoli und Radieschen zu einer deutlichen Erhöhung von Glucosinolaten, während Hülsenfrüchte wie Sojabohnen und Mungobohnen vermehrt Isoflavone und die immunstimulierenden und entzündungshemmenden Saponine produzieren.

Keimfähige Hülsenfrüchte sind: Adzukibohnen, Kichererbsen, Linsen, Mungobohnen, schwarze Bohnen, Erbsen, Sojabohnen.

Keimfähige Saaten sind: Alfalfa, Brokkoli, Radieschen, Kresse, Rettich, Senf, Sesam, Sonnenblumenkerne, Kürbiskerne, Mandeln, Buchweizen, Gerste, Hirse, Kamut, Quinoa, Weizen und Wildreis.

Wichtig: Beim Keimen auf Hygiene achten! Personen mit geschwächter Immunabwehr und Schwangere sollten sicherheitshalber auf Sprossen verzichten.

So ziehst du dir selber Sprossen und Keimlinge:

→ Besorg dir ein Sprossenglas im Bioladen oder Reformhaus. Es gibt welche mit einem lebensmittelechten Kunststoffsieb und solche mit Edelstahlsieb.

→ Weiche die Saat für zwölf Stunden in Wasser ein, an einem Platz ohne direkte Sonneneinstrahlung. Dabei dringt Wasser durch die Keimpore, eine kleine Öffnung in der Nähe des Nabels, in den Samen.

→ Gieß danach das Wasser ab und stell das Glas schräg auf, damit alles abfließen kann. Viele Keimgläser haben einen Ständer, der genau das bewirkt.

→ Danach spülst du die Keime zweimal täglich. In den Folgetagen platzt das kleine Saatkorn auf, es wächst ein kleiner weißer Keim.

Stellst du das Glas jetzt ins Licht, entwickelt der Keimling in den Keimblättern Chlorophyll.

→ Erntezeit: Du kannst die Sprossen auf Brot essen, über Salat streuen, als Vorspeise knabbern … Die restlichen Keimlinge lagerst du abgetropft im Kühlschrank und verzehrst sie zeitnah.

Hier noch zwei Extratipps:

→ **Der Tuch-Trick:** Einiges Saatgut geliert nach dem Einweichen stark (Kresse, Radieschen). Das breitest du auf einem feuchten Tuch aus und deckst es lose ab.

→ **Der Hülsenfrüchte-Hack:** Wenn du von Hülsenfrüchten Blähungen bekommst, ist Keimenlassen (über das Einweichen hinaus) eine gute Möglichkeit, sie verträglicher zu machen. Kichererbsen brauchen drei Tage, Mungbohnen vier. Danach bereitest du sie wie gewohnt zu. Dabei entsteht zusätzlich noch das Enzym Diaminoxodase, kurz DAO. Es kann dir helfen, den Abbau von Histamin zu unterstützen – wichtig für Personen mit Histaminintoleranz.

Obst

Bei verhältnismäßig geringer Energiedichte bekommst du mit Obst reichlich B- und C-Vitamine, Carotinoide, Mineralstoffe, Spurenelemente, sekundäre Pflanzenstoffe und Ballaststoffe – Obst ist ein Fest für Darmbakterien und Leber. An dem englischen Sprichwort »an apple a day keeps the doctor away« ist also tatsächlich was dran (aber bitte mit Schale, in Bioqualität und am besten die säuerlichen Sorten).

Wir empfehlen, den Tag bereits mit einem Glas Zitronenwasser zu beginnen (siehe auch den Abschnitt über die Grundnahrungsmittel beim Body Reset ab Seite 124), die Schale der Bio-Zitrone kannst du abreiben und damit Currys oder Salate bestreuen. Das ist nicht nur lecker, sondern der Verzehr wird auch mit einem niedrigeren Brust- und Hautkrebsrisiko in Zusammenhang gebracht.

Der größte Gewinner der Obsttheke sind die Beeren, sie teilen sich den Champion-Status mit dem grünen Blattgemüse: krebsvorbeugend, reich an sekundären Pflanzenstoffen, insbesondere dem Polyphenol Anthocyan. Das ist auch für die kräftige Färbung von blau über tiefrot bis schwarz verantwortlich und wirkt antioxidativ. Es fängt also freie Radikale in der Nahrung ein, die deinem Körper schaden können.

Frisch sind Beeren am besten, außerhalb der Saison kannst du sehr gut ohne Verlust an Nährstoffen auf tiefgekühlte Ware zurückgreifen. Die wilden Varianten sind immer noch etwas potenter als die gezüchteten: Wildheidelbeeren, Holunderbeeren, wilde Brombeeren. Achtung: Beeren in Bodennähe lässt du am besten hängen – auch wenn die Gefahr, dir einen Fuchsbandwurm einzufangen, geringer ist als das Risiko, vom Blitz getroffen zu werden.

Vermutlich machst du ohnehin schon viel richtig: Frauen zwischen 51 und 64 Jahren haben mit 330 g pro Tag den höchsten Obstverzehr aller Altersgruppen in Deutschland. Weiter so! Im Zweifelsfall (auch aus ökologischen Gründen sinnvoll) findest du genügend Gutes aus heimischem Anbau, aber wenn du gelegentlich Lust hast auf Exotisches, können wir vor allem Papaya empfehlen. Da vor allem die Samen! Sie sind mit das Wertvollste an der Frucht – Stichwort Glucosinolate – und können mutmaßlich durch den Gehalt an Papain gegen Darmparasiten wirken. Sie werden in einigen südamerikanischen Ländern aus diesem Grund viel gekaut. Aber bitte nicht übertreiben, da sie in großen Mengen toxisch sein können.

Ein paar Einschränkungen beim Thema Obst haben wir allerdings:

→ Von Fruchtsäften und püriertem Obst raten wir generell ab. Denn schon mit einem Früchte-Smoothie aus mehreren 100 g Obst übersteigst du leicht die empfohlene Tagesmenge an Fruktose, und dein Blutzucker geht erst einmal steil nach oben.

→ Früchte mit einem sehr hohen Wasseranteil und wenig Ballaststoffen können zum Anstieg des Blutzuckerspiegels und damit des Insulins beitragen, etwa Clementinen und Weintrauben. Diese Früchte solltest du also nicht pfundweise zu dir nehmen.

→ Trockenfrüchte enthalten im getrockneten Zustand etwa fünfmal mehr Fruktose und andere Zucker als in frischer Form. Kein gesunder Snack, sondern eine Süßigkeit, genauso wie Energyballs und Fruchtriegel.

FOOD FOR THOUGHT

Worauf du beim Obst- und Gemüsekauf achten solltest

Als »Dirty Dozen« – dreckiges Dutzend – bezeichnet die Environmental Working Group Obst und Gemüse, das besonders mit Pestiziden belastet ist. Dagegen sind die »Clean Fifteen« besonders giftfrei im Anbau.

Zwar sind die Maßgaben zum Pestizideinsatz in der EU strenger als in den USA, aber diese Liste kann dir eine grobe Orientierung geben, wo Bioqualität wichtig ist und wo du unter Gesundheitsaspekten auch zu konventionellen Produkten greifen kannst.

Dirty Dozen: Erdbeeren, Spinat, Grünkohl, Blattkohl und Senfgrün, Trauben, Pfirsiche, Birnen, Nektarinen, Äpfel, Paprika und Peperoni, Kirschen, Blaubeeren, Grüne Bohnen

Clean Fifteen: Avocados, Mais (süß), Ananas, Zwiebeln, Papaya, tiefgekühlte Erbsen, Spargel, Honigmelone, Kiwi, Kohl, Pilze, Mangos, Wassermelone, Karotten, Süßkartoffeln[35]

Übrigens: Bei weiteren Obst- und Gemüsesorten wie Tomaten und Honigmelonen gibt es kein klares Testergebnis, sie sind also weder eindeutig den Schmuddelkindern zuzuordnen noch den Klassenbesten. Im Zweifelsfall ist bio immer die bessere Wahl.

Tierisches – Fleisch, Fisch, Ei & Co.

Es gibt viele gute Gründe, auf tierische Lebensmittel zu verzichten – in aller erster Linie die Klimakrise, die bekanntlich durch intensive Tierhaltung zusätzlich angeheizt wird. Es ist auch gar nicht schwer, ohne Fleisch und Co. zu leben. Fast alle Nährstoffe kann man aus pflanzlichen Lebensmitteln beziehen, einzig beim essentiellen Vitamin B12 und oft auch bei Cholin müssen Veganerinnen supplementieren.

Die Deutsche Gesellschaft für Ernährung sieht noch ein paar weitere Nährstoffe, die Veganerinnen im Auge behalten sollten, die in tierischen Lebensmitteln reichlich enthalten sind. Tierisches liefert eine hohe Dichte und Bioverfügbarkeit wichtiger Nährstoffe wie essentieller Aminosäuren, Vitamine (besonders A, B12 und D), Mineralstoffe und Spurenelemente (Kalzium, Eisen, Jod, Selen und Zink), mehrfach ungesättigte Omega-3-Fettsäuren (EPA und DHA), Kreatin und Cholin. Cholin ist in hohen Mengen in Eiern und Fleisch enthalten und ist wichtig für die Gehirnentwicklung, die Nervenfunktion, die Muskelfunktion und den Fettstoffwechsel der Leber. Kreatin kommt natürlicherweise in tierischen Produkten wie Fleisch und Fisch vor und spielt eine wichtige Rolle bei der Energieversorgung der Muskeln, besonders bei kurzen, intensiven Aktivitäten.

Die Entscheidung, ob du Fleisch isst, wollen wir dir nicht abnehmen – du solltest so oder so aber sicherstellen, dass du genügend von den essentiellen Nährstoffen bekommst.

Die Faustregel aus ernährungswissenschaftlicher Sicht lautet: 90 Prozent auf deinem Teller sollte pflanzlichen Ursprungs sein (inklusive der Pilze), 10 Prozent können, aber müssen nicht vom Tier stammen.

Wenn du Fleisch isst, dann achte darauf,

- dass es unverarbeitet ist – keine Salami, Schinken, Aufschnitt oder Würstchen,
- dass es aus nachhaltiger Landwirtschaft kommt,
- dass sich die Tiere von Gras und Kräutern ernährt haben (das Fett hat dann einen höheren Anteil an Omega-3-Fettsäuren, also Weiderind oder Wild),
- dass du das Fett nicht mitisst, weil es die entzündliche Arachidonsäure enthält (insbesondere bei Huhn).

- Probier ruhig einmal Hühnerleber! Auch sie enthält die entzündliche Arachidonsäure, aber gleichzeitig hat sie eine sehr hohe Nährstoffdichte und ist eine sehr gute Quelle für Vitamin B12 und Cholin.

Wie viele Eier dürfen es sein?

Eier sind reich an wichtigen Nährstoffen wie den Vitaminen B12, D und A, den Mineralstoffen Eisen und Zink und an essentiellen Aminosäuren. Außerdem sind sie eine sehr gute Quelle für Cholin und Antioxidantien wie Lutein und Zeaxanthin; Letztere verringern das Risiko altersbedingter Augenkrankheiten. Bio-Eier und Eier von Hühnern aus Freilandhaltung enthalten mehr Omega-3-Fettsäuren als Eier aus Bodenhaltung, weil die Tiere Grünzeug mit mehr ätherischen Ölen fressen. Auf den Cholesterinspiegel hat das Essen von Eiern neueren Forschungen zufolge nur einen geringen Einfluss.[36]

Mit anderen Worten: Sie sind besser als ihr Ruf, vor allem gekocht (im Gegensatz zu gebraten). Die Deutsche Gesellschaft für Ernährung empfiehlt neuerdings nicht mehr als ein Frischei pro Woche, weil sie davon ausgeht, dass Menschen auch über verarbeitete Lebensmittel zusätzlich Eier zu sich nehmen. Häufig werden sie beigemengt, etwa in Eiernudeln, Backmischungen oder Mayonnaise. Wenn du aber möglichst wenig stark verarbeitete Lebensmittel isst – wozu wir ja raten –, dann hätten wir bei einer Ernährung mit tierischen Produkten auch nichts gegen ein Bio-Ei pro Tag einzuwenden. Eigelb enthält auch die entzündliche Arachidonsäure, weshalb du es nicht übertreiben solltest.

Noch ein abschließendes Wort zur Streitfrage, wer denn nun am gesündesten lebt, Fleischesserinnen, Vegetarierinnen oder Veganerinnen. Wir können nur sagen: It's complicated. Während Allesesser schlechtere Cholesterinwerte und Lipoproteine aufweisen, sind sie mit bestimmten Mikronährstoffen besser versorgt als Flexitarier, Vegetarier und Veganer. Die wiederum punkten bei Ballaststoffen Beta-Carotin, Vitamin K und in Teilen mit Vitamin E. Veganer glänzen mit Folat, Biotin und Vitamin C. Egal nach welcher Ernährungsweise du lebst, hab ein besonderes Augenmerk auf deine Versorgung mit Mikronährstoffen. Christina sieht in ihrer Praxis häufig Frauen, die aufgrund einer vermeintlich gesunden, aber einseitigen Ernährung und Stress einen Mangel an Mikronährstoffen haben.[37] So weit muss es nicht kommen.

Fisch & Meeresfrüchte

Eigentlich ist Fisch sehr gesund: Seelachs, Kabeljau, Heilbutt und Co. liefern unter anderem eine Menge an Jod und Omega-3-Fettsäuren. Allerdings kommt Fisch heute zunehmend aus Aquakulturen, die nichts anderes sind als Massentierhaltung. Zu den beliebtesten Sorten zählt Lachs, der – man mag es kaum glauben! – mit Fischöl gefüttert wird. Als Raubfisch in freier Wildbahn würde er diesen Inhaltsstoff über das Fressen kleiner Fische aufnehmen, im Zuchtbecken natürlich nicht. Kann man ihn dann überhaupt guten Gewissens essen? Und was ist mit anderen Sorten?

Hier ein paar Tipps, die deinen Fischkonsum nachhaltiger und gesünder machen:

→ Achte beim Kauf auf nachhaltige Quellen, die von Organisationen wie dem Marine Stewardship Council (MSC) zertifiziert sind.

→ Probier mal kleine Fische, die reich an Omega-3-Fettsäuren sind wie Heringe, Sprotten, Sardinen und Sardellen. Wenn du die kleinen Gräten mitisst, bekommst du noch eine gute Portion Calcium.

→ Makrele ist eine gute Alternative zu Lachs. Diese wird oft als nachhaltigere Wahl angesehen, solange sie aus gut bewirtschafteten Beständen stammt.

→ Wenn du Fischkonserven kaufst, dann bevorzuge Fisch im eigenen Saft statt in Öl, und besser im Glas als in der Dose, wegen möglicher Belastung mit Umweltgiften aus dem Epoxidharz von Konservendosen.

→ Bevorzuge Fische, bei denen du die weichen Gräten mitessen kannst: Sardinen, Sardellen, Stinte, kleine Heringe, kleine Makrelen. Das Kalzium und andere Mineralstoffe darin sind gut für deine Knochengesundheit.

→ Auf Raubfische wie Thunfisch, Hai, Speerfisch, Rotbarsch, Heilbutt und Schwertfisch solltest du wegen der hohen Belastung mit Quecksilber möglichst verzichten.

- → Meeresfrüchte sind eigentlich eine super Eiweißquelle, enthalten Kalzium, Vitamin B 12 und viele ungesättigte Fettsäuren. Die Kehrseite ist ökologischer Art: Sowohl die Zucht als auch der Fang im Netz (in denen andere Meerestiere ungenutzt verenden) macht sie problematisch.

Hochwertige Bioprodukte sind sowohl bei Fleisch als auch bei Fisch deutlich teurer als konventionelle. Allerdings: Wenn du Fleisch- und Fischkonsum deutlich reduzierst zugunsten von pflanzlichen Lebensmitteln, wirst du am Ende im Geldbeutel keinen großen Unterschied merken. Das kann ein guter Kompromiss sein, wenn dir bei einer rein vegetarischen oder veganen Ernährung die Vielfalt fehlt, du aber sowohl deiner Gesundheit als auch unserem Planeten etwas Gutes tun möchtest.

Flüssiges – was und wann trinken?

Am besten trinkst du das einfachste, gesündeste und günstigste Getränk, was es gibt: Wasser. Ohne alles. Auch ohne Kohlensäure.

Klingt langweilig? Da fallen uns einige Varianten ein, falls dir die Umgewöhnung dann leichter fällt! Heiß oder kalt, mit ein paar Scheiben Gurke, Rosmarin, Thymian, Minze, Ingwer, Limette oder einem Tropfen ätherischem Zitronenöl oder Pfefferminzöl in Lebensmittelqualität.

In der Regel ist das Leitungswasser in Deutschland gut genug, Wasserfilter werden tendenziell überschätzt. Wenn es bei dir im Haus eventuell noch alte Bleileitungen gibt, kannst du aber auch auf Quell-, Mineral- oder Tafelwasser (aus Glasflaschen) zurückgreifen – das ist dann die bessere Alternative.

Wenn du wegen Bluthochdruck weniger Salz zu dir nehmen sollst, dann wähle am besten ein natriumarmes Wasser, das weniger als 20 mg/l enthält.

Kalziumreiche Mineralwasser sind wiederum gut zur Prävention von Osteoporose (ab 150 mg/l) und eine gute Quelle für Veganerinnen, die besonders auf ihren Kalziumspiegel achten müssen. Aber grundsätzlich bekommst du alle Mineralien vor allem über das Essen, insbesondere, wenn du viel grüne Blattgemüse zu dir nimmst.

Neben reinem Wasser sind auch Kräutertees aus frischen oder getrockneten Kräutern eine gute Idee für mehr Vielfalt. Besser keine Früchtetees oder mit Süßholz versetzte Mischungen – du willst deine Geschmacksnerven ja beim Body Reset von Süßem entwöhnen. Probier mal frischen Rosmarin, Thymian, Zitronenmelisse oder Salbei. Dabei schneidest du dir die Blätter klein und überbrühst sie mit heißem Wasser. Deckel drauf, sodass sich die ätherischen Öle nicht verflüchtigen, zehn Minuten ziehen lassen und genießen.

In den Wechseljahren kannst du zusätzlich mit Kräutertees deine Nierenfunktion unterstützen und deine Haut zum Strahlen bringen, und zwar mit Brennnessel, Goldrute und Frauenmantel. Kräutertees mit Löwenzahn, Mariendistel und Artischocke unterstützen die Leber. Die enthaltenen Bitterstoffe helfen bei der Verdauung, weil sie die Ausschüttung von Verdauungsenzymen anregen. Kardamom-Tee, der aus den Samen der Kardamom-Pflanze hergestellt wird, hat eine Vielzahl von gesundheitlichen Vorteilen, die auf die reichhaltigen ätherischen Öle und sekundären Pflanzenstoffe im Kardamom zurückzuführen sind. Er wirkt vor allem stabilisierend auf das Verdauungssystem, hat aber mutmaßlich auch blutdrucksenkende Eigenschaften.

Dasselbe gilt für Ingwertee, der mit seiner Schärfe aber auch eine leicht anregende Wirkung hat. Wichtig: Wenn du Medikamente gegen Bluthochdruck einnimmst, besprich das Thema Ingwer mit deiner Ärztin. Denn er kann die Wirkung bestimmter Medikamente verstärken oder abschwächen.

Noch ein Tipp: Trink reichlich und wann du es möchtest, aber besser nicht zu den Mahlzeiten. Denn du möchtest, dass durch das Kauen die eigene Speichelproduktion angeregt wird und dass sich die darin enthaltenen Enzyme unverdünnt an die Arbeit machen können. Sonst spülst du zu viel davon ungenutzt hinunter.

Wie viel Flüssigkeit du pro Tag brauchst, dafür gibt es eine Formel aus den USA, die wir für dich umgerechnet haben: Du multiplizierst dein Körpergewicht mit 0,033 Liter. Ein Beispiel: Christina wiegt 64 Kilo, sie sollte also 2,11 Liter Flüssigkeit täglich zu sich nehmen. Entsprechend kannst du hoch- oder herunterrechnen: bei 60 Kilo 1,9 Liter, bei 70 Kilo 2,3 Liter, 80 Kilo 2,6 Liter, 90 Kilo 3 Liter.

Ein guter Indikator, ob du im gesunden Bereich bist, ist übrigens die Farbe deines Urins: Wenn du nicht gerade am Vortag stark färbende Lebensmittel wie Rote Bete oder B-Vitamine (z. B. in Multivitamintabletten oder -saft) zu dir genommen hast, dann hat dein Urin idealerweise die Farbe von hellgelber Zitronenlimonade. Ist er dunkler, trinkst du zu wenig Flüssigkeit.

Nahrungsergänzungsmittel

Idealerweise bekommst du alle wichtigen Nährstoffe aus dem, was du isst, Zusätze sind dann nicht nötig. Allerdings gibt es Umstände, oft auch nur vorübergehend, die eine optimale Versorgung nicht garantieren können – Stress, Verdauungsschwäche, hektischer Lebensstil. Und das kann dazu führen, dass unser Körper die Nährstoffe nicht optimal aufnimmt oder gar nicht erst in ausreichender Menge erhält. Im Harvard Medical School Guide *Gesunde Ernährung* findet sich folgende Bewertung: »Neue Forschungsergebnisse deuten darauf hin, dass manche Menschen (vermutlich sogar viele) von diesen lebenswichtigen Mikronährstoffen keine ausreichenden Mengen bekommen. Indem wir die Aufnahme steigern – vor allem über das Essen, aber bei Bedarf auch über Vitamin-Präparate –, können wir unsere Gesundheit auf lange Sicht substanziell stärken.«[38]

Nahrungsergänzungsmittel, die sich in Christinas klinischer Erfahrung für viele Frauen in der Lebensmitte bewährt haben, sind folgende:

B-Komplex-Multivitamin mit Methylfolat: Ein B-Komplex-Multivitamin ist hilfreich, den Stoffwechsel während deiner Hormonumstellung zu unterstützen, denn B-Vitamine sind essentiell, um Nahrung in Energie umzuwandeln. Jedes Vitamin hat dabei eine spezifische Aufgabe:

- B1 (Thiamin) hilft bei der Umwandlung von Kohlenhydraten in Energie.
- B2 (Riboflavin) unterstützt die Energieproduktion und den Fettstoffwechsel.
- B3 (Niacin) ist wichtig für den Glukose- und Fettstoffwechsel.
- B5 (Pantothensäure) spielt eine Rolle im Kohlenhydrat- und Fettstoffwechsel.

- B7 (Biotin) unterstützt den Stoffwechsel von Fetten, Kohlenhydraten und Proteinen.
- B9 (Folat) arbeitet mit B12 bei der DNA-Synthese und Blutbildung zusammen. Achtung: Im Gegensatz zu Folsäure ist Methylfolat die natürliche Form dieses Nährstoffes, die vom Körper auch besser und direkter verstoffwechselt werden kann. Achte auf die Packungsbeilage.

B-Vitamine sind auch wichtig für die Funktion des Nervensystems und das Stressmanagement:

- B1, B2, B3 und B6 helfen bei der Neurotransmittersynthese und Nervenfunktion.
- B12 ist wichtig für den Schutz der Nervenfasern und die Vermeidung von Gedächtnisproblemen und Neuropathien.
- B5 spielt eine Rolle bei der Produktion von Stresshormonen in den Nebennieren.
- B6 unterstützt die Produktion von Serotonin und Dopamin, die die Stimmung regulieren.

Magnesiumglycinat: Magnesium ist unerlässlich für viele Körperfunktionen, einschließlich Muskelentspannung, Schlafregulation und Stimmungsstabilisierung. Die beste Darreichungsform ist Magnesiumglycinat, dieses hat im Vergleich zu anderen Formen nur minimale Magen-Darm-Nebenwirkungen. Abends genommen, sorgt es für gute Nachtruhe.

Cholin: Ein weniger bekannter, aber wichtiger Nährstoff, der die Gehirngesundheit, die Leberfunktion und den Lipidstoffwechsel unterstützt. In den Wechseljahren ist eine ausreichende Cholinaufnahme besonders wichtig. Vegetarierinnen, die möglicherweise nicht genügend Cholin aus Nahrungsmitteln erhalten, sollten besonders auf ihre Aufnahme achten.

Probiotika: Lebende Mikroorganismen, die viele positive Auswirkungen auf die Gesundheit haben, insbesondere auf die Verdauung und die Stimmung. Denn Probiotika unterstützen die Aufrechterhaltung einer gesunden Darmflora. Allerdings verschlimmern einige Bakterienstämme Histaminreaktionen oder SIBO, die häufig bei Frauen in der Perimenopause vorkommen.

Verzichte also bei Histaminempfindlichkeit besser auf folgende Bakterienstämme:

- Lactobacillus casei
- Lactobacillus bulgaricus
- Lactobacillus reuteri
- Lactobacillus delbrueckii
- Streptococcus thermophilus

Denn diese Stämme können die Histaminproduktion im Darm erhöhen und somit Symptome wie Kopfschmerzen, Hautrötungen, Juckreiz und Verdauungsbeschwerden verschlimmern.

Bei einer SIBO-Diagnose (Dünndarmfehlbesiedlung) vermeide bitte:

- Lactobacillus acidophilus
- Lactobacillus reuteri
- Lactobacillus fermentum
- Escherichia coli Nissle 1917

Diese Stämme sind dafür bekannt, dass sie Gase und Blähungen verursachen können, was deine Symptome verschlimmert.

Was kannst du stattdessen zu dir nehmen, wenn du von Histaminintoleranz oder SIBO betroffen bist? Hier unsere Empfehlungsliste:

- Bifidobacterium infantis
- Bifidobacterium longum
- Bifidobacterium bifidum
- Lactobacillus plantarum
- Lactobacillus rhamnosus GG

Zum Abschluss noch einige Tipps, wie du aus der verwirrenden Fülle von Nahrungsergänzungsmitteln die besten für dich findest:

Erstens: Achte auf bioverfügbare Formen

Bevorzuge Nahrungsergänzungsmittel, die bioverfügbare Formen von Nährstoffen verwenden. Zum Beispiel ist Methylfolat besser als Folsäure und Magnesiumglycinat besser als Magnesiumoxid. Bioverfügbare Formen werden vom Körper leichter absorbiert und genutzt, was ihre Wirksamkeit erhöht.

Zweitens: Vermeide Konservierungsstoffe, Füllstoffe, Süßstoffe und Zusatzstoffe

Hochwertige Nahrungsergänzungsmittel sollten frei von unnötigen Füllstoffen, künstlichen Farben und Konservierungsmitteln sein. Inhaltsstoffe wie Magnesiumstearat, Titandioxid und künstliche Süßstoffe können die Qualität und Absorption der Nährstoffe verringern.

Drittens: Bevorzuge Nahrungsergänzungsmittel auf Lebensmittelbasis

Nahrungsergänzungsmittel auf Lebensmittelbasis werden oft besser vom Körper aufgenommen und verwertet als synthetische Alternativen. Sie sind in der Regel frei von schädlichen Zusatzstoffen und bieten ein breiteres Spektrum an Nährstoffen, die im Verbund aufgenommen werden. Wenn du dich für ein flüssiges Mikronährstoffkonzentrat entscheidest, dann sind darin nicht nur alle Vitamine, Mineralstoffe und Spurenelemente enthalten, sondern auch die sekundären Pflanzenstoffe, deren Bedeutung wir hier ja immer wieder betont haben.

Viertens: Bevorzuge Präparate in lichtgeschützten Behältern

Die optimale Lagerung ist in lichtgeschützten Behältern, um einen Schutz vor Oxidation zu bieten und so die Wirksamkeit zu erhalten.

Fünftens: Überprüfe den Anbieter

Kaufe Nahrungsergänzungsmittel von renommierten Anbietern, die die Inhaltsstoffe und die Herkunft offenlegen. Recherchiere den Ruf des Herstellers und lies Bewertungen, um die Glaubwürdigkeit zu überprüfen. Und bestelle am besten nicht auf großen Internetplattformen, sondern direkt beim Hersteller. Die haben in der Regel auch einen Kundendienst mit Zugang zu Ernährungswissenschaftlerinnen, die dich individuell beraten können.

SCHLECHTE LEBENSMITTEL: BITTE WENIGER HIERVON!

Zu fett, zu süß, zu salzig – kannst du diesen Dreiklang auch schon mitsingen? Immer wieder wird von Expertinnen angemahnt, was bei der Ernährung falsch läuft. Und trotzdem ändert sich wenig.

Das ist keine individuelle Schuldzuweisung, sondern auch ein Fingerzeig an die Lebensmittelindustrie: Ihr seid mit dafür verantwortlich, wenn wir mehr Zivilisationskrankheiten in der westlichen Welt haben, als es sein müsste – Herz-Kreislauf-Erkrankungen, Beeinträchtigungen des Verdauungstraktes, Krebs. Also hält die Politik tapfer dagegen, etwa mit Ampel-Systemen wie dem Nutri Score. Das ist leider ein halbherziger Versuch, denn wie kann es sein, dass zuckerhaltige Limonaden einen besseren Nutri-Score aufweisen als natives Olivenöl? Du siehst: Es fehlt nicht unbedingt am Willen, aber an der richtigen Umsetzung.

Wir haben es ja schon an vielen Stellen betont: Es liegt auch an dir, gerade jetzt in den Wechseljahren Verantwortung für deinen Körper und deine Gesundheit zu übernehmen, auch wenn es dir die Umgebung manchmal nicht leicht macht. Das gilt für den Medizinbetrieb ebenso wie für den Einkauf im Supermarkt.

Vieles, was in diesem Kapitel steht, wird dir im Großen und Ganzen bekannt sein. Dass zum Beispiel Zucker und Transfette (etwa in Fast Food) schädlich sind, ist ja keine Überraschung. Anderes wird dir vielleicht neu sein, etwa der Blick auf Milch und Käse.

Auch hier möchten wir noch einmal die 80:20–Regel betonen: Was wir beschreiben, sowohl bei den Empfehlungen als auch bei den No-Gos, sind Empfehlungen. Wenn du im Großen und Ganzen gesund bist, auch keine Gelenkbeschwerden hast oder an Autoimmunkrankheiten leidest, geht es gut und gern auch eine Umdrehung lockerer, dann ist zum Beispiel gegen einen gelegentlichen Milchkaffee oder ein Glas

Wein nichts einzuwenden. Letztlich kannst nur du für dich entscheiden, wie hoch du die Latte für dich legst. Hauptsache, du bist dir bewusst, worin die Risiken bestimmter Lebensmittel liegen, und wägst für dich ab, was für dich passt und realistisch ist.

Zucker und Fruktose

Unser Körper braucht eigentlich keinen extra Zucker, denn er kann ihn aus Stärkeprodukten selbst herstellen. Dass Haushaltszucker (aus Glukose und Fruktose) auf lange Sicht krank macht, ist kein Geheimnis. Und synthetische Süßungsmittel haben nicht nur so unappetitlich chemische Namen wie Saccharin oder Acesulfam-K, sie tun auch auf vielen Ebenen nicht gut: Bei einigen wird ein negativer Effekt auf das Mikrobiom angenommen, und Studien an Mäusen und Menschen haben gezeigt, dass ihr Konsum zu Gewichtszunahme führt. Sie verführen uns dazu, mehr zu essen, als uns guttut (denn sie haben ja keine oder kaum Kalorien), und tun nichts gegen unsere Konditionierung auf Süßes. Im Gegenteil.

Was weniger bekannt ist: Auch natürliche und pflanzliche Süßungsalternativen aus Reformhaus oder Bioladen sind im Prinzip nicht gesünder – ob Rohrzucker, Honig oder vegane Süßungsmittel wie Reissirup, Agavendicksaft oder Ahornsirup.

Jetzt hören wir dich schon grummeln: Wollen die mir den ganzen Spaß verderben? Nein, wollen wir nicht. Komplett und für alle Zeiten auf Süßes zu verzichten, ist für viele eine hohe Hürde und führt eher dazu, dass wir mit schlechtem Gewissen sündigen. Und uns dann vor lauter Frust mit noch mehr Süßem belohnen. Komplett zuckerfrei kannst du dich ohnehin nicht ernähren, weil er selbst in unverarbeiteten Lebensmitteln wie Mandeln ganz natürlich drinsteckt. Und die haben eine Menge gesundheitlicher Benefits, siehe unser Abschnitt über Nüsse und Saaten auf Seite 156.

Wie findest du nun deinen persönlichen Fahrplan zwischen (gelegentlicher) Zuckerlust und Vermeidung, wo es geht?

Hier sind unsere Top-Tipps:

→ Wir können es nicht oft genug wiederholen: Vermeide nach Möglichkeit verarbeitete Lebensmittel, insbesondere auch gesüßte Getränke.

Darin wird häufig Fruktose verwendet, die deutlich süßer ist als Glukose. Doch anders als Glukose – die direkt unsere Energiedepots auffüllt – wird übermäßige Fruktose als Fettdepot in der Leber gespeichert. Das führt schlimmstenfalls zu einer nichtalkoholischen Fettleber, aber auch zu Insulinresistenz und Adipositas.[39] Übrigens: Die Fruktose, die Lebensmitteln isoliert zugesetzt wird, ist nicht eins zu eins gleichzusetzen mit der Fruktose, die auf natürliche Weise in Obst im Verbund mit Vitaminen, Mineralstoffen, Spurenelementen, sekundären Pflanzenstoffen und Ballaststoffen vorkommt.

→ Wenn es mal nicht anders geht und du ein verarbeitetes Lebensmittel verwenden möchtest, dann schau in die Nährwertangaben: Bei festen Lebensmitteln sollte der Zuckergehalt nicht mehr als 5 g pro 100 g betragen. Bei Getränken achtest du nicht nur auf den Zuckergehalt, sondern auf den Gehalt an Kohlenhydraten insgesamt – denn die werden ebenfalls sehr schnell zu Zucker verstoffwechselt. Bei einer 0,3 Liter-Flasche alkoholfreiem Bier kommst du dabei auf etwa 14 g Zucker. Nicht dramatisch viel, aber deutlich mehr als die 1,3 g Zucker, die bei den Nährwertangaben stehen.

→ Lust auf Schokolade? Ein klares Ja, aber: Im Gegensatz zu Milchschokolade (zu süß, zu fett) ist Bitterschokolade ein ziemliches Superfood. Schon die Maya setzten Kakao vor 3000 Jahren als Heilmittel ein. Und es gibt Anzeichen, dass es auch mit unserem individuellen Mikrobiom zusammenhängt, ob wir einen Heißhunger auf Schokolade entwickeln. Du kannst guten Gewissens jeden Tag um die 30 g Schokolade essen, sofern ihr Kakaogehalt mindestens 80 Prozent beträgt. Die maximal 6 g Zucker darin sind vertretbar, wenn du ansonsten deinen Zuckerkonsum weitestgehend heruntergefahren hast.

→ Eine Zuckeralternative, die du zum Beispiel zum Kuchenbacken verwenden kannst, ist unsere Dattelsüße. Hierfür werden Datteln in Wasser eingeweicht und zusammen mit dem Einweichwasser und Zitronensaft püriert. Sie enthält 26 g Zucker auf 100 g Masse. Ist immer noch Zucker, aber sie ist damit deutlich weniger süß als gekaufter Dattelsirup (65 g Zucker auf 100 g).

- → Stevia und Mönchsfruchtextrakt sind pflanzliche Süßungsalternativen, die keine Kalorien enthalten und keine Blutzuckerspitzen verursachen. Stevia ist ein Extrakt aus dem Steviablatt und hat für manche Menschen einen leicht bitteren oder lakritzartigen Nachgeschmack. Die kleine, runde Mönchsfrucht stammt aus China und wurde seit Jahrhunderten in der chinesischen Medizin als Verdauungshilfe und für Erkältungskrankheiten angewandt. Sie ist 200 Mal süßer als Zucker und wird deshalb oft mit Zuckeralkoholen gemischt als Süßungsmittel angeboten. Beides ist in Maßen okay.

- → Zuckeralkohole sind natürlich vorkommende Verbindungen in verschiedenen Früchten und Gemüsen. Beispiele für natürlich vorkommende Zuckeralkohole sind Sorbit (in Äpfeln und Birnen) und Xylit (in Birkenbäumen und einigen Beeren). Die in kommerziellen Lebensmitteln verwendeten Zuckeralkohole werden jedoch häufig durch Hydrierung von Zuckern hergestellt. Obwohl sie aus natürlichen Quellen stammen, kann der Herstellungsprozess chemische Behandlungen umfassen, was sie im Vergleich zu anderen Süßstoffen weniger »natürlich« macht. Kommerzielle Zuckeralkohole haben Namen wie Sorbitol, Mannitol, Maltitol, Isomalt und Lactitol. Häufige Nebenwirkungen beim Verzehr größerer Mengen sind Blähungen und Durchfall, und sie können auch den Blutzuckerspiegel leicht beeinflussen. Auch haben neue Studien gezeigt, dass Erythrit und Xylit eventuell mit einem erhöhten kardiovaskulären Risiko in Zusammenhang stehen könnten.[40] Unser Tipp: nur mit Vorsicht und in Maßen genießen.

Unser Fazit: Daumen hoch, wenn du deinen Appetit auf Süßes mit dunkler Schokolade oder Obst stillst und natürliche Süßungsmittel wie Honig oder Dattelsüße in Maßen verwendest. Zusätzlicher Benefit: Der Appetit auf Süßes wird weniger, wenn er nicht immer wieder aufs Neue genährt wird. Denn deine Geschmacksknospen erneuern sich alle 10 bis 14 Tage, und so kannst du sie immer wieder neu programmieren.

Milch, Käse und Butter

Für den Nachwuchs von Säugetieren, einschließlich uns Menschen, ist Milch ein Powerfood: Sie regt das Wachstum an und stärkt das Immunsystem. Basis dafür sind ihre Inhaltsstoffe: Milchzucker, Proteine, Fette, Vitamine (B2, B12 und A), Mineralstoffe (Kalzium, Magnesium), Spurenelemente (Eisen, Zink, Jod), Antikörper, Wachstumshormon, Östrogen, Progesteron, den Wachstumsfaktor IGF-1 sowie Cholin und Tryptophan, das der Körper zur Serotoninbildung braucht.

Allerdings ist der Mensch das einzige Säugetier, das artfremde Milch zu sich nimmt (vor allem von Kühen, Ziegen und Schafen), und das auch noch in der Jugend und im Erwachsenenalter. Eine wichtige Rolle dabei spielt eine Mutation: Für einige Bevölkerungsgruppen war es im Lauf der Evolution offenbar von Vorteil, wenn sie Milch lebenslang gut verstoffwechseln konnten, also die in der Milch enthaltene Laktose mit dem Enzym Laktase aufspalten konnten. Das betrifft vor allem die sogenannte »westliche Welt«, also Europa, Nordamerika und Australien.

Etwa zwei Drittel der Weltbevölkerung können im Erwachsenenalter keine Laktase mehr produzieren, was im Umkehrschluss bedeutet: Wir brauchen Milchprodukte nicht zwingend, um uns vollwertig und ausgewogen zu ernähren. Sonst müssten ja beispielsweise Japanerinnen oder Koreanerinnen reihenweise an Mangelernährung leiden – dabei schneiden gerade Asiatinnen im Hinblick auf verschiedene Gesundheitsparameter besonders gut im Vergleich zu Europäerinnen ab.

Außerdem vertragen auch Menschen in unseren Breiten Milch unterschiedlich gut. In Deutschland gelten etwa 10 Prozent als laktoseintolerant (oft, ohne es zu wissen) oder haben eine Allergie auf Milcheiweiß. Man muss fairerweise dazusagen, dass nicht alle Milchprodukte in gleichem Maße Allergien und Unverträglichkeiten auslösen können: So enthalten zum Beispiel Ziegen-, Schafs- und Büffelmilch einen anderen Typ von Kasein als Kuhmilch, nämlich Beta-Kasein A2 statt A1, und dieses gilt insgesamt als verträglicher. Außerdem ist Milch in fermentierter Form – etwa als Joghurt, Kefir oder Ayran – leichter verdaulich, da sie durch den Fermentationsprozess weniger Laktose enthält und die zugesetzten Milchsäurebakterien den Verdauungsprozess unterstützen. Und es bleibt Fakt, dass Milchprodukte Inhaltsstoffe enthalten, die du gerade in deiner jetzigen Lebensphase brauchst – unter anderem Kalzium zum Knochenaufbau.

Deshalb mag dich dieses Kapitel verwundern: Warum raten wir dir trotzdem, Kuhmilchprodukte ganz wegzulassen oder zumindest stark zu reduzieren?

Hier sind fünf gute Gründe:

Erstens: Milch ist kein Getränk, sondern ein Lebensmittel von hoher Energiedichte, es enthält 50 Prozent mehr Kalorien als Cola. Warum es nicht sinnvoll ist, seinen Kalorienbedarf mit Flüssignahrung zu decken, haben wir schon an mehreren Stellen erklärt. Käse ist sogar noch energiedichter, außerdem enthält er meist zu viel Salz.

Zweitens: Durch den hohen Proteingehalt ist insbesondere Käse ein Säurebildner. Um dieser Übersäuerung entgegenzusteuern, löst der Körper das basische Mineral Kalzium aus den Knochen. Zwar gleicht sich der Effekt mehr oder minder aus, weil Käse natürlich selbst Kalzium enthält – aber es gibt für den Körper weit bessere und schonendere Möglichkeiten, seinen Bedarf an diesem Mineralstoff zu decken. Möchtest du Osteoporose vorbeugen, sind Milchprodukte also nicht erste, sondern bestenfalls letzte Wahl. Übrigens: Es gibt sogar Hinweise darauf, dass Milchkonsum zu einem höheren Risiko von Hüftfrakturen beiträgt – also das Gegenteil von dem, was du erreichen möchtest.[41]

Drittens: Milch enthält Hormone, unter anderem Östrogene, da die Kuh immer wieder auch trächtig sein muss, um überhaupt Milch zu geben. Und dass zusätzliche Östrogene, wenn auch in winzigen Mengen, vor allem dann nicht gut für dich sind, wenn dein Körper in den Wechseljahren eine neue Balance finden muss, darauf haben wir schon an anderen Stellen hingewiesen.

Viertens: Milch hat eine schlechte Ökobilanz, ihre Produktion hat einen Anteil von 3 Prozent an den weltweit ausgestoßenen Treibhausgasen. Das ist viel! Auch deshalb hat die Deutsche Gesellschaft für

Ernährung ihre Empfehlungen nach unten korrigiert und rät jetzt nur noch zu zwei Portionen pro Tag, also zum Beispiel ein Joghurt und ein Glas Milch (was natürlich immer noch deutlich mehr als das ist, was wir empfehlen, nämlich: gar nicht oder nur wenige Produkte aus Ziegen-, Schafs- oder Büffelmilch).

Fünftens: Es gibt Anzeichen dafür, dass Milch und Milchprodukte krank machen können, auch wenn die Wissenschaft hier nicht eindeutig ist. Einige Studien deuten einen Zusammenhang zwischen Milchprodukten und geringerer Lebensdauer an[42], andere wiederum kommen zu gegenteiligen Schlüssen und schreiben ihnen eine positive, krebsverhindernde Wirkung zu (was aber auch an Inhaltsstoffen wie Kalzium liegen kann, die du ebenso gut aus pflanzlichen Quellen bekommen kannst). Hier und da gibt es auch Kritik an Studien, da diese zum Teil von der Lebensmittelindustrie in Auftrag gegeben und bezahlt werden. Aus Sicht der Funktionellen Medizin gelten Milchprodukte bei Menschen mit einem durchlässigen Darm als hoch entzündliches Lebensmittel und stehen im Verdacht, Krebswachstum und Insulinresistenz zu fördern. Zusammenfassend kann man jedenfalls sagen: Die gesundheitlichen Effekte sind umstritten – und warum ein Risiko eingehen, wenn man es leicht vermeiden kann?

Insbesondere raten wir zum Verzicht von Milchprodukten, wenn du Beschwerden mit der Haut (Ekzeme, Nesselsucht, Schuppenflechte, Akne) oder mit der Periode hast, außerdem bei Verdauungsbeschwerden und Symptomen, die allergischen Reaktionen ähneln (z. B. Asthma, Schwindel, Herzklopfen). Um herauszufinden, ob es einen Zusammenhang gibt, lass einfach mal für vier bis sechs Wochen jede Form von Milch weg, auch in verarbeiteten Lebensmitteln wie Rosinenbrötchen oder Pommes (die ja ohnehin nicht auf deinem Speiseplan stehen sollten), und beobachte, ob sich etwas ändert.

Wie kannst du nun beim täglichen Einkaufen und Kochen Milchprodukte ersetzen? Da gibt es mittlerweile eine Reihe guter pflanzlicher Alternativen. Achte aber darauf, dass du dir damit nicht versteckten Zucker ins Haus holst! So schneiden zum Beispiel Hafermilchprodukte etwas schlechter ab, weil sie recht viele Kohlenhydrate enthalten.

Wir empfehlen deshalb:

- Milch aus Erbsen, Mandeln, Reis, Soja, Hanf, Cashew, Pistazien, Kokosnuss.
- Joghurt aus Kokos-, Soja- oder Mandelmilch.
- Frischkäse aus Mandeln oder Cashews.
- Butter ist ein Sonderfall, da in veganen Ersatzprodukten oft Mineralöle verwendet werden und die Fettzusammensetzung ungünstig ist. Von daher ist unser Rat: Wenn du nicht verzichten kannst oder willst, dann ist ab und zu ein Stückchen traditionelle Butter die bessere Alternative. Zum Braten eignet sich auch Ghee, ein Butterreinfett, bei dem die Proteine abgeschöpft wurden. Es kann hocherhitzt werden.
- Von veganem Käse raten wir eher ab, da es sich teilweise um hochverarbeitete Lebensmittel handelt. Schau dir zumindest die Zutatenliste vor dem Kauf genau an.
- Gute pflanzliche Quellen für Kalzium sind unter anderem: Grünkohl, Spinat, Rucola, Brokkoli, Fenchel, Kresse, Petersilie, Thymian, Mandeln, Haselnüsse, Pekannüsse, Mohn, Sesam, Chia und kalziumreiches Mineralwasser.

Alkohol

Sicher hast du schon einmal den Begriff »Kognitive Dissonanz« gehört: Obwohl wir es besser wissen, schaffen wir es nicht, unser Verhalten zu ändern, und reden es uns stattdessen schön. Oder schlimmer, wir trinken es uns schön.

Alkohol ist dafür das perfekte Beispiel: Dass Ethanol ein Zellgift ist, lernen wir schon im Chemieunterricht, und dennoch gehört Alkoholtrinken zumindest in unserer Kultur zu vielen Gelegenheiten wie selbstverständlich dazu. Der Aperol zum Feierabend, der Prosecco mit Freundinnen. Und wir ignorieren Meldungen wie diese: Im Jahr 2022 gingen bundesweit über 20000 Krebsneuerkrankungen und mehr als 8000 Todesfälle auf den Alkoholkonsum zurück.[43] Neben Übergewicht ist er bei Frauen der größte Treiber von Brustkrebs, da er den Östrogenabbau verhindert. Im Vergleich zu Frauen, die gar nicht trinken, haben Frauen, die drei alkoholische Getränke pro Woche zu sich nehmen, ein um 15 Prozent erhöhtes Risiko für Brustkrebs.[44] Erwiesenermaßen haben Übergewicht und Alkohol deutlich mehr Einfluss auf die Entstehung von

Brustkrebs als eine Hormonersatztherapie. Und Experten nehmen an, dass sich dieses Risiko mit jedem zusätzlichen, regelmäßig konsumierten alkoholischen Getränk pro Woche um weitere 10 Prozent erhöht.

Als möglicher Trigger für alle Krebsarten wird Acetaldehyd angenommen, ein Gift, welches beim Abbau des Alkohols in der Leber entsteht. Zudem nimmt man an, dass Alkohol als Lösungsmittel für Umweltgifte dient, die dann noch leichteren Zugang zu unserem Gesamtsystem bekommen. Bei dauerhaftem Konsum ist der Körper nicht mehr ausreichend mit essentiellen Mikronährstoffen wie Folsäure und Vitamin A versorgt, was dem Krebs wiederum den Weg bahnen kann. Der Vollständigkeit halber wollen wir noch erwähnen, dass Alkohol auch andere gefährliche Folgen haben kann, von Herz-Kreislauf-Erkrankungen über Zirrhose bis zu Demenz bei übermäßigem Konsum.

Trinken Frauen acht oder mehr Gläser Alkohol pro Woche, haben sie überdies ein um 45 Prozent höheres Risiko, eine Herz-Kreislauf-Erkrankung zu entwickeln als Frauen mit einem Konsum von drei bis sieben Gläsern. Doch selbst die haben noch ein um 29 Prozent höheres Risiko gegenüber den Frauen, die höchstens ein bis zwei Gläser pro Woche trinken. Und falls dir die Frage auf der Zunge liegt: Auch wenn die gesundheitsschädliche Wirkung natürlich zunimmt, je mehr jemand trinkt, gibt es umgekehrt nicht wirklich eine Untergrenze, von der wir sagen könnten: Sie ist völlig unbedenklich.

In Bezug auf die Wechseljahre existiert übrigens eine Wechselwirkung. Denn es gibt Anzeichen, dass in früheren Jahren Progesteron bewirkt, in der zweiten Zyklushälfte weniger als in der ersten zu trinken. Wenn uns das nun abhanden kommt, fällt auch diese körperliche Bremse weg. Na, dann Prost!

Dabei wäre es gerade jetzt doppelt wichtig, Alkohol deutlich zu reduzieren oder, noch besser, ganz zu streichen. Denn in dieser Lebensphase verschlechtert regelmäßiger Konsum verschiedene Symptome noch weiter:

- Östrogendominanz, die zum Beispiel zu Stimmungsschwankungen, Wassereinlagerungen und Brustschmerzen führt. Wenn die Leber ständig Schwerarbeit leisten muss, für die sie nicht gemacht ist, wird der Östrogenstoffwechsel auch indirekt negativ beeinflusst.

- Ein- und Durchschlafstörungen: Regelmäßiger Alkoholkonsum beeinträchtigt die Melatoninproduktion, und damit den Tag-Nacht-Rhythmus, und verstärkt auch nächtliche Hitzewallungen und Schweißausbrüche.
- Stimmungsschwankungen und Depressionen.
- Herzrasen: Alkoholkonsum kann die Herzfrequenz erhöhen, was das Risiko für Arrhythmien wie Vorhofflimmern steigert, oder die Variabilität der Herzfrequenz verringern.
- Reizdarm: Regelmäßiger Alkoholkonsum kann die Vielfalt der Darmmikroben verringern, das Gleichgewicht zwischen nützlichen und schädlichen Bakterien stören und die Darmschleimhaut schädigen.
- Gewichtszunahme: Alkohol ist kalorienreich, steigert den Appetit und kann so doppelt zu einer unerwünschten Gewichtszunahme beitragen.
- Bluthochdruck: Regelmäßiger Alkoholkonsum kann den Blutdruck erhöhen und Arterienverkalkung fördern.
- Gehirnnebel: Langfristiger Alkoholkonsum kann das Risiko für kognitive Beeinträchtigungen und Demenz erhöhen.
- Knochendichte: Übermäßiger Alkoholkonsum stört den Knochenaufbau, kann die Kalziumaufnahme im Darm beeinträchtigen und den Kalziumverlust durch den Urin erhöhen, und ist somit einer der häufigsten Risikofaktoren für Osteoporose.

Rotes Fleisch und Wurstwaren

Zu viel Fleisch kann krank machen – so weit, so bekannt. Tatsächlich stuft die WHO seit einigen Jahren unverarbeitetes rotes Fleisch (unter anderem Rind, Schwein, Ziege, Schaf, Wild und Innereien) als »wahrscheinlich krebserregend«, verarbeitetes Fleisch (wie Schinken, Speck und Würste) als »krebserregend« ein. Insbesondere das Darmkrebs- und Brustkrebsrisiko steigt mit dem Verzehr.

Woran liegt das, und was passiert in deinem Körper?

Da ist zum einen das im roten Fleisch enthaltene Häm-Eisen, das dem Fleisch seine rote Farbe gibt. Durch biochemische Reaktionen bildet es freie Sauerstoffradikale, die Mutationen im Erbgut auslösen können (die schlimmstenfalls zu Krebs führen). Gemeinsam mit anderen Stoffen wie Arachidonsäure, aus der weitere entzündliche Stoffe entstehen, kann dies dauerhaft lokal die Darmschleimhaut reizen. Je nach Zubereitung (etwa Grillen und Pökeln) kommen weitere krebserregende Giftstoffe dazu wie Nitrosamine und polyzyklische aromatische Kohlenwasserstoffe. Zusammengenommen ist das ein Risiko für die Darmgesundheit insgesamt.[45]

Aber auch andere Krankheiten stehen mit dem Verzehr von rotem Fleisch in Zusammenhang, etwa Diabetes.[46] Denn gesättigte Fettsäuren (in Kombination mit anderen Fleischbestandteilen wie dem erwähnten Häm-Eisen) erhöhen die Insulinresistenz und fördern stille Entzündungen. In diesem Punkt schneidet Geflügelfleisch übrigens auch nicht besser ab als Rind, Schwein und Co., auch wenn Geflügel in Bezug auf invasiven Brustkrebs unbedenklicher zu sein scheint. Zudem führt eine fleischlastige Ernährung zur Übersäuerung. Das kann unter anderem auf die Nieren gehen, Gicht und Osteoporose fördern.[47]

Vegetarierinnen haben dieses Problem weniger, sie scheiden zwei- bis dreimal mehr Östrogene aus als Allesesserinnen.[48] Das könnte möglicherweise auch erklären, dass sie vergleichsweise seltener von hormonabhängigem Brustkrebs betroffen sind.

Unser Fazit: Rotes Fleisch sollte seltener auf deinem Teller liegen – und von Wurst und Speck verabschiedest du dich am besten komplett. Damit gewinnst du viel und verlierst wenig. Denn wie du deinen Proteinbedarf deckst, haben wir ausführlich beschrieben.

Koffein und Kaffee

Aus ernährungswissenschaftlicher Perspektive ist Kaffee eine Art Zwitter: Je nachdem, wer ihn trinkt und wie man ihn trinkt, mal supergesund, mal eher bedenklich. Wie kann das sein – und wie findest du heraus, ob und wie viel davon für dich gut ist?

Fangen wir mit der guten Nachricht an: Kaffee an und für sich ist ein wertvolles Lebensmittel, unabhängig vom Koffeingehalt. Das liegt an den Polyphenolen, denen folgende positive Wirkung zugeschrieben wird: Sie können das Herz schützen, die Leber unterstützen, Nieren- und Gallensteinen vorbeugen, und selbst Krankheiten wie Diabetes und Parkinson können sie möglicherweise entgegenwirken. Außerdem fördert Kaffee die Autophagie, sprich: die Selbstreinigung von Zellen durch den Abbau beschädigter Bestandteile.

Okay, kommen wir zum Kleingedruckten. All das gilt nämlich nur, wenn du schonend gerösteten Kaffee im Filterverfahren aufbrühst und schwarz trinkst (oder, zweitbeste Alternative, mit pflanzlicher Milch). Denn:

→ Kuhmilch im Kaffee macht die positiven Effekte der Autophagie zunichte, weil der dafür zuständige Stoff, die Chlorogensäure, an das Kasein aus der Milch gebunden wird. Es gibt Anzeichen dafür, dass der Effekt bei pflanzlicher Milch deutlich geringer ist, bei Sojamilch tritt er gar nicht auf.

→ Bei allen anderen Verfahren, Kaffee zuzubereiten (also mit dem Siebträger, mit der French Press, im Metallfilter etc.) rutschen zwei ölige Stoffe, Cafestol und Kahweol, aus dem Kaffeemehl mit in den Kaffee. Diese können gesundheitsschädlich sein, weil sie das »schlechte« Cholesterin und die Triglyceride im Blut erhöhen. Bei Filterkaffee bleiben diese im Kaffeemehl zurück, geraten also nicht in dein Verdauungssystem.

→ Acrylamid ist ein Stoff, der bei starker Hitze entsteht, zum Beispiel beim Rösten, und der im Verdacht steht, Krebs zu erregen. Je stärker die Kaffeebohnen geröstet werden, desto höher ist die Dosis. Und wie bei vielen Stoffen gilt auch hier: Die Dosis macht das Gift, du solltest also so wenig wie möglich davon aufnehmen.

Das heißt: Der klassische Latte Macchiato ist leider, leider nicht auf der Positivliste, ganz im Gegenteil. Denn damit nimmst du nicht nur Acrylamid, Cafestol und Kahweol zu dir, sondern auch Milch und gegebenenfalls Zucker. Warum du dies vermeiden solltest, haben wir ja schon in den entsprechenden Abschnitten erklärt. Und selbst wenn du Kuh- durch Sojamilch ersetzt, hast du immer noch das Problem mit den zusätzlichen Kalorien beim Trinken.

Es gibt noch ein paar weitere Einschränkungen.

Ein rundum gesunder Organismus kommt mit der Stimulation durch Koffein grundsätzlich klar, auch wenn dieses körperlich abhängig macht und der Körper bei Entzug mit heftigen Kopfschmerzen reagieren kann. Wenn du allerdings eines oder mehrere von folgenden Symptomen hast, dann wäre es am besten, ganz auf Koffein zu verzichten:

→ **Ein- und Durchschlafstörungen.** Koffein wirkt im Gehirn, indem es den Botenstoff Adenosin daran hindert, sich an seine Rezeptoren zu binden. Diesen Botenstoff brauchen wir aber, um genügend »Schlafdruck« aufzubauen und abends müde zu werden. Im Schlaf wird das Adenosin dann wieder abgebaut. In diesen Rhythmus greifst du mit Koffein ein, und zwar schon mit einer Tasse Kaffee pro Tag. Wenn du trotzdem nicht auf den Geschmack von Kaffee verzichten willst, greif auf die entkoffeinierte Variante zurück (idealerweise im chemiefreien Kohlenstoffdioxidverfahren, weil das am ressourcenschonendsten und gesündesten ist).

→ **Reizdarm und Magenbeschwerden.** Denn Kaffee fördert die Beweglichkeit des Darms, kann zu Krämpfen und Durchfall führen und reizt die Magenschleimhaut.

→ **Herzprobleme.** Klar, denn Kaffee regt den Kreislauf an.

→ **Eisenmangel.** Kaffee erschwert die Eisenaufnahme zusätzlich, koffeinhaltiger etwas mehr als koffeinfreier. Wenn du Eisenmangel hast, dann achte zumindest darauf, dass zwischen Kaffeetrinken und Tabletteneinnahme mindestens 30 Minuten liegen.

→ **Hormonersatztherapie (HRT) oder Pille.** Durch Einnahme der Hormone wird das Koffein langsamer abgebaut, das solltest du beim Kaffeekonsum berücksichtigen.

→ **Gefahr von Brustkrebs.** Frauen mit einer bestimmten genetischen Mutation (wer es genau wissen will: der Typus heißt CYP1A2) verstoffwechseln Koffein langsamer, was wiederum den Östrogenstoffwechsel beeinflusst und dazu führt, dass der Körper ungünstigere Abbauwege wählt. Wie schon erwähnt, kann das die Entstehung von Brustkrebs fördern. Wenn du dir also Gedanken um deine Brustgesundheit machst, vermeide Koffein nach Möglichkeit.

Und wie sieht es mit Koffein in anderen Lebensmitteln aus? Nun: Auch in Schwarzem, Grünem und Weißem Tee sowie Mate-, Matcha-Tee,

Guarana und Schokolade ist das Stimulans enthalten. Von allen diesen Varianten würden wir Grünen Tee bevorzugen: Im Gegensatz zum hochpotenten Matcha (mit dem du es bei fünf Mal pro Woche belassen solltest) kannst du bedenkenlos jeden Tag etwa zwei Tassen trinken. Grüner Tee enthält Pflanzenstoffe, die deine DNA widerstandsfähiger machen gegen freie Radikale.

FOOD FOR THOUGHT

Weg vom Koffein – aber wie?

Wenn du aus den oben genannten Gründen lieber runterkommen möchtest von Koffein, hast du verschiedene Möglichkeiten: Neben koffeinfreiem Kaffee kommt auch Lupinenkaffee dem »echten« Kaffee recht nah, weil er genauso aufgebrüht wird und es ihn mittlerweile auch für Siebträgermaschinen gibt. Eine gute Alternative ist Kakao, der mit Vitalpilzen wie Reishi und Löwenmähne angereichert wird. Die darin enthaltenen Adaptogene wirken anregend, ohne körperlich abhängig zu machen wie das Koffein.

Die ayurvedisch angehauchte Variante: Morgens einfach heißes Wasser trinken. Manche mögen auch den kleinen Kick von frisch geriebenem Ingwer, alternativ kannst du ein paar Safranfäden mit heißem Wasser überbrühen oder einen Sud aus drei zerstoßenen Kardamomkapsel ausprobieren (gut bei empfindlichem Magen).

Noch mehr Alternativen sind ayurvedische Gewürztees, Wermuttee (nicht für Schwangere geeignet), last but not least Getreidekaffee und Zichorienkaffee. Letzterer wird aus den gerösteten Wurzeln der Gemeinen Wegwarte hergestellt. Achte beim Kauf darauf, dass kein Zucker zugesetzt wurde.

Getreide

Vielleicht hast du bei dieser Überschrift ein Fragezeichen im Gesicht. Weil du findest, dass du schon ganz viel richtig machst: Lieber grobes Vollkornbrot isst als Backwaren aus Weißmehl, Biomüsli statt zuckerhaltige Flocken (die nichts anderes sind als Süßigkeiten) und wenn Nudeln, dann ebenfalls in der Vollkornvariante. Und das wollen wir dir jetzt auch noch nehmen?

Wollen wir gar nicht. Wir wollen dich nur sensibilisieren und dir eine bessere Grundlage für deine Entscheidungen geben.

Aber was zählt überhaupt alles zu den Getreiden? Botanisch gehören sie zur Familie der Süßgräser: Vollkorngetreide (Roggen, Weizen, Gerste, Dinkel, Grünkern, Einkorn, Freekeh, Emmer, Kamut) und glutenfreie Getreide (Hirse, Sorghumhirse, Mais, Hafer, Wildreis, Reis). Daneben gibt es die Pseudogetreide Quinoa, Amarant und Buchweizen, die ebenfalls glutenfrei sind. Übrigens: Bulgur und Couscous sind keine eigenen Getreidesorten, sondern verarbeitete Lebensmittel aus Weizen.

In ihrer ursprünglichen Form sind das alles vollwertige Lebensmittel, besonders Vollkorngetreide wirkt einigen gesundheitlichen Risiken entgegen: Herz-Kreislauf-Erkrankungen, Typ-2-Diabetes, Darmkrebs, Bluthochdruck. Allerdings: Ob sich diese Effekte einstellen, ist eine Frage der Menge und der Verarbeitungsform. Aktuell essen wir im Schnitt fast vier Mal so viel Getreide, in Brot, Reis und Nudeln, wie es die Deutsche Gesellschaft für Ernährung empfiehlt, nämlich 220 statt 60 g täglich, und außerdem zu viel von der ungesündesten Variante, nämlich »raffiniert«.

Das betrifft alle Mehle, denen die ballaststoffreichen Randschichten und der Keim entfernt wurde. Der Klassiker: Weißbrot und Brötchen. Diese sind so ungesund, dass sie von der EAT-Lancet-Kommision in dieselbe Kategorie eingeordnet werden wie gesüßte Getränke und verarbeitetes Fleisch.

Du siehst: Wir raten nicht von Getreide generell ab, sondern zu einem bewussteren Konsum. Also weniger, und das richtige.

Warum du versuchen solltest, Getreide zumindest zeitweise durch noch gesündere Alternativen zu ersetzen:

Erstens: So wie wir Getreide essen, führt es zu Blutzuckerschwankungen

Getreide – auch die glutenfreien – bringen den Blutzuckerspiegel eher zum Schwanken als beispielsweise Hülsenfrüchte. Generell kann man sagen: Je stärker sie verarbeitet sind, umso stärker ist auch der Effekt. Ganze gegarte Körner oder das Schrot (etwa Hafergrütze, Quinoa oder Buchweizen) sind deutlich besser für die Bakterien tieferer Abschnitte des Dickdarms, sie produzieren daraus kurzkettige Fettsäuren und andere Postbiotika. Dagegen wird Weißbrot komplett im Dünndarm verdaut und dort zu Glukose umgewandelt, Blutzuckerspiegel und Insulin gehen steil, die Bakterien tiefer gelegener Darmabschnitte gehen leer aus. Nudeln liegen vom Nährwert her etwa in der Mitte zwischen Schrot und Korn (positiv) und raffiniertem beziehungsweise gepufftem Getreide (negativ). Frauen, die zu viele raffinierte Getreide essen, laufen Gefahr, am metabolischen Syndrom zu erkranken (eine Kombination aus mindestens drei der folgenden Faktoren: ein hoher Anteil an Bauchfett, erhöhte Blutdruckwerte, erhöhte Blutzuckerwerte, erhöhte Triglyceridwerte und niedrige HDL-Cholesterinwerte).

Zweitens: Mit Getreide bleiben wir an der westlichen Ernährung hängen

Das Croissant vom Bäcker, die Stulle am Abend – westliche Ernährung geht schnell, ist praktisch und, zugegeben, oft auch lecker. Wir möchten dich aber gern ermutigen, komplett umzudenken, gerade bei den Kategorien Frühstück, Mittagessen, Abendessen. Dabei kannst du dir viel von Ländern in anderen Weltgegenden abschauen: Im Nahen Osten kommt morgens zum Beispiel Hummus auf den Tisch, Shakshuka (Eier in Tomatensauce mit Paprika und Zwiebeln), Joghurt mit Olivenöl; Brot oder Reis sind dort nicht die Basis, sondern eher eine Beilage. In Japan wird Miso-Suppe, Fisch und fermentiertes Gemüse serviert. Gerade beim Frühstück ist ein guter Mix aus komplexen Kohlenhydraten wichtig, um deinen Blutzuckerspiegel über den Tag stabil zu halten – das geht zum Beispiel mit unserem getreidefreien Porridge. Und auch abends sind Hummus, gedünstetes Gemüse, Currys, Dals oder Gemüsesuppen eine gesündere Alternative zur Käsestulle. Du merkst schon: Beim Body Reset sind Gerichte nicht mit bestimmten Tageszeiten verknüpft.

Drittens: Mit dem Getreide kommt (meist) das Gluten

Gluten, ein Klebereiweiß in Getreide, hat in den letzten Jahren für vehemente Diskussionen gesorgt. Was man sicher sagen kann: Es ist nicht per se ungesund. Auf Gluten ganz verzichten solltest du dann, wenn du zum Beispiel an einer Weizenallergie oder Nicht-Zöliakie-Weizensensitivität leidest (insgesamt wird die Häufigkeit weizenabhängiger Erkrankungen in Deutschland von Expertinnen und Experten auf bis zu 7 Prozent geschätzt). Auch gerade, wenn du an der Autoimmunkrankheit Zöliakie erkrankt bist, achtest du penibel darauf, kein Gluten aufzunehmen, noch nicht mal in Krümelform. Das sind in Deutschland zwar »nur« 0,3 bis 0,7 Prozent aller Menschen. Doch es gibt Anzeichen, dass die Häufigkeit steigt, und ein Zusammenhang mit der westlichen Ernährung liegt nah (allerdings auch ein höheres Bewusstsein für die Krankheit und frühere Tests).

Und genau hier liegt der Haken: Weil Lebensmittelunverträglichkeiten häufig zu diffusen Beschwerden führen und oft nicht klar voneinander abgrenzbar sind, ist es eben auch sinnvoll, mal eine Zeitlang auf glutenhaltige Getreide zu verzichten, wenn du zum Beispiel gelegentlich Bauchschmerzen, Blähungen oder Durchfall nach dem Verzehr von getreidehaltigen Mahlzeiten hast, ohne dass sich ein klarer Befund ermitteln lässt. Denn so kannst du am besten herausfinden, ob und was Gluten oder andere Stoffe in Weizen, Gerste & Co. wie beispielsweise die Fructane damit zu tun haben. Fructane bestehen aus Fructosemolekühlen und bei manchen Menschen verursachen sie Verdauungsprobleme.

FOOD FOR THOUGHT

Hafer sticht!

Oder, anders gesagt: Hafer ist Trumpf, ein echtes Superfood (mit einem kleinen Haken, aber dazu später). Er ist auch für die Mehrheit der Zöliakie-Patientinnen (95 Prozent) gut verträglich aufgrund der besonderen Struktur seines Speicherproteins Avenin. Und er hat eine ganze Reihe von gesundheitlichen Vorteilen: verringert das Diabetesrisiko, verlangsamt die Magenentleerung und die Glukoseaufnahme (was zu einer stabileren Freisetzung von Zucker ins Blut führt) und senkt den Blutdruck. Und er enthält Beta-Glucane, die viele gesundheitliche Vorteile für deinen Darm mit sich bringen. Du kannst dir die positive Wirkung von Hafer und Haferkleie zunutze machen, indem du zum Beispiel Reis durch Hafer(grütze) ersetzt oder Haferkleie in deinen Joghurt einrührst.

Und der kleine Haken: Hafer scheint besonders affin für die Aufnahme von Glyphosat und anderen Pflanzenschutzmitteln. Mit Hafer aus Biolandbau reduzierst du jedoch das Risiko.

Salz

Salz – also Natrium und Chlorid – sind notwendig, um wichtige Körperfunktionen aufrechtzuerhalten, vor allem für den Flüssigkeitshaushalt unserer Zellen und die Blutdruckregulierung. Aber wir essen meist zu viel, jedenfalls mehr als die von der Deutschen Gesellschaft für Ernährung maximal empfohlenen 6 g pro Tag. Denn die sind schnell erreicht: Allein 100 g Schafskäse enthalten 2,4 g, 100 g Oliven enthalten zwischen einem und über 13 g. Deshalb übersteigt unsere Menge die empfohlene meist um das Anderhalbfache, und das wiederum schadet deinem Mikrobiom und begünstigt bei einigen Menschen Bluthochdruck. Umgekehrt kannst du deinen Blutdruck positiv beeinflussen, wenn du weniger Salz isst, und weil du dadurch auch weniger Kalzium ausscheidest, verringerst du gleichzeitig dein Risiko für Osteoporose (da der Knochen Kalzium zum Aufbau benötigt). Blutdrucksalz, bei dem Natrium zum Teil durch Kalium ersetzt wird, ist noch wirksamer für die Verringerung des Blutdrucks als die Reduktion von Salz. Kalium bekommst du aber auch über das regelmäßige Essen von viel grünem Blattgemüse – das finden wir den noch nachhaltigeren Ansatz. Übrigens gibt es auch Menschen, bei denen der Salzkonsum keinen Einfluss auf den Blutdruck hat. Wenn du deinen Blutdruck senken möchtest, kannst du auch viel Fermentiertes essen.

Die einfachste Möglichkeit, Salz zu reduzieren: Verzichte auf hochverarbeitete Lebensmittel wie Pizza, Fertiggerichte, Wurst und Käse. Denn dort findet sich viel verstecktes Salz. Salz, das du zu Hause benutzt, kommt am besten von ganz tief unten aus der Erde. Denn das garantiert dir, dass es unberührt ist. Unsere beste Empfehlung: jodiertes, mit Selen versetztes Alpensalz. Vor allem, wenn du nicht regelmäßig Fisch isst, denn dann bekommst du wahrscheinlich nicht genügend Jod. Auch an Selen mangelt es in unserer Ernährung, es sei denn, du isst täglich beispielsweise zwei Paranüsse, etwas Kokosnuss, Eier oder Innereien. Beide Spurenelemente sind unter anderem wichtig für eine gesunde Schilddrüse.

Was oft empfohlen wird, wovon wir aber abraten:

→ Meersalz – enthält leider eine Menge Mikroplastik und erstaunlicherweise nicht besonders viel Jod.

→ Himalayasalz – soll viele Mineralien enthalten, aber die bekommst du über eine abwechslungsreiche Ernährung, nicht durch Salz. Wenn du dir Sorgen um deine Knochen machst, dann trink kalziumhaltiges Mineralwasser wie beispielsweise Steinsieker.

Transfette

Transfette entstehen auf drei Arten: natürlich durch Bakterien im Pansen von Wiederkäuern, bei starker Erhitzung von Fetten über 220 Grad, wie wir das vom Frittieren kennen, sowie bei der industriellen Härtung von Fetten, also wenn aus flüssigen Ölen streichfähige Produkte wie Margarine hergestellt werden. Dabei werden die ungesättigten Fettsäuren (gesund) in gesättigte Fettsäuren (ungesund) umgewandelt.

Nichts davon möchtest du zu dir nehmen! Transfette führen zu Entzündungen, erhöhen das Risiko für eine Fettstoffwechselstörung und koronare Herzkrankheiten. Ob die industrielle Herstellung das Risiko noch verstärkt gegenüber natürlichen Transfetten, ist noch nicht abschließend geklärt – am besten, du vermeidest sie nach Möglichkeit alle, und zwar so oft wie möglich.

Deshalb solltest du Frittiertes, Gebäck aus Blätterteig, Kekse, Süßwaren und Fertiggerichte wie Pizza nur in Ausnahmefällen zu dir nehmen und bei verpackten Lebensmitteln auf die Zutatenliste achten. Der Einsatz gehärteter Fette muss in der Zutatenliste mit »gehärtet« oder »teilweise gehärtet« ausgewiesen werden. Leider wird die Menge dabei nicht angegeben, aber seit dem 1. April 2021 gibt es in der EU eine Obergrenze für Transfette in Lebensmitteln: Der Höchstgehalt an Transfettsäuren industrieller Herkunft beträgt 2 g pro 100 g Fett.

Weitere Quellen für Transfette sind Butter (2–7 Prozent), Schafskäse (5 Prozent), Ziegen- und Kuhmilchkäse (3 Prozent), Hammel- (9 Prozent), Lammfleisch (8 Prozent) und Rindfleisch (2–7 Prozent). Ein weiterer Grund, mit Milchprodukten und rotem Fleisch vorsichtig zu sein.

WAS UNS DAS LEBEN LEICHTER MACHT

Wenn wir, Christina und ich, von unserem Body-Reset-Programm erzählen, dann kommt manchmal eine Reaktion wie: Oh, das klingt aber alles ganz schön kompliziert! Sagen wir so: Es erfordert tatsächlich ein bisschen Anpassung, nicht nur bei den Essgewohnheiten selbst, auch bei deiner Art zu kochen, einzukaufen und Vorräte anzulegen. Jetzt das große Aber: Hast du dich einmal darauf eingestellt, dann geht vieles fast wie von selbst. Denn wenn du die nötigen Gerätschaften hast, die Vorräte, die es dir möglich machen, auch auf die Schnelle gut und abwechslungsreich zu essen, dann hast du nicht mehr Aufwand als beim konventionellen Kochen.

Und selbst wenn du nicht nur für dich allein Essen zubereitest, sondern auch für Partner (oder Partnerin) und Kinder, haben wir in diesem letzten Kapitel eine ganze Reihe an Life-Hacks gesammelt, die deine neue Lieblingsküche anschlussfähig macht für andere, dabei aber so variabel ist, dass sie sich auch mit konventionellen Produkten kombinieren lässt. Aber vielleicht brauchst du die auch bald gar nicht mehr: Wir persönlich kennen einige Familien, in denen sich unsere pflanzenbasierte Ernährung zum neuen »Will ich auch haben«-Star für alle gemausert hat. Wie auch immer du lebst und kochst: Hier erfährst du, wie du deine gesamte Küche an deinen neuen Lebensstil anpasst.

Gesunde Töpfe, Pfannen und Küchengeräte – gut essen ohne giftige Zutaten

Unser Ansatz für eine gesunde Ernährung wäre nicht vollständig, wenn wir nicht auch auf Materialien in der Küche und Küchenutensilien eingehen würden. Schließlich sind wir eine Generation, die mit Tupper, Teflon und Fritteusen groß geworden ist. Praktisch, aber mit einem Schönheitsfehler: Sie sollten besser nicht mit Nahrungsmitteln in Kontakt kommen.

Deshalb raten wir dir zu einem sukzessiven Küchen-Makeover: alles darf nach und nach gehen, es sei denn, es ist aus:

- Edelstahl (z. B. Salatschleuder, Küchensieb, Rührschüsseln, Zitronenpresse, Schöpfkelle, Reibe, Messlöffel und Schneebesen)
- Holz (Pfannenwender, Rührlöffel, Schneidebretter)
- Porzellan
- Keramik (z. B. für Auflaufformen – auch wenn du die kaum brauchst)
- Glas (Messbecher, Wasserflaschen, Aufbewahrungsmöglichkeit für Gewürze und Gefriergut, etwa Suppen, oder zum Fermentieren und Sprossenziehen)
- Gusseisen (Pfanne, Topf)
- hochwertige Emaille, etwa für die Fettpfanne im Ofen
- Granit: Mörser und Stößel für Gewürze und Kräutertees
- Ausnahmsweise: Silikon bei Teigschabern

Das heißt nicht, dass du dir in Riesenmengen neue Küchensets besorgen musst, sondern oft ist weniger mehr. Susanne benutzt in ihrer Küche hauptsächlich zwei Pfannen und einen Topf aus Gusseisen, dazu hat sie einen Bräter aus Edelstahl, und noch einen Zehn-Liter-Topf aus Edelstahl für selbstgemachte Knochenbrühe, den sie mit Deckel in den Ofen stellen kann. So wie alle Töpfe und Pfannen, die keine Bestandteile aus Kunststoff haben.

Von Teflon raten wir ab. Wenn du in einer Edelstahlpfanne einen Antihafteffekt erzeugen möchtest, erhitze sie einfach so hoch, dass ein (!) hinzugefügter Wassertropfen an den Rand läuft. Wenn du diesen Punkt erreicht hast, kannst du vorsichtig das Öl und das Gargut hinzufügen. Auch Backpapier sollte frei von Teflon und Silikon sein.

Welche Küchengeräte empfehlen wir noch?

- Schnellkochtopf zum Garen von Roter Bete und Hülsenfrüchten
- Stabmixer aus Edelstahl, um Suppen direkt im Topf zu pürieren
- Powermixer für Suppen, Saucen, Dressings, Nussmehle etc.
- kleine elektrische Kaffeemühle mit Becher aus Edelstahl zum Schroten von Saaten

Was du nicht brauchst:

- Aifryer: Suggeriert gesünderes Frittieren, ist es aber nicht wirklich.
- Toaster: Auch bei der Hitzeentwicklung beim Rösten entsteht Acrylamid.
- Entsafter: Wozu, wenn dir damit die ganzen wertvollen Bestandteile pflanzlicher Kost entgehen?

Von Kunststoff in Verbindung mit säurehaltigen oder heißen Lebensmitteln solltest du nach Möglichkeit die Finger lassen, wobei das nicht für alle Stoffe gleichermaßen gilt. Dafür gibt es eine ganz einfache Eselsbrücke, die wir von der Epidemiologin Dr. Shanna Swan aus ihrem Buch *Count Down* übernommen haben. Du findest auf Kunststoffverpackungen und -behältnissen sogenannte Recyclingcodes, die aus einer Zahl, einem Dreieck und Pfeilen bestehen. Die Angabe der Codes ist freiwillig, aber wenn du mal darauf achtest, findest du sie häufig.

Die Merkformel lautet: »4, 5, 1 und 2, und beim Rest ist Gift dabei.«

Mit diesen Codes bist du sicher:

- 1= PET oder PETE (Polyethylenterephthalat): Wasser- und Getränkeflaschen, Lebensmittelbehälter, Verpackungen für Reinigungsmittel;
- 2 = HDPE (High-Density Polyethylene): Milch- und Saftflaschen, Reinigungsmittel- und Shampooflaschen, Einkaufs- und Müllsäcke, Spielzeug;
- 4 = LDPE (Low-Density Polyethylene): Plastiktüten (z. B. Einkaufstüten, Brottüten), Schrumpf- und Dehnfolien, Squeeze-Flaschen, Beschichtungen für Papier- und Pappverpackungen;
- 5 = PP (Polypropylen): Joghurt- und Margarinebehälter, Trinkhalme, Verschlusskappen, Mikrowellenbehälter und -geschirr, Autoteile.

Die Finger lassen solltest du dagegen von diesem unseligen Trio:

→ **PVC** (Polyvinylchlorid) wird durch den Recycling-Code 3 gekennzeichnet und kann gesundheitsschädliche Weichmacher aus der Familie der Phthalate enthalten. Diese sind reproduktionstoxisch und können die Leber schädigen. Immerhin: Seit 2005 ist die Verwendung von Phthalaten in der EU eingeschränkt.

- → **Bisphenol-A kurz BPA (mit dem Code 7)** steht im Verdacht, Brustkrebs, Übergewicht und Verhaltensauffälligkeiten bei Kindern zu fördern und ist ebenfalls toxisch für die Fortpflanzungsfähigkeit. BPA kann in der Innenbeschichtung von Konservendosen stecken (von denen wir ohnehin abraten), aber zum Beispiel auch in mikrowellenfestem Geschirr. BPA finden sich dann zum Teil auch in Lebensmitteln selbst, etwa in Ölen oder in Tomaten, weil das Fett und die Säuren das BPA aus den Epoxidlacken der Innenseite der Konservendosen lösen können.

- → **PFAS**, per- und polyfluorierte Chemikalien, die unter anderem auch den Stoff **Teflon** ausmachen. Sie sind wasser-, fett- und schmutzabweisend und werden deshalb gern für Pfannen verwendet, sind vom Körper aber so gut wie nicht abbaubar, weshalb man sie auch »Ewigkeitschemikalien« nennt. Die Folge können Herz-Kreislauf-Erkrankungen, Krebs, ein erhöhter Cholesterinspiegel und anderes sein. Du findest sie auch in Fast-Food-Verpackungen und in Zahnseide mit Antihaft-Effekt.

Für Lebensmittel, Kosmetik- und Körperpflegeprodukte gibt es mittlerweile mehrere Apps, die dir per Scannen des Barcodes Informationen über die Inhaltsstoffe geben. Unter anderem die Yuca-App, ToxFox und CodeCheck.

Gut vorbereitet: Meal-Prep, Tiefkühlware, Eingemachtes & Co.

Für deine neue Art der Ernährung haben wir dir ein Modell gebaut, das sich gut an deine Bedürfnisse anpasst. Frisch gekaufte Lebensmittel, Vorräte und selbstgemachte Basics sind die Grundlage, lassen dir aber genügend Spielraum, wenn das Leben dazwischenkommt. Vielleicht hast du ja weder Zeit noch Lust, immer alles akribisch durchzuplanen, und willst am Montag noch nicht wissen, was du am Freitag isst.

Aber gerade wenn du der spontane Typ bist oder Job und Familie oft kurzfristig nicht zum Plan passen, ergibt Vorratshaltung Sinn – weil dann ab jetzt die spontane Lösung nicht (mehr) die »schnelle Nudel« oder die Tiefkühlpizza ist.

Was du immer im Haus haben solltest:

- Knoblauch, Zwiebeln, Ingwer, Kurkuma;
- im Vorratsschrank: Nüsse, Mandeln und Saaten, Tahini (Paste aus Sesamkörnern), Mandelmus, pflanzliche Milch, Hülsenfrüchte, Hafergrütze, Bohnen und Kichererbsen auch im Glas, Saatencracker, Hühnerbrühe, Brokkolisaat, Gewürze (siehe auch den Abschnitt zum Thema, ab Seite 165), Fischkonserven, Kapern, Nudeln aus Bohnen, Sojasauce, dunkle Misopaste, Kombu-Alge für das Kochen von Hülsenfrüchten, kaltgepresstes Olivenöl, kaltgepresstes Rapsöl, Mayonnaise auf Rapsölbasis, Apfelessig, Datteln, dunkle Schokolade;
- im Kühlschrank: Sauerkraut, Kimchi, Joghurt, Tofu, Senf, Zitronen, Eier, Frischkäse auf Cashew- oder Mandelbasis, Äpfel;
- im Tiefkühlfach: Grünkohl, Spinat, Kräuter, Ackerbohnen, Beeren, Wunderbröd aus einer mehl- und hefefreien Backmischung (in Scheiben eingefroren), Suppen in einzelnen Portionen. Tipp: Wenn du einen Wochenmarkt in der Nähe hast, frag, ob du dir fertig gepackte Gemüsekisten zum Markttag vorbestellen kannst.
- Gartenkräuter (gern aus eigenem Anbau) wie Rosmarin, Minze, Thymian.

Wie Frisches länger frisch bleibt:

- Grünes Blattgemüse wie Rapunzel, Rucola und Spinat waschen, schleudern und danach in ein feuchtes Geschirrhandtuch wickeln, ebenso Frühlingszwiebeln.
- Radieschen und Möhren kannst du gewaschen in einem mit Wasser gefüllten Glas aufbewahren, ideal eignen sich dafür zylinderförmige Gefäße.
- Bei Blumenkohl und Brokkoli am besten den Ansatz frisch abschneiden und sie mit der Schnittkante in Wasser in den Kühlschrank stellen.
- Wiederverschließbare Silikonbeutel – »Stasher Bags« – eignen sich prima zur Aufbewahrung für Kräuter und Gemüse.
- Zwiebeln kannst du fein hobeln und in eine Essig-Wasser-Mischung einlegen. So werden sie bekömmlicher und halten sich ewig im Kühlschrank. Bei roten Zwiebeln wird die Farbe so auch noch intensiver.

Wie du zeitsparend eine ideale Basis für viele Gerichte schaffst:

→ Weiche einmal pro Woche eine ganze Tüte Hülsenfrüchte über Nacht ein, um sie am anderen Tag zu kochen. Einen Teil sofort essen, den anderen in zylindrischen Gläsern einfrieren, dann kannst du sie auch in nur leicht angetautem Zustand gut entnehmen.

→ Eine größere Portion Quinoa oder Hafergrütze (statt Reis) vorkochen. Beides hält sich für drei Tage im Kühlschrank und kann leicht in Suppen oder mit etwas Brühe wieder aufgewärmt werden.

→ Eingelegte Zwiebeln: Zwiebeln fein hobeln und in Gläser füllen. Einen Sud aus Wasser mit Essig, Salz, Senfkörnern und etwas Honig aufkochen, vom Herd nehmen. Dann heiße Flüssigkeit dazugießen. Abkühlen lassen, im Kühlschrank aufbewahren – hält ewig.

→ Nüsse oder Mandeln bei 120 Grad Ober- und Unterhitze schonend im Ofen rösten und aufbewahren. Gibt einen schönen Crunch für Suppe oder Salat.

→ Kraftbrühe kannst du selbst einkochen, im Ofen bei 80 Grad wird auch keine Herdplatte blockiert, und eine Tasse Brühe ist im Winter eine gute Idee, um den Tag zu beginnen. Eine gute Knochenbrühe enthält wichtige Bestandteile, die deiner Gelenkgesundheit, dem Bindegewebe und deiner Darmschleimhaut zugutekommen. Du kannst aber auch fertige Produkte verwenden (in Bioqualität und aus dem Glas, nicht als Instantpulver aus dem Supermarkt).

→ Mehr Ideen, zum Beispiel für leckere Dressings, findest du unter nobodytoldme.com/rezepte.

Wenn es schnell gehen muss:

→ Fertiggerichte sind auch mal okay, solange du die Zutaten aussprechen kannst. Es gibt mittlerweile Fertigsuppen im Glas, die frei von Zusätzen sind. Für den Eiweißbedarf Bohnen oder alternativ Huhn, Tofu oder Fisch zugeben, und gern mit ein bisschen grünem Blattgemüse aus dem Tiefkühlfach pimpen – Spinat, Grünkohl, Petersilie –, gern auch mit gerösteten Nüssen.

→ Ein Superhack ist Wunderbröd mit Cashewcreme oder Hummus, belegt mit den eingelegten Zwiebeln oder Fisch aus der Dose – dauert keine 10 Minuten, weniger als eine Tiefkühlpizza.

→ Tiefgekühlte Gemüsepfannen und Bowls ohne Zusätze gehen fix.

→ Aus deinen Basics kannst du auch einen leckeren Salat anrichten, zum Beispiel aus Zwiebeln, Fischkonserven, Bohnen, Petersilie, Apfelessig, Olivenöl, etwas Salz und Pfeffer.

→ Aus Kichererbsen, Olivenöl, Tahini, Knoblauch, Salz und Pfeffer zauberst du mit einem guten Mixer innerhalb von Minuten ein leckeres Hummus. Wenn du noch Sauerkraut oder Kimchi im Kühlschrank hast, wird es eine vollwertige Mahlzeit.

Wenn du Reste zum Verwerten hast:
Kennst du das Rum-Fort-Prinzip, was wir bei der Foodredakteurin Jessika Brendel kennengelernt haben? Klingt so lala, ist aber sehr lecker: Gerichte aus Zutaten, die gerade rumlagen und fort mussten. Zum Beispiel: Alles Frische aus dem Kühlschrank mit einer Miso-Brühe und glutenfreien Nudeln kombinieren (wer es würziger mag, kann mit Sojasauce und Chili nachwürzen) oder zu Rohkost kleinhobeln und mit einem vorbereiteten Dressing anrichten. Oder alles, was rumliegt, dünsten, mit asiatischen Gewürzen und eventuell Kokosmilch zu einer Suppe pürieren. Als Eiweißbeilage eignet sich ein gekochtes Ei, gebratenener Tofu oder Kieler Sprotten, dazu Saaten- oder Keto-Cracker.

Zu viel gekauftes Gemüse kannst du auch einfach fermentieren: kleinhobeln und mit 2 Prozent Steinsalz vermischen und so lange kneten, bis reichlich Saft austritt. Die Masse wird in ein zylindrisches Glas geschichtet, mit einem Kohlblatt abgedichtet, mit einem Glasgewicht beschwert, sodass alles komplett in der eigenen Lake liegt. Dann so verschließen, dass das Kohlendioxid, das unter der Fermentation entsteht, entweichen kann. Zwei Wochen stehen lassen – fertig.

FOOD FOR THOUGHT

Klassische Rezepte nach Body Reset abwandeln

Du musst nicht alle deine Kochbücher ins Altpapier geben oder komplett auf Familien-Lieblingsgerichte verzichten – oft kannst du einzelne, eher ungünstige Zutaten auch ganz leicht ersetzen mit anderen, die besser ins Body-Reset-Programm passen, aber beim Verarbeiten dieselben Eigenschaften haben wie das Original. Zum Beispiel:

statt	**→**	**besser**
klassisches Mehl	→	Nussmehle aus Mandeln, Haselnüssen oder Cashewnüssen
Zucker	→	Dattelsüße, Stevia oder Mönchsfrucht
Butter	→	Ghee, Kokosfett, kaltgepresstes Rapsöl
Vanillezucker	→	selbstgemachter Vanilleextrakt
Weizennudeln	→	Nudeln auf Basis von Hülsenfrüchten
Reis	→	Hafergrütze oder Quinoa
Sahne	→	eingeweichte, pürierte Cashewnüsse
Stärke zum Andicken	→	geschrotete Chiasamen oder Kudzu
Tortilla aus Weizenmehl	→	Kohlblätter, Tortillas aus Möhren- oder Rote-Bete-Trester, Wraps aus Nori- oder Funkienblättern
Semmelbrösel	→	getreidefreie Semmelbrösel auf Basis von Blumenkohl und Kartoffeln

Familie i(s)st mit: So wird Body Reset für alle alltagstauglich

Vielleicht fragst du dich jetzt noch: Wie soll ich das eigentlich praktisch umsetzen, wenn ich für meinen Partner, meine Partnerin oder eine ganze Familie mitkoche? Muss ich jetzt immer doppelt vorsorgen, für mich und für meine Lieben?

Nun: Sicherlich möchtest du, dass die Menschen in deinem Leben auch etwas abbekommen von deiner neuen, gesundheitsbewussten Ernährung. Gleichzeitig möchtest du aber nicht missionarisch auftreten, denn das führt nur zu Abwehr.

Achtung: Wenn jeder buchstäblich sein eigenes Süppchen kocht und alleine isst, dann ist das keine gute Lösung. Denn wir essen nachweislich weniger, kauen und verdauen besser, wenn wir in Gesellschaft sind. Familienmahlzeiten sind wichtig, und zwar ohne Ablenkung, sprich: Handys gehören nicht auf den Tisch, Fernseher und Radio sollten nicht parallel laufen.

Wie findest du einen guten Mittelweg? Hier sind ein paar Anregungen.

Familienbüffet

Je mehr Komponenten Mahlzeiten haben, desto leichter lassen sich deine (neuen) Lieblingslebensmittel mit anderen kombinieren, von denen du die Finger lässt. Zum Beispiel so:

- → Du stellst einen Topf Brühe auf den Tisch, und jeder kann sich darin garen, was er oder sie möchte. Wenn du Fleisch ganz vermeiden möchtest, nimmst du einfach zwei Töpfe, einen mit Hühnerbrühe und einen mit Miso- oder Pilzbrühe. Je vielfältiger das Angebot an Schüsselchen mit Gemüse auf dem Tisch, umso besser: Dann bringt man auch kleine oder nicht ganz so kleine Gemüsemuffel eher zum Zugreifen.

- → Tortilla-Wraps auf pflanzlicher Basis kann sich jedes Familienmitglied selbst befüllen.

- → Tipps aus dem Abschnitt »Meal-Prep, Tiefkühlware, Eingemachtes & Co.«, ab Seite 202 helfen dir, ganz praktisch (auch z. B. bei einem kalten Abendessen mit Stullen für alle anderen) mehr Gesundes mit einem Griff auf den Tisch zu stellen. Damit du nicht allein zugreifst, ordne pflanzliche Gerichte so an, dass die attraktivsten Zutaten am besten sichtbar sind (z. B. durch Schichtung, Stapelung, Topping).

Stealth-Food

Heißt: Essen mit Tarnkappe und tut so, als wäre es einfach nur lecker, kommt aber mit einer Menge Gesundheits-Plus daher. Etwa so:

→ Wenn du langsam das Verhältnis von pflanzlichen zu fleischhaltigen Gerichten steigerst, machen andere deine Lernkurve eher mit (auch wenn das heißt, dass du in der Anfangszeit Extra-Arbeit hast).

→ Mach eingefleischten Mitessern die pflanzenbasiertere Ernährung mit Probierhäppchen schmackhaft: Jede und jeder bekommt ein Schüsselchen Salat oder eine Mini-Schüssel Gemüsesuppe vorweg hingestellt. Wichtig: keinen Zwang ausüben. Ein Angebot, nicht mehr, nicht weniger.

→ Reduziere die Fleischmenge in einem Gericht und erhöhe gleichzeitig den Anteil an pflanzlichen Zutaten. Mische zum Beispiel Gemüse, Hafergrütze oder gehackte/gemahlene Nüsse in Hackfleischgerichte, um den Fleischanteil zu reduzieren.

→ Verbessere den Geschmack und die Textur von pflanzenreichen Gerichten, zum Beispiel durch Miso (Umami-Geschmack) oder durch Gewürz(mischungen), und achte darauf, dass das Gemüse knackig statt matschig daherkommt.

Gamification

Den Begriff kennst du vielleicht aus dem Arbeitskontext: Je spielerischer gut gemeinte Angebote daherkommen, gerne auch mit Wettbewerbscharakter, desto eher werden sie angenommen. Und zwar:

→ Vor allem für (angehende) Teenager, die schon größere Mengen essen: Führe die 30-pro-Woche-Challenge (siehe Seite 142) ein. Wer hat sie in dieser Woche geschafft?

→ Gemüse als Geschirr einsetzen: Weißkohlblätter als Wrap, Chinakohlblätter als Schäufelchen zum Aufnehmen von Gemüsedips, Hummus oder dicken Currys.

→ Planetary-Health-Challenge: Füge Karten zum ökologischen Fußabdruck eines Gerichts hinzu. Es reichen auch einfach Punkte-Karten, die dann an die Schüsseln gestellt werden. Fünf Pflanzenpunkte beim Salat, null Pflanzenpunkte beim Steak. Wer wird Tages-, wer Wochengewinner?

→ Mach einen Wochenplan, bei dem die Kinder selber aus einer Anzahl Gerichte auswählen können. Dazu werden die einzelnen Gerichte auf kleine Karteikarten geschrieben. Du kannst den Anteil an Karten mit pflanzenbasierten Gerichten deutlich erhöhen. Das Ganze wird dann zu einem Menüplan für die Woche zusammengestellt.

Bestenfalls geht es dir am Ende wie Lucie aus einem unserer Kurse, und du kannst deinen persönlichen Body Reset zum Family Reset machen. Sie schreibt uns: »Ich habe (aus Spaß) den Kindern und dem Lieblingsmenschen erzählt, ab Montag würde ich wieder ›herkömmlich kochen‹. – Großes Entsetzen! ›Nee, bitte nicht! Wir helfen auch viel mehr mit, aber bitte weiter vegan und GEMÜSE!!!‹ Teenie-Kind hat jetzt keine Pickel mehr, Lieblingsmensch hat jetzt vier Kilo weniger …«

WAS WIR DIR FÜR DIE ZUKUNFT WÜNSCHEN

Wer einmal beginnt, Fragen zu stellen und nach Antworten zu suchen, hört so schnell nicht mehr damit auf. Wahrscheinlich geht es dir da ganz ähnlich wie uns beiden, Christina und Susanne. Auch wir merken in unserer täglichen Arbeit immer wieder aufs Neue, wie selten es endgültige Antworten und Erkenntnisse gibt. Regelmäßig erreichen uns Informationen aus der Wissenschaft, die uns dazu bringen, hier und da unsere Empfehlungen anzupassen. Das kann mal aus dem Bereich der Funktionellen Medizin sein, mal aus der Schulmedizin, häufig auch aus der Ernährungswissenschaft.

Sogar jetzt, während wir dieses Buch geschrieben haben, standen wir oft vor Fragen wie: Gilt das eigentlich noch? Sollte man bestimmte Lebensmittel kritischer sehen, zusätzliche Untersuchungen empfehlen oder sich im Gegenteil hier und da lockerer machen? Wir lernen täglich dazu und sind fasziniert von den ständigen Updates.

Aber auch wenn sich Details ändern können: Unser grundlegender Ansatz, diese Mischung aus Achtsamkeit für den eigenen Körper, individueller medizinischer Betreuung und einer Ernährung, die überholte Grundsätze auf den Kopf stellt, liefert eben doch immer wieder ziemlich überzeugende Antworten.

Und es gibt wenig, das uns so glücklich macht wie Rückmeldungen von Frauen, die uns sagen: Was ich von euch gelernt habe, das hat mein Leben wirklich grundlegend zum Positiven verändert.

Manchmal erreichen uns Mails wie die von Katja. Sie schreibt von einem Effekt, den sich viele Frauen am Anfang ihrer Reise gar nicht vorstellen konnten: »Plötzlich merke ich, wie mein Körper sich nach Gemüse, nach Rohkost sehnt! Die beiden Ausrutscher, Cappuccino mit Kuhmilch, haben mir plötzlich Null geschmeckt. Ich fühle mich jeden Tag vitaler und bin überrascht, dass dies auch so deutlich messbar ist, an der Waage, an meinem Stuhlgang … Es ist mir fast unheimlich, wie viel Neues ich in kurzer Zeit eingeführt habe. Und das Beste: Meine Schuppenflechte, die seit Jahren meinen ganzen Körper bedeckt und die ich über Jahre zu akzeptieren gelernt hatte, ist schon ein paar Tage nach Start meiner Ernährungsumstellung wie von selbst verschwunden.«

Schönere Komplimente als diese können wir uns kaum vorstellen. Denn kaum etwas empowert so sehr wie der Moment, in dem wir nicht mehr gegen unseren Körper ankämpfen, sondern uns mit ihm gemeinsam auf den Weg machen in ein besseres, gesünderes Leben. Ein Leben, das sich trotz der zusätzlichen Jahre leichter und kraftvoller anfühlen kann. Wir haben das selbst so erlebt und sind so froh über jede Frau, die sich mit uns auf diesen lohnenden Weg machen möchte. Das ist es, das uns täglich am Brennen hält, das uns antreibt und uns motiviert, immer neue Fragen zu stellen und sich nie mit den erstbesten Antworten zufriedenzugeben.

Für dich. Für uns.
Unser gemeinsamer Weg ist noch lange nicht zu Ende.
Er fängt gerade erst an.
Es tut gut, dich dabei zu wissen.
Wir wünschen dir eine gute Reise.

QUELLEN

1 Ayers Maturitas 2010;65:28-36; Woods Menopause 1999;6:167-73; NAMS Menopause 1999;5:197-202; NAMS Menopause 1999; 6:122–8

2 Williams Institute, School of Law, UCLA. »Transgender People«, abgerufen am 10.6.2024, https://williamsinstitute.law.ucla.edu/subpopulations/transgender-people; IPSOS, LGBT+ PRIDE 2023, »A 30-Country Ipsos Global Advisor Survey«

3 Arquilla, E. Mimi. »Ask the Expert: What to Know About Menopause When You're Trans or Nonbinary«, healthline.com, abgerufen am 10.6.2024, https://www.healthline.com/health/menopause/ask-the-expert-menopause-in-trans-men-and-nonbinary-people#menopause-in-transmen

4 Sobel, Talia; Derakshani, Donya; Vencill, Jennifer A. »Menopause experiences in sexual minority women and non-binary people.« Maturitas (2024): 108007, abgerufen am 10.6.2024, https://www.sciencedirect.com/science/article/abs/pii/S0378512224001026

5 Robert-Koch-Institut. *Gesundheitliche Lage der Frauen in Deutschland – Gesundheitsberichterstattung des Bundes.* Berlin (2020)

6 Icators, O. E. C. D. *Health at a Glance 2023.* (2023)

7 Gespräch mit Florian Yves Wormland am 10.5.2024 mit Verena Carl, Christina Enzmann und Susanne Liedtke

8 https://drchristinaenzmann.com/de/

9 Bundeszentrale für gesundheitliche Aufklärung. »Wie häufig sind Essstörungen?«, abgerufen am 17.6.2024, https://www.bzga-essstoerungen.de/was-sind-essstoerungen/wie-haeufig-sind-essstoerungen/

10 Ala-Jaakkola, Reeta et al. »Role of D-mannose in urinary tract infections – a narrative review«, *Nutrition journal 21.1* (2022): 18

11 World Health Organization. (2020). WHO/United Nations Population Fund (UNFPA) specifications for plain lubricants. Annex 11, WHO Technical Report Series 1025.

12 Mosconi, Lisa et al. »In vivo brain estrogen receptor density by neuroendocrine aging and relationships with cognition and symptomatology«, *Scientific Reports 14.1* (2024): 12680

13 Blakemore, Erin. »Frozen shoulder is a real condition—and it mostly affects women«, National Geographic, abgerufen am 24.6.2024, https://www.nationalgeographic.com/premium/article/frozen-shoulder-menopause-hormones; Kraal, T. et al. »The Puzzling pathophysiology of frozen shoulders – a scoping review«, *Journal of Experimental Orthopaedics 7.1.* (2020), 1–15, https://www.nationalgeographic.com/premium/article/frozen-shoulder-menopause-hormo

14 Tschiderer, Lena et al. »Age at menopause and the risk of stroke: observational and Mendelian randomization analysis in 204 244 postmenopausal women«, *Journal of the American Heart Association 12.18* (2023): e030280

15 Angum, Fariha et al. »The prevalence of autoimmune disorders in women: a narrative review«, *Cureus 12.5* (2020)

16 Schilddrüsenzentrum Köln. »Anatomie und Funktion der Schilddrüse«, abgerufen am 27.6.2024, https://www.schilddruesenzentrum-koeln.de/wissenswertes/anatomie-funktion-der-schilddruese

17 Loscalzo, Ritamarie. »Functional Medicine Training Program«, Institute of Nutritional Endocrinology, https://drritamarie.com/about-functonal-medicine-training/

18 Taylor, Shelley E. »Tend and befriend: Biobehavioral bases of affiliation under stress«, *Current directions in psychological science 15.6* (2006): 273–277

19 Roman Wittig im Interview mit Verena Carl: »Tiefe Beziehungen zu anderen können Risiken ausgleichen«, abgerufen am 30.6.2024, https://www.zeit.de/sinn/2021-11/freundschaft-soziale-beziehungen-gesundheit-evolution-roman-wittig-sinn

20 Gottfried, Sara. *Die Hormonkur*. VAK Verlag, 2016

21 Elmadfa, Ibrahim; Leitzmann, Claus. *Ernährung des Menschen.* 6., überarb. und akt. Auflage, Ulmer Verlag, 2019

22 Burger, Oskar; Baudisch, Annette; Vaupel, James W. »Human mortality improvement in evolutionary context«, *Proceedings of the National Academy of Sciences 109.44* (2012): 18210–18214

23 Destatis, Statistisches Bundesamt, »Lebenserwartung für neugeborene Mädchen 83,4 Jahre, für Jungen 78,6 Jahre: Modellrechnung zur künftigen Lebenserwartung ergibt noch deutlich höhere Werte«, abgerufen am 28.6.2024, https://www.destatis.de/DE/Presse/Pressemitteilungen/2020/09/PD20_377_12621.html

24 Sofi, Francesco et al. »Accruing evidence on benefits of adherence to the Mediterranean diet on health: an updated systematic review and meta-analysis«, *The American journal of clinical nutrition 92.5* (2010): 1189–1196

25 Wigmore, Ann. *The Hippocrates Diet and Health Program: A Natural Diet and Health Program for Weight Control, Disease Prevention, and.* Penguin, 1983

26 Die 100 häufigsten ICD-10-Schlüssel und Kurztexte Allgemeinmediziner/Praktische Ärzte – Quartal 4/2020, Kassenärztliche Vereinigung Nordrhein, abgerufen am 1.7.2024, https://www.kvno.de/fileadmin/shared/pdf/online/verordnungen/morbiditaetsstatistik/100icd_20-4.pdf

27 DKFZ, Krebsinformationsdienst. »Krebs vorbeugen: Das persönliche Krebsrisiko senken«, letzte Aktualisierung: 12.10.2023, https://www.krebsinformationsdienst.de/vorbeugung/index.php

28 Burger, Kathrin. »Warum Nahrungsstudien komplex sind: Ernährungsstudien unterliegen nicht den Standards wie etwa Medizin«, abgerufen am 10.6.2024, https://taz.de/Gesunde-Ernaehrung/!6004545/

29 Bundesforschungsinstitut für Ernährung und Lebensmittel. *Teil 2, Nationale Verzehrstudie*, 2008

30 Li, William W. *Richtig essen, länger leben – Eat to Beat Disease. Die 5 Verteidigungssysteme des Körpers – wie die richtigen Nahrungsmittel Ihr Leben retten können.* Heyne, 2020, S. 242

31 S3-Leitlinie Komplementärmedizin in der Behandlung von onkologischen PatientInnen Kurzversion 1.1 – September 2021 AWMF-Registernummer: 032/055OL

32 Bundeszentrum für Ernährung. »Planetary Health Diet: Strategie für eine gesunde und nachhaltige Ernährung«, abgerufen am 15.6.2024, https://www.bzfe.de/nachhaltiger-konsum/lagern-kochen-essen-teilen/planetary-health-diet/

33 López-González, Angel A. et al. »Protective effect of myo-inositol hexaphosphate (phytate) on bone mass loss in postmenopausal women«, *European Journal of Nutrition 52* (2013): 717–726

34 American Institute for Cancer Research. »Soy: Intake Does Not Increase Risk for Breast Cancer Survivors«, http://www.aicr.org/foods-that-fight-cancer/soy.html#research

35 Environmental Working Group. »The 2024 Dirty Dozen™«, https://www.ewg.org/foodnews/dirty-dozen.php; »The 2024 Clean Fifteen™«, https://www.ewg.org/foodnews/clean-fifteen.php

36 https://www.bzfe.de/ernaehrung/ernaehrungswissen/gesundheit/cholesterin-mythos-frueh-stuecksei/, abgerufen am 30.7.2024

37 Dawczynski, Christine et al. »Nutrient intake and nutrition status in vegetarians and vegans in comparison to omnivores-the Nutritional Evaluation (NuEva) Study«, *Frontiers in nutrition 9* (2022): 819106

38 Willett, Walter C.; Skerrett, Patrick C. *Harvard Medical School Guide, Gesunde Ernährung: Einfach und praktisch: erstklassige Wissenschaft für Ihre tägliche Ernährung.* Trias Verlag, 2022, S. 224

39 aerzteblatt.de. »Hoher Fruktosekonsum als Treiber für Stoffwechselkrankheiten«, abgerufen am 18.6.2024, https://www.aerzteblatt.de/nachrichten/142237/Hoher-Fructosekonsum-als-Treiber-fuer-Stoffwechselkrankheiten

40 Witkowski, Marco et al. »Xylitol is prothrombotic and associated with cardiovascular risk«, *European Heart Journal* (2024): ehae244

41 Michaëlsson, Karl et al. »Milk intake and risk of mortality and fractures in women and men: cohort studies«, *BMJ* 349 (2014)

42 Ding, Ming et al. »Associations of dairy intake with risk of mortality in women and men: three prospective cohort studies«, *BMJ* 367 (2019)

43 mdr.de. »Alkohol-Atlas 2022: Krebsrisiko steigt durch Alkoholkonsum«, https://www.mdr.de/nachrichten/deutschland/gesellschaft/alkohol-atlas-sucht-konsum-krebsrisiko-100.html

44 Breastcancer.org, »Breast Cancer Risk Factors: Drinking Alcohol«, abgerufen am 23.7.2024, https://www.breastcancer.org/risk/risk-factors/drinking-alcohol

45 Prof. Martin Smollich in PTAheute. »Wie Fleisch und Alkohol das Krebsrisiko erhöhen«, abgerufen 24.6.2024, https://www.ptaheute.de/aktuelles/2020/12/17/wie-fleisch-und-alkohol-das-krebsrisiko-erhoehen; ndr.de. »Rotes Fleisch: Risiko für den Darm«, abgerufen am 24.6.2024, https://www.ndr.de/ratgeber/gesundheit/Darmkrebs-Rotes-Fleisch-birgt-Risiko,fleisch588.html

46 Talaei, Mohammad et al. »Meat, dietary heme iron, and risk of type 2 diabetes mellitus: the Singapore Chinese Health Study«, *American journal of epidemiology 186.7* (2017): 824–833

47 Prof. Dr. rer. nat. Jürgen Vormann. »Zivilisationsproblem Übersäuerung«, Thieme Natürlich Medizin!, abgerufen am 24.6.2024, https://natuerlich.thieme.de/therapieverfahren/ernaehrung/detail/zivilisationsproblem-uebersaeuerung-1285

48 Goldin, Barry R. et al. »Effect of diet on excretion of estrogens in pre-and postmenopausal women«, Cancer Research 41.9_Part_2 (1981): 3771–3773

TIPPS ZUM WEITERLESEN

Bulsiewicz, Will. ***Dein Bauch macht dich gesund: Wie Pflanzenfasern erst Ihren Darm und dann Sie selber stark machen.*** **Millemari, 2020.** Eines der besten Bücher zum Thema Darmgesundheit.

Carl, Verena und Otto, Anne. ***Ich bin dann mal bei mir.*** **Beltz, 2021.** Im Duo testen eine Journalistin und eine Psychologin Methoden für mehr Lebensfreude im Alltag, Achtsamkeit und Entspannung – von Meditation über Waldbaden bis zum achtsamen Arbeiten. Erhellend, unterhaltsam, psychologisch fundiert.

Elmadfa, Ibrahim und Leitzmann, Claus. ***Ernährung des Menschen.*** **UTB, 2023.** Der Klassiker für alle, die Ernährungswissenschaften studieren.

Gottfried, Sara. ***Die Hormonkur: So bringen Sie Ihren Hormonhaushalt natürlich ins Gleichgewicht.*** **VAK, 2014.** Die Frauenärztin Dr. Sara Gottfried erklärt verständlich, wie man mithilfe von detaillierten Fragebögen aufdeckt, welche spezifischen Hormonmangelzustände hinter bestimmten Symptomen stecken, und sie zeigt auf, welche Maßnahmen jeweils hilfreich sind.

Fitzgerald, Kara. ***Younger You: Reduce Your Bio Age-and Live Longer, Better.*** **Hachette UK, 2022.** Die Ärztin für Naturheilkunde Dr. Kara Fitzgerald zeigt, wie einfache Dinge wie Ernährung, Bewegung und tägliche Routinen die Lebensqualität nachhaltig beeinflussen können – und dass es nie zu früh oder zu spät ist, epigenetische Prozesse positiv zu beeinflussen.

Greger, Michael. ***How not to die: Entdecken Sie Nahrungsmittel, die Ihr Leben verlängern und bewiesenermaßen Krankheiten vorbeugen und heilen.*** **Narayana Verlag, 2024.** Ein leidenschaftliches Plädoyer, Ernährung zur Prävention der größten Zivilisationskrankheiten ernsthaft einzusetzen.

Greger, Michael. ***How not to age: Jung bleiben und immer gesünder werden nach neuesten wissenschaftlichen Erkenntnissen.*** **Narayana Verlag, 2024.** Die perfekte Fortsetzung von How not to die zeigt uns auf, wie wir möglichst lange gesund bleiben.

Li, William W. ***Richtig essen, länger leben – Eat to Beat Disease. Die 5 Verteidigungssysteme des Körpers – wie die richtigen Nahrungsmittel Ihr Leben retten können.*** **Heyne, 2020.** Ein empowerndes Buch für alle, die die eigene Gesundheit nicht dem Zufall überlassen wollen.

Lynch, Ben. ***Dirty Genes.*** **HarperOne, 2018.** Eine bahnbrechendes Buch, das das Konzept der »schmutzigen« Gene untersucht. Damit sind Gene gemeint, die aufgrund von Umweltfaktoren, Lebensstilentscheidungen und Ernährung nicht optimal funktionieren. Dr. Lynch, ein naturheilkundlicher Arzt und Experte für Epigenetik, bietet ein umfassendes Programm an, um diese Gene zu „reinigen", ihre Funktion zu verbessern und die allgemeine Gesundheit zu fördern.

McCormick, R. Keith. ***Great Bones, Taking Control of Your Osteoporosis.*** **OS Medical, 2023.** Ein umfassender Leitfaden zum Verständnis und Umgang mit Osteoporose. Sowohl schulmedizinische als auch funktionellmedizinische Erkenntnisse und Behandlungsansätze werden erklärt, und es gibt praktische Ratschläge, wie man die Knochengesundheit durch Ernährung, Bewegung und Lebensstiländerungen verbessern kann.

Sapolsky, Robert M. ***Warum Zebras keine Migräne kriegen.*** **Piper Verlag, 1994.** Eine umfassend geschriebene Untersuchung von Stress und ihren Auswirkungen auf den menschlichen Körper und Geist. Fesselnde Anekdoten und Humor erklären komplexe wissenschaftliche Konzepte. Dazu bietet es auch praktische Ratschläge zur Bewältigung und Minderung von Stress im Alltag.

Spector, Tim D. ***Nahrung fürs Leben: Alle neuen Erkenntnisse der Ernährungswissenschaft – wie Sie Ihre individuell richtige Ernährung finden, sich vor chronischen Krankheiten schützen und bis ins hohe Alter gesund bleiben.*** **DuMont Buchverlag, 2023.** Prof. Tim Spector ist Epidemiologe, der sich mit dem Zusammenhang zwischen Ernährung, Darmmikrobiom und Gesundheit beschäftigt. Er plädiert undogmatisch für eine mediterrane Ernährung, die überwiegend pflanzlich ist, viele Ballaststoffe enthält und den Anteil an extrem verarbeiteten Lebensmitteln einschränkt.

Stacy Sims. ***Peak – Performance für Frauen: Wie Sie Ernährung und Fitness perfekt auf den weiblichen Organismus abstimmen.*** **Unimedica, 2021.** Der beste Satz des Buches: »Frauen sind keine kleinen Männer.«

Walker, Matthew. ***Das große Buch vom Schlaf.*** **Goldmann Verlag, 2018.** Eine ausführliche Untersuchung des Schlafs, seiner lebenswichtigen Rolle für unsere Gesundheit und den Folgen von Schlafmangel. Unterhaltsam geschrieben. Nachdem man es gelesen hat, gibt man Schlaf auf jeden Fall Vorrang.

Willett, Walter C. und Skerrett, Patrick J. ***Harvard Medical School Guide Gesunde Ernährung: Einfach und praktisch: erstklassige Wissenschaft für Ihre tägliche Ernährung.*** **Trias, 2022.** Dieses Buch hilft, sich im Dschungel der widersprüchlichen Ernährungsempfehlungen und Food-Trends zurechtzufinden.

DANKSAGUNG

Wir verdanken dieses Buch einer ganzen Menge Menschen, aber in erster Linie einer nicht locker lassenden Vertriebsleiterin und einer guten Freundin. Die Absage an den Brandstätter Verlag war nämlich bereits abgeschickt, nachdem Christina und ich beschlossen hatten, dass wir neben dem Aufbau unserer Selbstständigkeit es nicht auch noch schaffen würden, unser Wissen in Buchform zu packen. Doch dann ließ Friederike Harr nicht locker und als am selben Abend unsere Freundin Baets unvermittelt fragte: »Und wann kommt euer Buch?«, da zweifelten wir: »F*ck, haben wir das wirklich richtig entschieden?«. Wenige Wochen später bei einem Shooting für neue Fotos für unsere beiden Webseiten, scherzten wir dann fröhlich: »Die Fotos sind fürs Buch«, lachten uns dabei kaputt und glaubten noch nicht so recht daran. Aber dann war da ja auch noch unsere tolle Community mit den vielen Teilnehmerinnen der Body-Reset-Kurse, die uns immer wieder vermittelten, dass sie das Wissen gerne in einem Buch gebündelt hätten. Und von da an wurde es tatsächlich Ernst.

Das Wissen zu Papier zu bringen, haben wir dann auch hinbekommen, aber ohne die Routiniertheit, die Klarheit und die lässige Schreibe der Journalistin und unserer Co-Autorin Verena Carl wäre dieses Buch wohl auf dem Stapel »sie haben sich sehr bemüht« gelandet. Verena, du Granate, wir sind dir auf ewig dankbar, denn ohne dich hätte es *Somebody told me* nie in den Buchhandel geschafft.

Und weil es darüber hinaus ein ganzes Dorf braucht, um so ein Buch auf die Beine zu stellen, sagen wir dem gesamten wunderbaren Team vom Brandstätter Verlag: Danke. Stefanie Brandstätter für die wienerische Nonchalance, die alles so leicht und einfach erschienen ließ; Judith Innerhofer für die Ruhe; Stefanie Hager, Daniela Scheer, Leonie Seibold, Linda Schleif, Petra Rosenblattl und Anna Obermüller für die großartige Unterstützung zum Launch des Buches; und last not least Maren Wetcke, unsere Lektorin und verständnisvolle Begleiterin über die gesamte Zeit. Maren, mit dir möchte man sehr gerne Bücher schreiben. Und vielen Dank auch an unsere Co-Lektorin Katharina Theml sowie Caroline Plank-Bachselten für das gelungene Layout.

Zum »Dorf« gehört auch das gesamte Team von NOBODYTOLDME, das in den vergangenen Monaten viel geschultert hat, damit genügend Raum zum Schreiben blieb. Danke an Edina, Martina, Rafia, Carolin, Elnaz, Lea, Nida, und Mariem. „Without a great team you're nothing." Danke für euren Enthusiasmus, den ihr immer wieder aufs Neue an den Tag legt. Und weil ihr Freelancer:innen könnt, was niemand anderes so gut kann: danke an Nina Puri, Sarah Fischer, Sabine Hinrichs, Thorsten Crispin, Rilana Schnell von Werne, Bärbel Recktenwald, Anja von Bodecker, Anna Hoehn und Frank Brendel. You are the best! Für die rechtliche Expertise danken wir Dr. Jörg Faupel von Seemann & Partner.

Danke auch an all die Frauen, die andere Frauen empowern. Dazu zählt insbesondere Anja Proescher, denn ohne sie hätten wir zwei uns nicht kennengelernt. Wir kennen Anja aus dem Medizinstudium (Christina) und vom Swingtanzen (Susanne). Über Facebook hatte Susanne im Frühjahr 2020 nach einer Gynäkologin gesucht, die offen für eine Zusammenarbeit war. Anja las es und vernetzte uns. Wir feiern dich, Anja. Eine weitere empowernde Frau ist die Journalistin und Autorin Miriam Stein – *Die gereizte Frau* –, die 25 engagierte Frauen zur #wirsind9millionen-Bewegung zusammengebracht hat. Und last but not least danke an Dr. Angela Relógio, Professorin für Systemmedizin und Biostatistik, die uns eingeladen hat, an ihrer Studie zum Alterungsprozess von Frauen – TIME4WOMEN'sHEALTH – beizutragen.

Dann sind da noch die Menschen, die uns ganz besonders am Herzen liegen: Familie und Freunde. Sie hatten nicht nur Verständnis für unsere häufige Abwesenheit und Absagen während des Schreibens, sie haben uns schon die gesamten letzten Jahre in dem Aufbau unserer Selbstständigkeit maximal unterstützt. Haben mitgelitten, unseren Frust ausgehalten und sich frenetisch mit uns gefreut, wenn ein neuer Meilenstein erreicht wurde.

Christina

Danke an meine Mutter, Annette Enzmann, die mich immer mit allem Möglichen und Unmöglichen in meinem Leben unterstützt hat, und sich demzufolge auch riesig auf dieses Buch gefreut hat, lange bevor es geschrieben war, und am liebsten selbst mitgeschrieben hätte. Und an den Mann an meiner Seite, Dr. Boris Chuka Jenkins, der mich immer in die richtige Richtung lenkt, Dinge endlos mit mir bespricht und der immer beruhigende Worte findet, auch wenn mir die Haare zu Berge stehen – und mit dem ich auf jeden Fall Pferde stehlen würde. Und an alle meine unzähligen Patientinnen, deren persönliche Krankheits- und Heilungsgeschichten mich damals wie heute inspirieren und mir Zuversicht geben, dass ich den richtigen Weg eingeschlagen habe.

Susanne

Ein ganz großes Dankeschön geht an all die Teilnehmerinnen der Body-Reset-Kurse für euer Vertrauen, euer Feedback und eure vielen Fragen. Ihr seid der Ansporn, es jeden Tag noch ein bisschen besser zu machen und die Extrameile zu gehen.

Und weil ohne Familie und Freunde alles nichts ist, kommt jetzt in durcheinander gewürfelter Reihenfolge ein dickes Danke an: Sabine und Hansi, Stefanie, Nina, Anna, Evi, Paula, Inken und Mirko, Ulrike und Andreas, Baets und Georges, Nicole und Piet, Dani und Tino, Mark und Claudia, Jessika und Frank, Corinna und Martin, Thomas, Sönke und Postumia, Carsten und Manu, Christoph, Christiane, Beate und die Aalinnen. Danke auch, dass einige von euch bei einigen meiner gescheiterten Testessen keine Miene verzogen, sondern sogar noch ein glaubwürdiges »Köstlich!« über die Lippen gebracht haben. Das nenne ich wahre Freundschaft. Danke Mama, Margrit, Ellen, Jule, Greta, Christin, Anna und Johannes, Lupo, Scottie, Otto und Wolf. Die Liebe ist groß.

**Und last not least danken wir dir,
die du dieses Buch in den Händen hältst und es
bis hierhin geschafft hast, denn erstens werden die
wenigsten Bücher bis zum Ende gelesen und – viel
wichtiger – machst du uns richtig froh, weil es mit dir
eine weitere Verbündete im Geiste gibt. Schön, dass
es dich gibt und: »Es lebe der Brokkoli!«.**

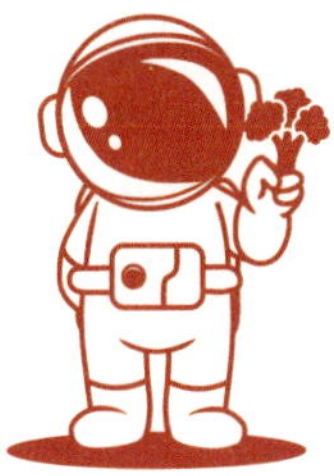

DIE AUTORINNEN

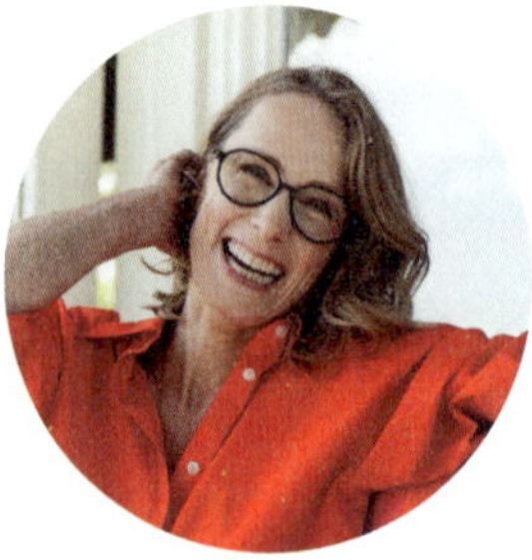

Susanne Liedtke ist die Gründerin von NOBODYTOLDME, einer Plattform für alle Frauen (nicht nur) in den Wechseljahren. Sie ist Diplom-Oecotrophologin und Digitalexpertin. Nachdem sie anhand ihrer eigenen Wechseljahrs-Biografie erlebte, wie tabuisiert das Thema ist und wie wenig sie selbst darüber wusste, hängte sie mit 49 Jahren ihren Job bei Google an den Nagel, um aufzuklären und um Services anzubieten, die Frauen helfen, besser in und durch die Wechseljahre zu kommen.

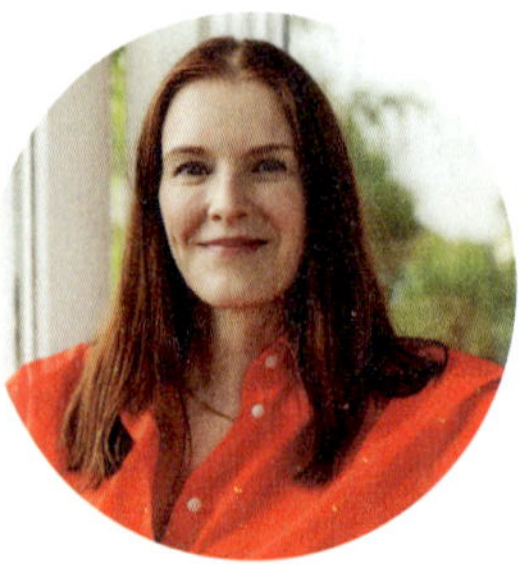

Dr. med. Christina Enzmann ist die medizinische Leiterin von NOBODYTOLDME. Der am Hamburger Universitätsklinikum ausgebildeten Gynäkologin, die seit 2003 in den USA lebt, arbeitet und forscht, ist es eine Herzensangelegenheit, Frauen mit wechseljahrsbedingten Beschwerden zu helfen. Sie ist Mitglied der North American Menopause Society und erlebt tagtäglich in ihrer Praxis, wie ihre Patientinnen durch den Ansatz der Funktionellen Medizin ihre Beschwerden in den Griff bekommen und zu neuer Energie zurückfinden.

Fotos: Helen Fischer

SO ERFÄHRST DU MEHR VON UNS

Auf unseren Webseiten findest du Artikel zur Frauengesundheit, zur Ernährung, leckere Rezepte sowie Informationen zu unseren weiterführenden Angeboten: das Gesundheitscoaching von Christina und die Body-Reset-Kurse von Susanne.

Wir beide schreiben regelmäßig jeweils unsere Newsletter, die du sehr gerne abonnieren kannst.

Auf Instagram teilen wir kürzere Info-Happen und tauschen uns in Live-Auftritten mit Expertinnen und Experten aus.

Wenn du uns direkt schreiben möchtest, dann am liebsten per E-Mail.

Newsletter
nobodytoldme.com/newsletter
drchristinaenzmann.com/newsletter

Webseiten
nobodytoldme.com
drchristinaenzmann.com/de

Instagram
@_nobodybodytoldme_
@doctorchristinaenzmann

E-Mail
hello@nobodytoldme.com
contact@drchristinaenzmann.com

Liebe Leser*innen,
bleiben wir in Verbindung!

Wir freuen uns auf Ihre Anregungen, Kritik und Wünsche.
leserbrief@brandstaetterverlag.com

Christian Brandstätter Verlag GmbH & Co KG
Wickenburggasse 26, 1080 Wien
Tel: +43 1 512154320

Viele weitere Leseinspirationen und Geschenkideen finden Sie unter
www.brandstaetterverlag.com

4. Auflage, 2025

ISBN: 978-3-7106-0815-5

Grafik und Covergestaltung: Caroline Plank-Bachselten
Lektorat: Katharina Theml
Projektleitung: Maren Wetcke
Illustrationen: S.132 Anja von Bodecker, S. 221 designed by Freepik

Papier: Salzer EOS 1,5-fach (FSC®- und PEFC-zertifiziert)
Druck: Graspo, Zlín (Tschechische Republik)

Wir tragen Verantwortung
Aus diesem Grund haben wir uns auf den Weg gemacht, um unseren Einfluss auf das Klima und auf den Planeten zu minimieren. Anstelle von Kompensationszahlungen, und über die üblichen Umweltlabel hinausgehend, haben wir uns das Ziel gesteckt, den CO_2-Ausstoß auf allen Ebenen signifikant zu verringern – entlang der gesamten Wertschöpfungskette von der Idee bis zum Buch in Ihren Händen. Mehr Informationen finden Sie unter
www.brandstaetterverlag.com/nachhaltigkeit

Bei Fragen zur Sicherheit unserer Produkte wenden Sie sich bitte an
verantwortung@brandstaetterverlag.com